Kirkevold

Pflegetheorien

Aus dem Norwegischen übersetzt
von Christa Pleyer

15 Abbildungen
4 Tabellen

Urban & Schwarzenberg
München – Wien – Baltimore

Anschrift der Verfasserin:
Marit Kirkevold
Institutt for Sykepleievitenskap
Universitet 1 Oslo
Postboks 1120
N-0317 Oslo

Anschrift der Übersetzerin:
Christa Pleyer
Görresstr. 13
85435 Erding

Lektorat; Planung: Annette Heuwinkel, München
Redaktion: Eva Meier, München
Herstellung: Ulrike Urban, München
Zeichnungen: Esther Schenk-Panic, München

Die Deutsche Bibliothek – CIP-Einheitsaufnahme

Kirkevold, Marit:
Pflegetheorien : 4 Tabellen / Marit Kirkevold. Aus dem
Norweg. übers. von Christa Pleyer. – München ; Wien ;
Baltimore : Urban und Schwarzenberg, 1997
ISBN 3-541-18891-X

Alle Rechte sind dem Urheber und Verleger vorbehalten. Es ist ohne schriftliche Genehmigung des Verlages nicht erlaubt, das Buch oder Teile daraus auf fotomechanischem Weg (Fotokopie, Mikrokopie) zu vervielfältigen oder unter Verwendung elektronischer bzw. mechanischer Systeme zu speichern, systematisch auszuwerten oder zu verbreiten (mit Ausnahme der in § 53 Abs. 3 UrhG ausdrücklich genannten Sonderfälle).

Satz: Design-Typo-Print GmbH, Ismaning
Druck: Appl, Wemding
Bindung: Großbuchbinderei Monheim, Monheim
Printed in Germany
© Urban & Schwarzenberg 1997

ISBN 3-541-18891-X

Vorwort

Dieses Buch gibt eine Übersicht über die Entwicklung der Pflegetheorie. Der Leser erhält eine Grundlage, um theoretische Arbeiten über Krankenpflege verstehen und beurteilen zu können. Das Buch wendet sich an Pflegekräfte, zukünftige Krankenschwestern und -pfleger und an alle, die sich für dieses Thema interessieren.

Zugrunde liegt der Gedanke, daß die Entwicklung theoretischer Konzepte unerläßliche Voraussetzung für die Weiterentwicklung der Pflegewissenschaft ist. In den letzten Jahren sind die Pflegetheorien Gegenstand harter, zum Teil durchaus berechtigter Kritik gewesen. Dennoch bin ich der Meinung, daß wir viel durch und von diesen theoretischen Arbeiten lernen können, stellen doch die meisten einen ernst zu nehmenden Versuch dar, die Eigenständigkeit der Krankenpflege und ihre Professionalität zu beschreiben. Dies waren und sind sehr wichtige Bemühungen, denn nur so kann verhindert werden, daß unser Berufsstand von anderen, mächtigeren Gruppen definiert und dominiert wird, die zudem in der Lage sind, sich besser zu artikulieren.

Inhalt und Zielsetzung von Pflegetheorien sind sehr unterschiedlich. Während bei einigen der Inhalt eher abstrakt und allgemein gehalten ist, sind andere sehr konkret. Die meisten Autorinnen allerdings lassen große Einsicht in den Beruf und langjährige praktische Erfahrung erkennen. Vor diesem Hintergrund beschreiben sie in ihrer Theorie, was Krankenpflege ist und was sie sein könnte.

Die Entstehung der Pflegetheorien ist aus ihrem geschichtlichen Kontext heraus zu sehen. Pflegetheorien reflektieren die Fragen, die zum Zeitpunkt ihrer Entstehung aktuell waren. Sie sind zudem von dem Wissenschaftsverständnis und den Wertesystemen beeinflußt, die zu der Zeit Gültigkeit hatten, als sie entstanden. Dieser Tatsache sollte sich der Leser bewußt sein, sich gleichzeitig aber darüber im klaren sein, daß sich Theorien oft zu einem späteren Zeitpunkt weiterentwickelt haben. Der Wert einer kritisch-konstruktiven Analyse und Evaluation liegt darin, gute von schlechten Theorien zu unterscheiden. Konstruktive Kritik kann auch dazu beitragen, daß Theorien sich zum Besseren hin entwickeln.

Das Buch besteht aus zwei Teilen. Der erste Teil gibt eine Übersicht über die wichtigsten pflegetheoretischen Themen und über deren geschichtliche Entwicklung. In diesem Teil wird auch ein Analyse- und Evaluierungsmodell vorgestellt, mit dessen Hilfe sich unterschiedliche theoretische Ansätze beurteilen lassen. Der zweite Abschnitt des Buches stellt dann verschiedene Theorien vor, die anhand der oben genannten Bewertungskriterien analysiert und evaluiert werden.

Im ersten Teil des Buches wird deutlich, daß das Verständnis für Pflegetheorien innerhalb unserer Berufsgruppe sehr unterschiedlich ist. Kapitel 2 präsentiert deshalb verschiedene Problemstellungen und Sichtweisen, die an unterschiedliche Pflegetheorien anknüpfen. Das in Kapitel 3 vorgestellte Analysemodell ist so auch eines von vielen möglichen. Ein wichtiges Ziel dieses Buches ist es, dem Leser die Komplexität des Themas zu verdeutlichen und ihm ein Gefühl dafür zu vermitteln, wie viele Annäherungsmöglichkeiten es gibt.

Die Auswahl der Theorien im zweiten Teil des Buches orientiert sich an ihrer Bedeutung für die norwegische Krankenpflegeausbildung. Das Buch gibt keineswegs eine vollständige Übersicht über alle Theorien. Die gewählte Abfolge der verschiedenen Theorien versucht, deutlich zu machen, wie wichtig der historische Kontext einer Theorie ist. Einige der Autorinnen haben ihre Theorie über einen längeren Zeitraum entwickelt. Die gewählte Reihenfolge der vorgestellten Theorien ist nicht zwangsläufig chronologisch, sondern will vielmehr aufzeigen, inwieweit die Theorien sich gegenseitig beeinflußt haben und in welcher Beziehung sie zueinander stehen.

Die Auswahl wurde anhand folgender Kriterien vorgenommen:
– Die Theorie sollte, wenn möglich, kurz gefaßt sein.
– Sie sollte in einer nordischen Sprache verfügbar sein.

Letzteres wurde als wichtig erachtet, um dem Leser zu ermöglichen, die Originaltexte parallel zu der hier vorgenommenen Analyse zu lesen, wozu ich auch dringend raten möchte.

Aus den umfangreicheren Arbeiten werden Kapitel ausgewählt, die dem Leser einen guten Überblick geben. Die hier präsentierten Zusammenfassungen können die Originalliteratur nicht ersetzen. Will sich ein Leser konkret mit der einen oder anderen Theorie an seinem Ausbildungs- oder Arbeitsplatz befassen, so reicht es sicherlich nicht aus, nur die hier vorgestellte Kurzfassung, Analyse und Evaluation der Theorie zu lesen. In diesen Fällen ist es unumgänglich, sich mit dem Originaltext zu befassen. Eine Analyse und Evaluation, wie sie hier vorgestellt wird, kann dann aber zu einem besseren und tieferen Verständnis der Theorie und möglicher Probleme, die bei ihrer Umsetzung entstanden, verhelfen. Eine Analyse ist immer damit verbunden, daß einige Aspekte zuungunsten anderer in den Vordergrund rücken. Außerdem kann es sein, daß die Ideen in einer anderen Struktur präsentiert werden, als es die Autorinnen selbst tun würden. Liest man die Theorie und die Analyse gleichzeitig, so kann dies das Verständnis für die Theorie um vieles verbessern. Trotzdem kann eine von einem dritten vorgenommene Analyse eigenes Nachlesen und Nachdenken nicht ersetzen.

Das Buch wendet sich an viele Leser unbesehen ihres thematischen Vorwissens und ihrer Haltung zum Gegenstand. Aus diesem Grund ist es eher unwahrscheinlich, daß alle Leser den gleichen Nutzen aus diesem Buch ziehen werden. Es ist deshalb auch nicht unbedingt nötig, das Buch in einem Zug von Anfang bis Ende durchzuarbeiten.

Ich hoffe, daß sich meine Erwartungen erfüllen, den Lesern ein Instrument an die Hand geben zu können, mit dem es möglich ist, theoretische Arbeiten zu unserem Fach selbständig zu analysieren. Ich hoffe weiterhin, daß sich die Leser – nachdem sie meinen Versuchen, das Analysemodell zu begründen und es auf die verschiedenen Theorien anzuwenden, gefolgt sind – von dem vorgegebenen Modell wieder frei machen können und auswählen, welche Kriterien sie selbst als wichtig und bedeutungsvoll für die Beurteilung von theoretischen Arbeiten über Krankenpflege ansehen. Ich möchte den Leser auffordern, nicht nur meinem Weg zu folgen und den Inhalt des Buches zu „lernen", sondern einen Dialog mit dem Geschriebenen einzugehen und dabei meine Schlußfolgerungen und Entscheidungen zu hinterfragen. Ich gehe davon aus, daß man sich, wenn man den Analysen, Evaluationen und Begründungen in diesem Buch folgt, auch die Grundlage zu einer selbständigen Analyse- und Evaluationsarbeit geschaffen hat.

Viele haben mit konstruktiver Kritik diese Arbeit unterstützt:
Liv Utne, Stationsleiterin im Sunnas Krankenhaus; die Fachkrankenschwester für Hemiplegie Signy Ryen, Aker Krankenhaus; Regionalleiter Øyvind Norbø, Norwegischer Krebsverband; Inger Margrethe Holter, Institut für Krankenpflegewissenschaft an der Universität Oslo; Hilde Høyskel, Norwegischer Berufsverband für Krankenpflege; Stipendiat Torunn Bjork, Institut für Pflegewissenschaft an der Universität Oslo. Ich danke auch dem Hochschullehrer Finn Nortvedt, Krankenpflegehochschule in Drammen, und Åshild Slettebø, Telemark Krankenpflegehochschule, die durch häufigen gedanklichen Austausch viel zu dem gesamten Buch beigetragen haben und zu guter Letzt auch dem Gyldendal Verlag und Astrid R. Braten für ihre Ermunterungen und die Unterstützung während der Arbeit.

Schließlich möchte ich mich besonders herzlich bedanken bei Barbara Stevens Barnum, RN, PhD, bei der Krankenschwester Dr. phil. Kari Martinsen und bei Inger Margrethe Holter, M.N.S., für die Inspiration und die Motivation, die ich durch sie während mehrerer Jahre erfahren habe.

Vorwort für die deutsche Ausgabe

Nach der erfolgreichen Publikation in Norwegen erscheint mein Buch nun auch in deutscher Übersetzung. Darüber freue ich mich sehr.

Seit einigen Jahren erfolgt auch in Deutschland verstärkt eine Auseinandersetzung mit Pflegetheorien. Pflegewissenschaft und -forschung etablieren sich langsam, was vor allem an den zahlreichen Studiengängen, die entstanden sind, zu erkennen ist. Da erscheint es durchaus sinnvoll und anregend, sich auch mit theoretischen Ansätzen aus anderen Ländern und auch aus dem norwegischen Raum auseinanderzusetzen.

Ich hoffe, daß das Buch auch in Deutschland Erfolg haben und die Leser zu einer kritischen Auseinandersetzung anregen wird. Bedanken möchte ich mich bei dem Verlag Urban & Schwarzenberg für die gute Zusammenarbeit und für die Veröffentlichung des Buches.

Oslo, im Juli 1996   Marit Kirkevold

Wegweiser durch das Buch

- Wichtige Begriffe sind **fett** gedruckt.

- ▭ In grau unterlegten Kästen stehen Definitionen, Zusammenfassungen und Erläuterungen, die das Verstehen erleichtern.

- **B** Beispiele sind mit einem grauen Balken, versehen mit einem „B", gekennzeichnet. Sie sollen einen Praxisbezug herstellen oder theoretische Erklärungen konkretisieren.

- Die Seitenzahlen in Klammern beziehen sich immer auf die Originalliteratur.

- Im 3. Kapitel wird ein Interpretationsschema erarbeitet. Ab Kapitel 4 sind alle Kapitel nach diesem Schema aufgebaut, d.h., die Kapitel haben die gleichen Überschriften (vgl. auch Tabelle 3-1).

- Wenn in diesem Buch von Pflegenden, Pflegekräften oder Ärzten die Rede ist, sind immer weibliche **und** männliche Mitarbeiter gemeint. Manchmal ist von Autor**innen** die Rede, weil alle besprochenen Pflegetheorien von Frauen verfaßt wurden.

Inhaltsverzeichnis

Vorwort V

1 Die historische Entwicklung der Pflegetheorie 1

2 Was ist eine Pflegetheorie? 17

3 Analyse von Pflegetheorien 37

4 Virginia Hendersons Theorie zu den Grundprinzipien der Krankenpflege 51

5 Das Selbstpflegemodell von Dorothea Orem 61

6 Joice Travelbees Theorie der zwischenmenschlichen Aspekte 77

7 Doris Carnevalis Version des Pflegeprozesses 91

8 Die Fürsorgetheorie Kari Martinsens 107

9 Katie Erikssons Fürsorgetheorie 119

10 Patricia Benners und Judith Wrubels Fürsorgetheorie 131

11 Pflegetheorie – Wohin geht die Entwicklung? 147

Checkliste zur Analyse und Evaluation von Krankenpflegetheorien 153
Literaturverzeichnis 157
Register 165

1 Die historische Entwicklung der Pflegetheorie

Dieses Kapitel gibt eine **chronologische Übersicht** über die wichtigsten Phasen und Themen der theoretischen Überlegungen zur Krankenpflege seit 1950. Diese Zeitspanne wurde deshalb gewählt, weil seitdem die meisten Publikationen zum Thema erschienen sind. Das bedeutet allerdings nicht, daß vor diesem Zeitpunkt nicht auch wichtige Überlegungen angestellt worden sind. Erwähnt sei hier nur die Theorie **Florence Nightingales** „Notes on Nursing", die 1860 zum ersten Mal veröffentlicht wurde. Diese frühen Entwicklungen zu kennen, verhilft zu einem besseren Verständnis der Fortschritte, die in der Pflegetheorie gemacht wurden.

Eine Analyse der Krankenpflegeliteratur, die nach 1950 entstand, zeigt, daß in bezug auf Themen, Fragestellungen und Problembereiche, die seitdem diskutiert werden, eine markante Entwicklung zu verzeichnen ist. Sie läßt sich nicht als eine Gerade darstellen, sondern eher als Spirale, innerhalb derer einzelne Fragestellungen und Themen immer wieder aufgegriffen und neu diskutiert wurden.

Vor allem die folgenden Fragen standen immer wieder im Zentrum des Interesses:

- Werden Krankenpflegetheorien gebraucht und – wenn ja – **wofür**?
- Welche Art von Theorien werden gebraucht?
- Was charakterisiert eine Theorie?
- Wie kann eine Krankenpflegetheorie analysiert und evaluiert werden?
- Wo gibt es Gemeinsamkeiten mit bereits bestehenden Theorien, wo liegen die Unterschiede?
- Braucht man **eine** Theorie oder mehrere?
- Ist Krankenpflege eine selbständige Wissenschaft?
- Wenn ja, was macht dann die Wissenschaftlichkeit der Krankenpflege aus?
- Welche Wissenschaftsphilosophie ist vereinbar mit dem Wesen der Krankenpflege?
- Was ist das Wesen der Krankenpflege?

Diese Fragestellungen sind nicht zwangsläufig in linearer Abfolge zu beantworten, die letzte Frage könnte auch die erste sein. Andererseits müssen, um die letzte Frage beantworten zu können, die vorangestellten Fragen beantwortet sein. Dazu wiederum ist es nötig, eine Vorstellung von dem zu entwickeln, was Krankenpflege ist und sein kann. Die Fragen bedingen also einander.

1 Die historische Entwicklung der Pflegetheorie

Befaßt man sich mit der geschichtlichen Entwicklung von Pflegetheorien und analysiert die Antworten, die die jeweilige Epoche auf die oben genannten Fragen gab, so läßt sich der derzeitig aktuelle Standpunkt der Krankenpflege besser verstehen.

Ein großer Teil der Literatur zum Thema kommt aus den USA, weil die Krankenpflege dort als einem der ersten Länder an Universitäten gelehrt wurde. Als eine natürliche Folge dieser Aufwertung der Pflege stellte sich die Frage, welche Art von Wissen in dem neuen Studienzweig vermittelt werden sollte. Aus diesem Grund stellt dieses Kapitel amerikanische Denkansätze in den Mittelpunkt, mit dem Bewußtsein, daß die Diskussionen zum Thema Krankenpflege und deren Entwicklung in Norwegen in starkem Maße von der amerikanischen Situation beeinflußt sind. Die Pflegekräfte, die sich in Norwegen erstmals mit Pflegetheorien beschäftigten, hatten zumeist eine Ausbildung an Universitäten in den USA absolviert. Die Anfänge der Entwicklung orientieren sich demnach an amerikanischen Vorbildern. Inzwischen allerdings sind auch eigenständige Arbeiten in den nordischen Ländern entstanden, die in diesem Buch auch vorgestellt werden.

A. I. Meleis (1991) hat einen guten Überblick über die Entwicklung amerikanischer Theorien der letzten Zeit zusammengestellt. Sie teilt die Zeit zwischen 1950 und 1990 in acht Phasen ein, die von unterschiedlichen Meilensteinen begrenzt werden. Ihre Einteilung ist, geringfügig verändert, in Tabelle 1-1 dargestellt.

Tab. 1-1 Wichtige Phasen in der Theorieentwicklung der Krankenpflege.

Phase I (vor 1955):
Die Grundlage der Pflegetheorien: Von Florence Nightingale bis zur Pflegeforschung

Phase II (1955 bis 1960):
Entwicklung erster Theorien: Die bedürfnisorientierten Pflegetheorien

Phase III (1961 bis 1965):
Theorieentwicklung als offizielles Ziel und die Entwicklung von humanistischen Pflegetheorien

Phase IV (1966 bis 1970):
Die Umsetzung des Zieles in der wissenschaftlichen Krankenpflege

Phase V (1971 bis 1975):
Weiterentwicklung und Differenzierung von Pflegetheorien

Phase VI (1976 bis 1980):
Zeit der Reflexion

Phase VII (1981 bis 1985):
Die Erneuerung bestehender Theorien und die Entwicklung des Domänebegriffs

Phase VIII (1986 bis 1990):
Die Akzeptanz alternativer Leitbilder und Modelle für die Wissensvermittlung und die zunehmende Einbeziehung der Praxis

Die Grundlage der Pflegetheorien: Von Florence Nightingale bis zur Pflegeforschung (Phase I: vor 1955)

In der Zeit, als Florence Nightingale die erste systematische Krankenpflegeausbildung in England begründete und ihre Ideen zur Krankenpflege formulierte, bis zum Beginn der 50er Jahre war die Wissens- und Fertigkeitsvermittlung in der Krankenpflege vom Verständnis der Pflege als einem vor allem **handwerklichen Beruf** geprägt. Kenntnisse und Wissen, die „Kunst" der Pflege, wurden in der Praxis vermittelt und durch persönliche, individuelle Erfahrungen der Pflegenden ergänzt und weiterentwickelt. Pflege war ein Lehrberuf, in dem es Lehrlinge und Meister gab (Meleis 1991). Schon in dieser Zeit allerdings enthielt der Lehrplan eine Art „Pflegetheorie", die sich aber auf ethische Prinzipien in der Pflege, Krankheitslehre und praktische Richtlinien beschränkte. Einige Lehrbücher waren auf den Gedanken Florence Nightingales aufgebaut (Martinsen, 1984; Meleis, 1991).

Beginnen wir am Anfang des 20. Jahrhunderts. Die Krankenpflege in den USA war von unterschiedlichen Problemen geprägt: Das Ausbildungsniveau war nicht akzeptabel, in den Krankenhäusern herrschten Personalmangel und unbefriedigende Arbeitsverhältnisse. Es wurden verschiedene Untersuchungskommissionen eingesetzt, die die Mißstände analysierten und die alle zu dem gleichen Ergebnis kamen: Die Ausbildung muß aufgewertet werden, die Lehrer für Pflegeberufe müssen eine eigene, bessere Ausbildung bekommen, die Arbeitssituation in der Pflege muß verbessert und deren Aufgabenbereich klar definiert und abgegrenzt werden (Brown, 1948; Goldmark, 1923). Ein sehr konkreter Vorschlag war, die Ausbildung von Lehrkräften und Pflegedienstleitern im **universitären Bereich** anzusiedeln. Dies wurde dann in einigen Fällen bereits um die Jahrhundertwende in die Tat umgesetzt (Teachers College an der Columbia University in New York im Jahre 1899, Case Western Reserve 1923 und Yale University School of Nursing 1924)! Auch die Grundausbildung an Universitäten zu vermitteln, gelang allerdings erst in den 50er Jahren.

Die wichtigsten Aufgaben innerhalb dieser Studiengänge waren die Vermittlung pädagogischer Methoden und die Entwicklung von Ausbildungsinhalten in der Grundausbildung, die wiederum Anlaß waren, darüber nachzudenken, **welche Inhalte** vermittelt werden sollten, und die so die ersten Pflegemodelle entstehen ließen.

In Norwegen veränderte sich die Krankenpflege von einem recht selbständigen Beruf im Primärbereich des Gesundheitswesens hin zu einem von einem medizinischen Behandlungsansatz geprägten Beruf in der Institution Krankenhaus. Das kam u.a. dadurch zum Ausdruck, daß Pflegelehrbücher, anfänglich von Pflegekräften verfaßt, zunehmend mehr von Ärzten geschrieben wurden (Martinsen, 1984). In dieser Zeit (1925) wurde auch die Weiterbildungsakademie des „Norsk Sykepleierskeforbund" (Norwegischer Berufsverband für Krankenpflege) gegründet, an der Lehrer für Pflegeberufe und Pflegedienstleiter ausgebildet wurden (Martinsen, 1989).

Entwicklung erster Theorien: Die bedürfnisorientierten Pflegetheorien (Phase II: 1955 bis 1960)

Mitte des Jahrhunderts wurde eine zunehmende Unzufriedenheit über die medizinische Ausrichtung der Krankenpflege spürbar. Als Ärzte ihr Augenmerk zunehmend mehr auf die Institution Krankenhaus richteten, wurde ihr Einfluß auf Funktionen und Aufgaben der Pflege immer größer. Ursprünglich als eigenständiger Beruf begründet – von fehlendem Interesse und fehlender Präsenz der Ärzte bedingt – wurde die Krankenpflege nun zunehmend mehr von den Ärzten kontrolliert (Kalisch und Kalisch, 1978; Martinsen, 1984).

Hierauf und auf die wachsende Frustration über die fehlende Qualität im eigenen Beruf reagierte die Krankenpflege mit der **Entwicklung von Theorien** und **Modellen**[1], die klare Aussagen zu Ziel und Verantwortungsbereich der Krankenpflege als eigenständiger Profession machen konnten. Frühe Theorien beschäftigen sich vor allem mit der Frage, was Krankenpflege ist und welche Lerninhalte an Krankenpflegeschulen vermittelt werden sollen, um bei den Schülern ein Verständnis für die Aufgabe und den Fokus von Krankenpflege zu entwickeln. Virginia Henderson, eine der ersten Pflegetheoretikerinnen, präsisierte ihre Gedanken in einem Lehrbuch für Pflege[2], das 1955 erschien. Auch Dorothea Orem formulierte ihre Theorie – eine der bekanntesten und gebräuchlichsten in Norwegen – zunächst als Richtlinie für eine Krankenpflegeausbildung (Orem, 1959).

Die ersten Versuche, Pflegetheorien zu entwickeln, hatten also zum Ziel, das **Berufsbild der Krankenpflege darzustellen**, es gegen andere Berufsgruppen abzugrenzen und es so klar und deutlich wie möglich den Schülern, die in diesen Beruf hineinwachsen sollten, zu vermitteln. Dies geschah lange bevor die eigentliche Diskussion über Pflegetheorien in Gang kam. Die Versuche, Krankenpflege zu beschreiben, gingen von folgenden Fragestellungen aus:
– Was tun Krankenschwestern und -pfleger?
– Was ist der Fokus der Krankenpflege (Meleis, 1991)?

Als Antwort auf diese Fragen wurden Theorien formuliert, die Krankenpflege als eine an den verschiedenen Bedürfnissen der Patienten orientierte Tätigkeit beschrieben und so eine Weiterentwicklung der Ideen von Florence Nightingale darstellten. Die bekanntesten dieser Theorien sind die von Hildegard Peplau (1952), die hauptsächlich in der psychiatrischen Krankenpflege tätig war, und die von Virginia Henderson (1955), die eine Hauptaufgabe der Pflege darin sieht, die Grundbedürfnisse von Patienten zu befriedigen (Fitzpatrick und Whall, 1989). Dorothea Orems Theorie kann in vielerlei Hinsicht als Weiterführung und Weiterentwicklung von Hendersons Ideen gesehen werden. Die problemorientierte Krankenpflege, wichtig für die Entwicklung des Pflegeprozesses, geht auf F. G. Abdellah zurück, auch sie gehört zu der Gruppe der frühen Pflegetheoretikerinnen (Barnum, 1990).

In Norwegen geschah in dieser Zeit nur wenig. Allerdings wurden die „Grundregeln der Krankenpflege" ins Norwegische übersetzt und 1960 herausgegeben. Diese Kurzfassung der Theorie von Henderson sollte nach und nach das Nachdenken über Pflege in Norwegen maßgeblich beeinflussen.

Theorieentwicklung als offizielles Ziel und die Entwicklung von humanistischen Pflegetheorien (Phase III: 1961 bis 1965)

Zwei Sachverhalte charakterisieren die Situation zu Beginn der 60er Jahre (Meleis, 1991). Zum einen wächst das Bewußtsein hinsichtlich der Wichtigkeit von Pflegetheorien. Dies wurde in einer Stellungnahme des amerikanischen Berufsverbandes für Krankenpflege deutlich, die die **Krankenpflege als eine eigenständige Profession** definierte und als eines ihrer wichtigsten Ziele die Theorieentwicklung ansah (ANA, 1965). Diese Haltung legitimierte und inspirierte die weitere Theoriediskussion und führte zu einer hektischen Aktivität in den folgenden Jahren.

Zum anderen entstand in dieser Zeit ein neuer Typus von Pflegetheorien. Während die **bedürfnisorientierte Theorie** vom Teachers College, Columbia University, entwickelt wurde, wurde der neue Ansatz von der Pflegefakultät der Yale University, die zu dem Zeitpunkt gleichzeitig ein Weiterbildungsprogramm Pflege startete, vorgestellt.

Die Dozenten dieser Universität bauten ihre Thesen auf der Frage auf, **wie** Pflegekräfte arbeiten oder **was wirksame** und **gute Pflege ausmacht, was Qualität bedeutet**. Die Antworten bildeten die Basis für mehrere Pflegetheorien, die v.a. die Beziehung zwischen Patient und Pflegendem, also deren Interaktion, in den Mittelpunkt stellten (Orlando, 1961; Wiedenbach, 1964; Travelbee, 1966). Diese Theoretikerinnen versuchten zu konkretisieren, was eine gute **Beziehung zwischen Patient** und **Pflegendem** charakterisiert. Ihrer Meinung nach wird es erst durch diese Beziehung möglich, die Bedürfnisse der Patienten wahrzunehmen und ihnen zu begegnen. Die Theorie von Orlando, einer wichtigen Vertreterin dieser Richtung, war auf empirischer Forschung aufgebaut, d.h. sie hatte systematisch Pflegekräfte in der Praxis beobachtet (Meleis, 1991).

Diese Theorien hatten einen sehr starken Einfluß auf den Unterricht und die Ausbildung im Pflegebereich. Sie machten deutlich, was mit dem „Beziehungsaspekt" im Pflegeprozeß gemeint ist, und definierten Krankenpflege als einen Prozeß, mit dessen Hilfe systematisch Bedürfnisse, Perspektiven und Erlebnisweisen der Patienten und ihr persönlicher Hintergrund aufgedeckt werden können. Die Ideen hatten zu dieser Zeit allerdings nur einen geringen Einfluß auf die Theorieentwicklung der Krankenpflege. Dies läßt sich damit begründen, daß vor allem darüber diskutiert wurde, welche Art von Theorieentwicklung für die Krankenpflege wünschenswert ist. Es folgte eine Periode, in der die Syntax und der strukturelle Charakter der Theorien im Vordergrund standen (Watson, 1981).

In Norwegen wurden Krankenpflegetheorien erst nach 1969 veröffentlicht. Bei der Durchsicht der Zeitschrift „Sykepleien" (Krankenpflege) fällt auf, daß die meisten Artikel der frühen 60er Jahre noch von Ärzten verfaßt wurden. Der einzige Artikel, den man als Beitrag zur Pflegetheorie bezeichnen kann, erschien 1964 und faßt kurz die Prinzipien Virginia Hendersons zusammen.

Die Umsetzung des Ziels in der wissenschaftlichen Krankenpflege (Phase IV: 1966 bis 1970)

In den USA verändert sich das Interesse Ende der 60er Jahre weg von persönlichen Ideen und zunehmend hin zu der Frage, **was Pflegetheorie ist**. Bedeutende Beiträge zu dieser Diskussion lieferten u.a. J. Dickoff, P. James, E. Wiedenbach (1968a, b), R. Ellis (1968, 1969), R. Schlotfeldt (1971), D. Diers (1970), L. Walker (1971), J. Q. Benoliel (1967), M. Leininger (1969), D. Johnson (1968), R. McKay (1969), M. Moore (1968), Wald und Leonhard (1964).

1967 wurde ein Kongreß zu diesem Thema veranstaltet, der einen enormen Einfluß auf die weitere Entwicklung nehmen sollte. Es trafen sich die bekanntesten Theoretiker dieser Zeit, um miteinander zu diskutieren. Sie veröffentlichten ihre Arbeiten und Vorträge in der Zeitschrift Nursing Research und erreichten so ein breites Publikum. Der Kongreß und die sich anschließenden Diskussionen stellten die folgenden Fragen in den Vordergrund:
- Braucht die Krankenpflege ein eigenes Theoriegebäude und wenn ja, wofür?
- Welche Art von Theorie ist nötig?
- Was charakterisiert eine Theorie?
- Ist Krankenpflege eine Grundlagen- oder eine angewandte Wissenschaft?

Es bildeten sich um diese Fragen zwei Lager. Eine Gruppe war eher **praxisorientiert** und sah es als wichtigste Aufgabe der Diskussion an, eine Anleitung für die Praxis zu geben und diese so zu verbessern. Sie ging vor allem von der Yale University School of Nursing aus, die Garant für einen qualitativ hochstehenden Forschungsansatz in der Entwicklung von Pflegetheorien war. Die andere Gruppe war vor allem **naturwissenschaftlich ausgerichtet** und bemüht, auch in anderen sozial- oder naturwissenschaftlichen Fächern wie Psychologie, Soziologie oder Biologie gültigen Wissenschaftskriterien auf die Pflege anzuwenden. Hintergrund dieser Diskussion war die Uneinigkeit darüber, welcher Art von Wissenschaft und Wissenschaftsphilosophie[3] sich die Krankenpflege anschließen sollte. Ein anderer Aspekt war die Frage, ob Krankenpflege als eigenständige Profession angesehen werden kann: Wenn sie als eigenständiges Fach anerkannt werden wolle, müsse sie die gleichen Kriterien erfüllen wie andere wissenschaftliche Fachgebiete.

In Norwegen existierte auch zu dieser Zeit, außer einigen Übersetzungen aus dem Amerikanischen, wenig theoretische Literatur. 1969 wurde der Existentialismus als mögliche philosophische Grundlage für die Krankenpflege diskutiert, angeregt durch einen Artikel von Madeleine C. Valliot (1966). Eine Übersetzung erschien in „Sykepleien". Der Artikel löste allerdings keine größeren Diskussionen aus, abgesehen davon, daß Kari Martinsen in einem Kommentar dem Existentialismus als einem vielversprechenden Denkansatz für die Krankenpflege zustimmte.

1970 wurde ein Ausschnitt aus Dorothea Orems Buch „Foundations of Nursing and its Practice" in „Sykepleien" veröffentlicht, in dem ihr Selbstpflegekonzept vorgestellt wurde. Helga Dagsland, zu dieser Zeit Dozentin an der norwegischen Krankenpflegeakademie, hatte den Text übersetzt. Gleichzeitig wurden erste kritische Stimmen laut, die sich dagegen wandten, naturwissenschaftliche Methoden für die Pflegetheorie anzuwenden (Martinsen, 1970).

Weiterentwicklung und Differenzierung von Pflegetheorien (Phase V: 1971 bis 1975)

Auf die zeitweise sehr heftige Diskussion, die in den USA Ende der 60er Jahre geführt wurde, folgte ein gesteigertes Interesse für die **strukturellen Elemente von Pflegetheorien**. Das zeigt, daß sich der naturwissenschaftlich oder akademisch orientierte Flügel – zumindest vorläufig – durchgesetzt hatte. Zu Beginn der 70er Jahre erschien in den USA eine Reihe von Artikeln, die in zum Teil spitzfindigen Richtlinien beschrieben, was eine akzeptable Theorie beinhalten sollte und wie Theorien entwickelt und überprüft werden könnten (Hardy, 1974; Jacox, 1974). Des weiteren wurden Regeln vorgestellt, mit deren Hilfe Theorien analysiert und kritisiert werden konnten (Duffy und Muhlenkamp, 1974; Hardy, 1974). Die Normen, die sich durchsetzen konnten, bezogen sich auf Objektivität, empirische Verifizierbarkeit (Meßbarkeit, Quantifizierbarkeit, Validität, Reliabilität usw.), Öffentlichkeit und kollegiale Kritik.

Zu dieser Zeit entstand auch die Forderung, daß jede Art von Aus- und Weiterbildung in der Krankenpflege in einen **theoretischen Bezugsrahmen**[4] eingebunden werden sollte (NLN, 1972). Dies förderte und hemmte die Theorieentwicklung gleichermaßen. Es förderte das Interesse insofern, als nun alle Lehrer im Fach Krankenpflege gezwungen waren, zu einer bereits veröffentlichten Theorie Stellung zu beziehen oder an der Entwicklung eines eigenen Theoriegebäudes mitzuwirken. Es hemmte die Entwicklung, da plötzlich unfertige und unausgereifte Theorien zur Anwendung kamen, die einer weiteren Überprüfung, Bearbeitung und Weiterentwicklung bedurft hätten. Sie wurden vorzugsweise in der Krankenpflegeausbildung als theoretisches Rahmenwerk eingesetzt, ohne daß ihre klinische Relevanz in ausreichendem Maß überprüft worden war. Aufgrund dieser unbedachten Anwendung erschienen viele Theorien in einem ungünstigen Licht, und man verwarf sie in dem Glauben, fertig durchdachte Theorien vor sich zu haben, ohne zu berücksichtigen, daß es sich um noch entwicklungsbedürftige Ansätze handelte.

Parallel zur allgemeinen Diskussion entstanden die einflußreichen Theorien von M. E. Rogers (1970), C. Roy (1970), I. King (1971), D. Orem (1971). Sie bauten auf Gedanken auf, mit denen sich die Autorinnen lange beschäftigt hatten und die sich z.T. doch sehr deutlich von den Kriterien, die sich damals in der allgemeinen Diskussion durchsetzten, unterschieden.

In Norwegen war man mit ganz anderen Themen beschäftigt. Der Pflegeprozeß wurde eingeführt, zuerst in der Krankenpflegeausbildung (Horntvedt, 1974) und anschließend in der Praxis (Møller, 1975). Auch Lydia Halls Theorie der Krankenpflege als eigenständiger Profession mit einer Verantwortung für Lehre und Rehabilitation wurde veröffentlicht (Bowar-Ferres, 1977; Hall, 1974). Gleichzeitig wurde die Kritik an der Theorieentwicklung systematischer und akademischer. 1975 veröffentlichte Kari Martinsen ihre Magisterarbeit mit dem Titel „Krankenpflege und Philosophie". Sie beinhaltete eine scharfe Kritik am positivistischen Ansatz in der Theorieentwicklung in der Pflegeforschung.

Zeit der Reflexion (Phase VI: 1976 bis 1980)

Ende der 70er Jahre hatten amerikanische Krankenpflegelehrer eine gewisse Kompetenz in der Beurteilung von Pflegetheorien erworben, zum einen durch die Beteiligung an der allgemeinen Diskussion, zum anderen aber auch dadurch, daß sie verschiedene Modelle in die Ausbildung integriert hatten. Gleichzeitig hatte eine ganze Generation von Krankenschwestern und -pflegern in ihrer Ausbildung Pflegetheorien kennengelernt. Dies belebte die Diskussion, und eine Zeit der Reflexion, der Evaluation und des Vergleichens begann. Zunehmend wurden auch die Grenzen der existierenden Theorien wahrgenommen (Stevens, 1979).

Zwischen 1975 und 1980 werden folgende Themen neu debattiert:

- In welchem Verhältnis stehen Theorie und Forschung zueinander?
- Wie können Pflegetheorien entwickelt werden?
- Welche Art von Theorie braucht die Krankenpflege?
- Welches Wissen brauchen wir in der Pflege?
- Welche Art von Wissenschaft sollte die Pflege sein?
- In welchem Verhältnis stehen Theorie und Praxis zueinander? (Wie kann Theorie in der Praxis angewendet werden?)
- Womit beschäftigt sich die Pflegewissenschaft?

Viele dieser Fragen waren bereits in den 60er Jahren aufgetaucht, bekamen jedoch nun durch die praktischen Erfahrungen, die durch die Anwendung der Theorien in der Krankenpflegeausbildung gemacht wurden, durch die zunehmende Forschung und die sich laufend weiterentwickelnde Theoriediskussion eine neue Dimension. Mit Hilfe dieser Fragen analysierte man von neuem die Arbeiten, die entstanden waren. Neue Vorschläge, mit welchen Themen sich Krankenpflege auseinandersetzen solle, wurden gemacht. H. Yura und G. Torres (1975) analysierten Lehrpläne an Krankenpflegeschulen und fanden heraus, daß vier Begriffe – **Person, Gesellschaft, Gesundheit und Krankenpflege** – dort zentrale Begriffe waren. 1978 bezeichnete J. Fawcett diese Begriffe als **Metaparadigmen** und verknüpfte sie direkt mit der Theorieentwicklung in der Krankenpflege (Fawcett, 1978). S. K. Donaldson und D. M. Crowley (1978) beschrieben die Krankenpflege als eine Profession, die sich folgender Themenbereiche annimmt:

- Einflußfaktoren auf die Lebensprozesse, das Wohlbefinden und die Funktionen des Menschen.
- Verhaltensmuster des Menschen in kritischen Lebenssituationen.
- Faktoren, die die Gesundheit des Menschen positiv beeinflussen können.

In diesen Jahren reiften viele Vorschläge, wie eine systematische Entwicklung von Theorien zu bewerkstelligen ist (Newman, 1977; Chinn und Jacobs, 1978; Walker und Avant, 1983). Auch der Begriff Praxistheorie wurde diskutiert und mit ihm verbunden die Beziehung zwischen Theorie und Forschung bzw. Theorie und klinischer Praxis (Beckstrand, 1978a, 1978b, 1980; Collins und Fielder, 1981).

Gleichzeitig dämmerte die Erkenntnis, daß theoretisches Wissen nicht alles sein kann. Ein Artikel von Carper über fundamentale Erkenntnismuster in der Krankenpflege (1978)[5] unterstrich, daß wissenschaftlich orientiertes theoretisches Wissen nur **einen** Wissensbereich der Pflege beschreibt. Viel mehr müßten auch ethische, ästhetische und menschliche Fähigkeiten entwickelt werden. Auch wenn die Beschreibung dieser Fähigkeiten bei Carper noch unklar war, so entfachte sie doch eine Diskus-sion, die in den 80er Jahren ihren Höhepunkt erreichte.

In Norwegen nahm die starke Kritik am Positivismus und seinem Einfluß auf die Theorieentwicklung in der Krankenpflege weiter zu. In einem Artikel kritisierte H. Alvsvåg 1977 die Pflegephilosophie von Lydia Hall als zu selektiv. Sie sei vor allem auf Patienten anwendbar, für die die Möglichkeit bestünde, wieder gesund zu werden. Sie prägte deshalb den Begriff „erfolgreiche" und „erfolglose" Krankenpflege. „Erfolgreiche" Krankenpflege verbessert den Zustand des Patienten, während sich die „erfolglose" Krankenpflege mit Patienten beschäftigt, bei denen eine Besserung im Sinne einer Heilung oder verbesserten Leistungsfähigkeit nicht möglich ist. Diese Begriffe wurden zu einem Symbol für die zunehmend lauter werdenden kritischen Stimmen in der norwegischen Krankenpflege. Alvsvåg vertrat die Auffassung, daß sich Krankenpflege nicht auf Menschen beschränken soll, bei denen sichtbare Erfolge zu erkennen sind, sondern vor allem Menschen unterstützen soll, bei denen keine Besserung zu erwarten ist.

Zu dieser Zeit wurde auch die „Positivismus-Debatte" in der norwegischen Pflegetheorie weitergeführt, angeregt zum einen durch einige Artikel in „Sykepleien" (Alvsvåg, 1978; Furnes, 1977; Martinsen, 1978; Sommerseth u.a., 1978), zum anderen durch das Buch von K. Martinsen und K. Waerness „Pleie uten omsorg?" (Pflege ohne Fürsorge?). Letzteres enthielt aus einem feministischen Blickwinkel eine Kritik an der Professionalisierung der Krankenpflege.

Auch die Befürworter der amerikanischen Richtung formierten sich, u.a. durch den Artikel „Warum ein theoretischer Bezugsrahmen?", der Gedanken der amerikanischen Pflegelehrerin D. E. Reilley aufgriff (Sykepleien, 1976). Der Artikel, der sich dafür einsetzt, ein krankenpflegespezifisches, begriffliches Rahmenwerk zu schaffen, wurde von Signe Valset, Dozentin an der norwegischen Krankenpflegeakademie, übersetzt.

Auch die Gründung einer Fakultät für Krankenpflege an der Universität Tromsø (1977) und des Instituts für Pflegewissenschaft an der Universität Bergen zeigten ein gestiegenes Interesse an der Entwicklung von Pflegetheorie, wurden doch dadurch Forschung und Theorieentwicklung zu einer anerkannten „formalen" Aufgabe.

Die Erneuerung der bestehenden Theorien und die Entwicklung der Pflege als eigenständiges Wissensgebiet mit berufsspezifischer Fachsprache (Phase VII: 1981 bis 1985)

Nach 1980 war die Debatte, inwieweit Krankenpflege einen theoretischen Hintergrund braucht, ob Krankenpflege eine angewandte oder eine selbständige Wissenschaft darstellt und inwiefern eigene oder adaptierte Theorien hilfreich für sie sind, in den USA abgeflaut. Es schien Einigkeit darüber zu bestehen, daß Pflegetheorie notwendig ist, und Krankenpflege wurde als eine eigenständige Disziplin angesehen. Die meisten Autoren vertraten die Meinung, daß die Krankenpflege sich sowohl adaptierter Theorien bedienen könne, als auch eigene Theorien entwickeln solle, die sich mit speziell für die Pflege relevanten Fragen auseinandersetzen (Meleis, 1991).

Folgende Fragen rückten in den Mittelpunkt des Interesses (Meleis, 1985):
– Was können wir von den vorhandenen Theorien lernen?
– Wie können Theorien in der Praxis angewandt werden?

Mehrere Autoren, die die einzelnen Theorien analysierten und verglichen, beschäftigten sich mit der Bedeutung von Theorien und ihrer **Anwendbarkeit**. (Fawcett, 1984; Fitzpatrick und Whall, 1983; Meleis, 1985; Riehl und Roy, 1980). Darüber hinaus versuchte man, die Theorien sowohl in der Forschung (Johnson, 1983; Hardy, 1982) als auch in der Praxis (Fawcett, 1980; McBride und McBride, 1981) anzuwenden. Des weiteren war man bestrebt, die Ergebnisse verschiedener Forschungsprojekte, die im Zusammenhang mit bestimmten Theorien entwickelt wurden, auszuwerten. Hier sei vor allem die Theorie Martha Rogers erwähnt, die in einer Forschungsstudie der New York University evaluiert wurde (Meleis, 1991).

Zunehmend gewann man auch Einigkeit darüber, welche Domänebegriffe in der Pflege von Bedeutung sind. Gemeint sind damit übergreifende Themen oder Kategorien, die konkrete und abgegrenzte Themen und Phänomene, mit denen sich Pflege beschäftigt, zusammenfassen und die den Verantwortungs- und Wissensbereich von Pflege definieren (z.B. Gesundheit, Patient, Krankenpflege). J. Fawcett (1984), S. H. Kim (1983) und A. I. Meleis (1985) äußerten sich hierzu. Auch wenn sich ihre Ideen nicht vollständig decken, so ist doch eine gedankliche Nähe unverkennbar. Versuchsweise wurden nun auch verschiedene Begriffe und Ideen aus unterschiedlichen Theorien miteinander verwoben (Riehl und Roy, 1980).

Mitte der 80er Jahre bestand Einigkeit darüber, daß Pflegetheorien ein nützliches Werkzeug für Forschung und Praxis darstellen (Meleis, 1991), wobei die Beziehung Theorie und Forschung klarer definiert war als die Beziehung Theorie und Praxis (Diers, 1984). Dies scheint ein Beweis dafür zu sein, daß sich vor allem die Akademiker der Theoriediskussion annahmen, wenn auch zunehmend deutlicher Tendenzen spürbar waren, Pflegetheorien auch in die Praxis umzusetzen.

In Norwegen entwickelten sich die zwei Richtungen parallel zueinander weiter. Die „amerikanisch inspirierte" Seite führte die Primärpflege als ein Organisationsmodell ein, das die Professionalität innerhalb der Pflege fördern sollte (Clifford, 1981; Carlsen, 1982), und es wurden mehrere Artikel publiziert, die dieses Thema behandelten (Carlsen, 1982; Breimoen, 1983).

Auch die massive **Kritik am Einfluß des Positivismus** setzte sich fort. Sie umfaßte sowohl die Professionalisierung des Faches (Alvsvåg, 1981) als auch die Einführung der verschiedenen amerikanischen Pflegetheorien. Der Pflegeprozeß (Holde u.a., 1981), das Selbstpflegekonzept von D. Orem (Elstad, 1981) und das Primärpflegekonzept (Alvsvåg, 1985; Utne, 1985) werden kritisch hinterfragt. Aber die Auseinandersetzung erschöpfte sich nicht in reiner Kritik, sondern versuchte auch eine eigene Theorie zu entwickeln, die auf dem Philosophieansatz Martin Heideggers aufbaute und den Begriff „Fürsorge" zu einem der zentralen Themen in der Pflegetheorie machte (Martinsen, 1981).

Die Debatte darüber, inwiefern Theorie in der Krankenpflege nötig ist, warum sie nötig ist und welche Art von Theorie nötig ist, war auf ihrem Höhepunkt angelangt (Alvsvåg, 1978; Lysnes, 1985; Martinsen, 1978; Støvring, 1982; Saether, 1983).

Am Ende dieser Periode beschreiben verschiedene Autorinnen die Schwierigkeit, den Pflegeprozeß in der Praxis anzuwenden, obwohl er bereits seit fünf bis zehn Jahren Teil des Curriculums in der Krankenpflegeausbildung war (Tunset, Øverbø, 1984, 1985). Zur gleichen Zeit sind zaghafte Versuche einer Debatte über die verschiedenen Ansätze erkennbar, die die Wissensvermittlung in der Ausbildung betreffen (Martinsen, 1981; Alvsvåg, 1981; Lysnes, 1985; Hamran, 1985; Martinsen, 1985).

Die Akzeptanz alternativer Leitbilder und Modelle für die Wissensvermittlung und die zunehmende Einbeziehung der Praxis (Phase VIII: 1986 bis 1990)

In den USA waren diese Jahre von einer ernsthaften Diskussion und Vertiefung in **wissenschaftsphilosophische Fragen** geprägt. Die Frage, welche Art von Wissen die Pflege braucht und wie dieses Wissen am günstigsten zu erwerben ist, versuchte man in weitreichenden Analysen unter Anwendung verschiedener wissenschaftlicher Traditionen zu erarbeiten. Besondere Aufmerksamkeit erhielten hier die Phänomenologie und Hermeneutik (Allen, Brenner und Diekelmann, 1986), der kritische Realismus (Allen, 1985, 1986; Hedin, 1986; Holter, 1987), die Dialektik (Moccia, 1986) und die feministische Wissenschaftstheorie (MacPherson, 1983, 1988; Hagell, 1989).

Diese Ansätze zeigen, daß sich die Pflege nun in zunehmendem Grad mit wissenschaftsphilosophischen Aspekten auseinandersetzt, um ihr eigenes Fach auf eine solide wissenschaftstheoretische Grundlage zu stellen. Dieser Ansatz wurde durch Studien alternativer und ergänzender Wissensbereiche wie „stummes Wissen" (Benner, 1984, 1985), Intuition (Benner und Tanner, 1987), Persönlichkeitstheorien (Moch, 1990) und Ethik (Sarvimaki, 1988) weitergeführt und ergänzt.

Ein weiterer Aspekt, der zunehmend an Bedeutung gewann, waren **ontologische Fragen**, d.h. Fragen, die sich mit dem Ursprung des Menschen befaßten, seinem Wesen, dem Welt- und Menschenbild und dem Verhältnis des Menschen zu seiner Wirklichkeit (Moccia, 1988). Diese Fragen wurden durch die zunehmende Öffnung der Pflege hin zu alternativen Denkansätzen aktuell: Eine Veränderung des Wissenschaftsdenkens führte auch zu einem veränderten Realitätsbegriff. Der traditionelle positivistische Denkansatz, der die Theorieentwicklung in der Pflege in den 70er und 80er Jahren prägte, prägte auch Menschenbild und Realitätsbegriff dieser Zeit. Er unterschied stark zwischen objektivem und subjektivem Wissen und zwischen Körper und Seele. Außerdem wurden beobachtbare, empirisch meßbare Daten und Theorien durch logische Deduktion und objektive Verifikation entwickelt und als hochwertig wissenschaftlich dargestellt.

Als diese Sichtweise an Bedeutung verlor, wurde die Diskussion für grundlegende Fragen wieder offen. In Reaktion auf die massive Kritik, die die positivistische Tradition erfuhr, versuchte man nun auch, sie zu revidieren und Elemente aus den neueren Denkansätzen zu integrieren (Norbeck, 1987; Gortner, 1990).

Ein dritter Aspekt, der das Ende der 80er Jahre charakterisiert, ist die Tatsache, daß der **Praxis** zunehmend **mehr Bedeutung** zugeschrieben wurde. Man entdeckte Beobachtungen und Fragen aus der Praxis in ihrer Bedeutung für die Theorieentwicklung wieder. Dies zeigte sich auf mehreren Ebenen: Einige Autorinnen setzten sich dafür ein, die Inhalte von Theorien für die Praxis zu konkretisieren (Meleis, 1987; Woods, 1987). Es wurden verschiedene Theorien auf ihre Anwendbarkeit in der Praxis hin analysiert (Smith, 1990; Mitchell und Pilkington, 1990), es entwickelten sich neue, abgegrenzte Theorien, die ihren Ausgangspunkt in der konkreten Praxis nahmen (Benner, 1984; Benner und Wrubel, 1990), und die Diskussion der Metaparadigmen-Begriffe wurde vertieft (Kim, 1987; Chopoorian, 1986; Allen, 1985, 1986). Einige der Theorien wurden auch konkret in der Praxis erprobt (Winstead-Fry, 1990; Taylor, 1989).

In Norwegen analysierte man zu dieser Zeit weiterhin alternative Denkansätze. Es wurden Artikel über die „stummen Fähigkeiten" (Hamran, 1987), über den kritischen Realismus (Holter, 1988) und über praktische Fähigkeiten (Kirkevold, 1989) publiziert. Als Folge einer neuen Wissenschaftsdiskussion und der Entwicklung neuer Weltbilder (Martinsen, 1988, 1990; Fjelland und Gjendedal, 1989) wurden der Krankenpflege zunehmend auch moralische Aufgaben übertragen.

Die Tabelle 1-2 gibt eine Übersicht über einige der wichtigsten Theoretikerinnen in der Zeit zwischen 1950 und 1990. Sie zeigt, inwieweit und in welchem Maß die unterschiedlichen philosophischen Richtungen Einfluß auf Pflegetheorien hatten. Hier sind auch Theoretikerinnen erwähnt, die bislang noch nicht besprochen wurden, so daß auch ihre Bedeutung im Entwicklungszusammenhang deutlich wird.

Tab. 1-2 Theoretikerinnen und ihr Wissenschaftsbild in der Krankenpflege zwischen 1950 und 1990.

Wissenschaftsphilosophie	1950	1960	1970	1980	1990
Positivismus	....	....	....	....	— — — —
Hermeneutik/ Phänomenologie	— —	— —	— —	— — —	......
Kritischer Realismus	— —	— —	— — —	....	....
Feministische Theorien	— —	— —	— —	— — —	....

.... großer Einfluß
— — — — weniger großer Einfluß

```
Pflegetheorien
1860
    Nightingale
1900
1920
1940
1950
                H. Peplau
                V. Henderson
1960
                    D. Orem
                    F. Abdellah
                    L. Hall
                        I. Orlando
                        J. Travelbee
                        E. Wiedenbach
1970
                            M. Rogers
                            C. Roy
                            I. King
1975
                        D. Carnevali
                        Pflegediagnosen (NANDA)
                                J. Watson
1980
                                K. Martinsen
                                K. Eriksson
1990
                                P. Benner und J. Wrubel
```

Zusammmenfassung und Vergleich der wichtigsten Entwicklungen in Norwegen und in den USA

Betrachtet man die Entwicklung in Norwegen von 1950 bis heute, so sind einerseits klare Parallelen zur Entwicklung in den USA deutlich erkennbar, andererseits aber auch Unterschiede feststellbar. Die wichtigsten norwegischen Fragestellungen lauteten:
– Braucht man Krankenpflegetheorie?
– Welche Art von Theorie braucht man?
– Ist Krankenpflege eine selbständige Wissenschaft?
– Welche Wissenschaftsphilosophie ist vereinbar mit dem Wesen der Krankenpflege?
– Was ist das Wesen der Krankenpflege?

Bis in die jüngste Zeit hat allerdings keine Diskussion darüber stattgefunden, was konkret eine Pflegetheorie charakterisieren sollte oder müßte (Evaluationskriterien) bzw. welche Richtlinien zur Entwicklung einer Theorie notwendig sind.

Bereits seit 1950 sind norwegische Pflegekräfte durch Kollegen, die eine Aus- oder Weiterbildung in den USA erfahren hatten, mit den Pflegetheorien aus den USA vertraut. Nach 1960 wurden Virginia Hendersons Ideen für die norwegische Pflege sehr wichtig.

Zu Beginn der 70er Jahre wurde der Pflegeprozeß in Norwegen eingeführt. Eine Analyse von Artikeln über den Pflegeprozeß in „Sykepleien" (Horntvedt, 1974a, b; Jensen Leine, 1977; Møller, 1975) deutet aber darauf hin, daß er nicht in seiner vollen Breite präsentiert wurde, vergleicht man die Darstellungen mit den Theorien von Abdellah (1960), Orlando (1961) und Wiedenbach (1960), den Begründerinnen des Pflegeprozeßgedankens. Ganz im Gegenteil wurde der Pflegeprozeß „enttheoretisiert" in der Weise, daß er als praktische Methode vorgestellt wurde, ohne daß die zugehörigen theoretischen Gedanken und Begründungen, die die oben genannten Theoretikerinnen in ihren Publikationen präsentiert hatten, miteinbezogen wurden. Charakteristisch für diese Artikel ist die Tatsache, daß sie sich nicht mit der zugrundeliegenden Theorie kritisch auseinandersetzten. Bis auf wenige Ausnahmen gibt es keine Literaturhinweise, die es dem Leser ermöglichen würden, auf die Originalliteratur zurückzugreifen. Das zeigt, daß man keinen Anlaß zu einer kritischen Auseinandersetzung mit den Pflegetheorien sah, sie wurden als undiskutierbare „Wahrheit" angesehen.

Erst Ende der 70er und zu Beginn der 80er Jahre begann die Kritik an konkreten Pflegetheorien (Alvsvåg, 1977, 1985; Elstad, 1981). Sie führte allerdings nicht zu einem Dialog, dessen Ziel es hätte sein können, den Wert und Nutzen der Theorien zu klären. Allerdings begannen sich daraufhin zwei Schulrichtungen in der norwegischen Krankenpflege herauszubilden: Die eine versuchte, amerikanische Theorien in die Praxis umzusetzen, die andere lehnte dies aus kritischen Gründen ab. Letztere wendet sich allmählich von einem rein wissenschaftsphilosophischen und soziologischen Kritikansatz ab und versuchte, eine eigene alternative, fachliche Tradition, aufgebaut auf einem phänomenologisch-hermeneutischen Ansatz, zu entwickeln. Zu Beginn der 80er Jahre führte dies zu der Einführung des Begriffs „bedingungslose Fürsorge" als Alternative zu dem, was man unter „professionalisierter Krankenpflege" und „Fürsorgetradition" (Krankenpflege, die ihr Ziel vor allem auf Resultate und eine Besserung des Zustandes des Patienten richtete) verstand (Alvsvåg, 1981; Martinsen, 1981).

In diesem Zusammenhang ist interessant, daß zur gleichen Zeit eine entsprechend kritische Auseinandersetzung mit den traditionellen Gesellschaftswissenschaften stattfand (vor allem mit der Soziologie, u.a. bedingt durch die Zusammenarbeit zwischen Martinsen und der Soziologin Kari Waerness). Die Diskussion wurde eher durch diese Auseinandersetzung befruchtet als durch das Bemühen, sich an die Vertreterinnen der kritischen Richtung in den USA anzulehnen, wie R. Ellis (1968, 1969), D. Diers (1970) und R. Schlotfeldt (1971). Des weiteren ist auch bemerkenswert, daß die ausgesprochen wissenschaftskritische Debatte in Norwegen früher begann als in der amerikanischen Krankenpflege: Während die Positivismus-Debatte hier bereits zu Beginn der 70er Jahre aktuell war, setzte eine entsprechende Debatte in der amerikanischen Pflegeliteratur erst in der Mitte der 80er Jahre ein (Thompson, 1987; Benner, 1984), und erst gegen Ende der 80er Jahre lassen sich in der amerikanischen Krankenpflege alternative Pflegetheorien finden (Benner und Wrubel, 1989), die denen der kritischen Tradition in Norwegen entsprechen (Martinsen, 1981, 1988, 1989). Man kann sagen, daß die norwegische kritische Denkrichtung weltweit führend war.

Ein weiterer Unterschied zwischen der norwegischen und der amerikanischen Entwicklung ist die Unvereinbarkeit und die fehlende Anpassung von beiden Schulrichtungen. Während man in den USA versucht, Brücken zu schlagen und Elemente aus beiden Richtungen miteinander zu verflechten, gibt es in Norwegen keinerlei Versuche in dieser Richtung.

Versucht man, die Entwicklung der Pflegetheorie in Norwegen zusammenzufassen, so kristallisieren sich vor allem die genannten beiden Lehrmeinungen heraus. Die eine plädiert für eine Anwendung amerikanischer Theorien, ohne daß eine dokumentierte, systematische Analyse vorliegt. Diese Schulrichtung ist vor allem daran interessiert, neuere Pflegetheorien in der Praxis anzuwenden. Die andere Richtung nimmt klar Abstand vom amerikanischen Einfluß und schlägt ein alternatives Konzept vor, das auf Erfahrung, klinischen Erkenntnissen und einer phänomenologischen Philosophie basiert und in dem bedingungslose Fürsorge das Hauptanliegen der Krankenpflege ist. Es ist von einer akademisch-kritischen Tradition geprägt und hat bis zum heutigen Tag nicht konkret gezeigt, wie die Ideen in die Praxis umzusetzen sind. Die beiden Schulrichtungen beeinflußten einander nur in geringem Ausmaß konstruktiv.

Pflegetheorie in anderen skandinavischen Ländern

Auch in den anderen nordischen Ländern läßt sich ein Interesse für Pflegetheorie erkennen. Besonders in Finnland gibt es viele Aktivitäten in diese Richtung, was vermutlich damit zusammenhängt, daß die Pflege dort relativ frühzeitig Universitätsfach wurde. Wie in anderen skandinavischen Ländern, so ist auch hier der Einfluß aus den USA unverkennbar. So dienten amerikanische Theorien u.a. als Grundlage für die Pflegeforschung und die Darstellung des Pflegeprozesses (Kalkas, 1981; Lauri, 1983). Pflegediagnosen werden als Ergänzung zum Pflegeprozeß präsentiert (Axelsson, Norberg und Asplund, 1986; Hjelm-Karlsson, 1987; Engström und Norberg, 1987; Nyhlin, 1988). Gleichzeitig entwickeln sich alternative Theorien (Eriksson, 1987a, b).

In Dänemark werden mehrere Arbeiten veröffentlicht, die die Anwendung des Selbstpflegekonzepts von Dorothea Orem für Forschung und Praxis verfechten (Christensen, 1984; Lorensen, 1986). Aber auch hier gibt es Ansätze, die Krankenpflege aus einem hermeneutisch-phänomenologischen Blickwinkel zu betrachten (Rask Eriksen, 1989; Scheel, 1985, 1990; Ploug Hansen und Ramhøj, 1990; Ramhøj, 1991).

Anmerkungen

[1] Der Begriff Modell wurde verwendet, weil „Theorie" zu diesem Zeitpunkt eine andere Bedeutung hatte.

[2] Virginia Henderson nannte ihre Arbeit selbst nicht Krankenpflegetheorie. Ihre Absicht aber war es, Aufgabe und Fokus der Krankenpflege zu beschreiben. Deshalb läßt sich ihre Arbeit als Krankenpflegetheorie bezeichnen.

[3] Der Begriff Wissenschaftsphilosophie bezieht sich auf Annahmen, Werte und Normen, die mit der Erkenntnis- und Theorieentwicklung verbunden sind. Weitere Erläuterungen siehe Kapitel 2.

[4] Die Begriffe „theoretischer Bezugsrahmen" und „Modell" werden z.T. synonym verwendet. Z.T. wird „Modell" verwendet, um publizierte Arbeiten zu beschreiben und „theoretischer Bezugsrahmen" dazu, entsprechende Strukturen zu umschreiben, die von Lehrern für die Krankenpflegeausbildung entwickelt wurden. Auch der Begriff Theorie wird z.T. gleichgesetzt mit den Begriffen „theoretischer Bezugsrahmen" und „Modell". Zur Vertiefung sei auch hier auf Kapitel 2 verwiesen.

[5] Carper (1978) benützt den Begriff „patterns of knowing" in ihrem inzwischen klassischen Artikel. Man achte auf diese kleine Nuance: Sie wählt die aktive Form des „Wissens, Erkennens" statt des passiven „knowledge".

2 Was ist eine Pflegetheorie?

Kapitel 2 **stellt verschiedene Theorien vor**, zeigt deren Unterschiede auf und beschreibt ihre Anwendbarkeit in der Pflege. Am Ende des Kapitels werden die **Definitionen der wichtigsten Begriffe** in den einzelnen Theorien zusammengefaßt.

Pflegetheorie ist kein eindeutiger Begriff, sondern mit einer Reihe unterschiedlichster Definitionen und Auffassungen verbunden. Diese Unklarheiten lassen sich durch verschiedene Phänomene erklären: Zum einen ist schon der **Begriff Krankenpflege nicht eindeutig**. Solange keine Einigkeit darüber besteht, wie man die zentralen Funktionen und Aufgaben von Krankenpflege beschreiben kann, solange wird es auch schwierig sein zu definieren, womit sich Pflegetheorien zu beschäftigen bzw. auseinanderzusetzen haben. Dies wird in den folgenden Kapiteln, die unterschiedliche Theorien mit unterschiedlichen Definitionen von Krankenpflege analysieren, deutlich. Des weiteren ist auch **der Begriff Theorie nicht eindeutig**, weder im Hinblick auf seine Struktur noch auf seinen Inhalt oder seine Funktion.

Im folgenden wollen wir uns den zentralen Themen der Theoriedebatte widmen. Ehe wir uns jedoch auf bestehende Unklarheiten einlassen, möchten wir darstellen, in welchen Bereichen **Einverständnis** besteht, nämlich so z.B. darüber, daß in einer Theorie die Wirklichkeit vereinfacht dargestellt wird. Sie stellt die Aspekte, die nach Meinung des Autors von Bedeutung sind, in den Vordergrund, während sie andere Aspekte vernachlässigt. Es besteht auch darüber Einigkeit, daß eine Theorie eine systematische Beschreibung eines oder mehrerer Phänomene ist. Sie ist ein Versuch, Beobachtungen, die mit einem oder mehreren Phänomenen zusammenhängen, zusammenzufassen und zu strukturieren, um dadurch zu einem größeren Verständnis dieser Phänomene zu gelangen.

Bezogen auf die Krankenpflege bedeutet dies, daß Pflegetheorien das Verständnis von Krankenpflege verbessern sollen, indem sie den Teil der Wirklichkeit, der für die Pflege relevant ist, vereinfacht darstellen. Pflegetheorien sollen die Aspekte der Wirklichkeit, auf die Pflegende ihr Augenmerk richten sollten, ins Zentrum der Aufmerksamkeit rücken und systematisieren. M. Visintainer (1986) gebraucht hier den Begriff „Karte" und erklärt ihn auf folgende Weise: „Die Karte einer Fachdisziplin (Theorie) funktioniert wie eine geographische Landkarte: Sie gibt uns Kriterien an die Hand, mit deren Hilfe wir Informationen auswählen und strukturieren können. Wenn man eine Fachdisziplin studiert, so lernt man deren Karten, und hat man die Karten verstanden, so weiß man, wonach man fragen soll, was es zu beobachten gilt, was man fokussieren soll und worauf man sich konzentrieren soll."

Pflegetheorien sollen mit anderen Worten das **Fach Krankenpflege** und für das Verständnis des Faches **relevante Phänomene beschreiben** und **erklären**. Sie sollen definieren, was Krankenpflege

2 Was ist eine Pflegetheorie?

ist bzw. sein sollte und worin sie sich von anderen Fachgebieten unterscheidet. Mit dieser ganz allgemeinen Definition endet die Einigkeit in der Diskussion dieses Themas.

Uneinigkeit über den Begriff Theorie im allgemeinen und über Pflegetheorie im speziellen **besteht bei folgenden Punkten**:
- Terminologie
- Verschiedene Niveaus und Arten von Theorien
- Ziele einer Pflegetheorie
- Abstraktionsgrad von Theorien
- Reichweite von Theorien
- Struktur von Theorien
- Weltbild (philosophische Annahmen)
- Eine oder viele Theorien?
- Methoden zur Theorieentwicklung
- Inhalt von Pflegetheorien

Die Uneinigkeit, die in bezug auf diese Punkte besteht, ergibt sich vor allem aus der jeweiligen Perspektive des Autors. Sie wiederum hat mit seinem Wissen, seinen Erfahrungen, seinem Wertesystem und den Thesen zu tun, auf die sein Weltbild und Wissenschaftsverständnis aufgebaut sind, sowohl die „Welt der Krankenpflege" als auch die Welt ganz allgemein betreffend.

Terminologie

Lassen Sie uns mit der Terminologie beginnen. Besonders in den 60er oder 70er Jahren wurde diesem Thema viel Aufmerksamkeit gewidmet, aber nach wie vor ist eine Diskussion im Gange (Suppe und Jacox, 1985). Die zentrale Frage ist hierbei, wie man den **Theoriebegriff** von anderen Begriffen oder erkenntnistheoretischen Strukturen **abgrenzen** soll, so z.B. gegen die Begriffe **Modell** oder **theoretisches Rahmenwerk**[1].

Allen voran hat J. Fawcett (1984) großen Wert auf diese Frage gelegt und Kriterien erarbeitet, mit deren Hilfe sich begriffliche Modelle von anderen Wissensstrukturen unterscheiden lassen. Sie definiert das begriffliche Modell als eine abstrakte, übergeordnete Struktur, die nur einige relevante, aber umfassende Phänomene beschreibt. (Das Selbstpflegemodell D. Orems würde dieser Definition genügen.) Eine Theorie ist demnach spezifischer, konkreter und deutlich auf ein Thema begrenzt, so z.B. die Theorie über die Wirkung präoperativer Information auf die postoperative Rekonvaleszenzzeit.

Andere Theoretiker, wie z.B. Flakerud und Halloran (1980), Meleis (1991) und Barnum (1990), haben diese Diskussion als uninteressant und irrelevant verworfen und die Begriffe einander gleichgestellt. Sie stellten fest, daß die Versuche, z.B. Theorie und Modell voneinander zu unterscheiden, nicht zu einer größeren Klarheit dieser Begriffe geführt hätten.

Meleis (1991) bedauert, daß diese Diskussion dazu geführt habe, daß den theoretischen Arbeiten in der Pflege nicht die gleiche Bedeutung zugesprochen wurde wie entsprechenden Arbeiten in anderen Fächern (sog. „Theorien"). Denn eine Theorie werde als etwas Bedeutsameres angesehen als z.B. ein Modell. Die Terminologiedebatte erscheint vielleicht trivial, sie erklärt aber doch den folgenden Punkt.

Verschiedene Niveaus und Arten von Theorien

In den letzten Jahren haben verschiedene Autoren den Pflegetheorien einen Platz innerhalb einer hierarchischen Wissenschaftsstruktur zugeordnet. **J. Fawcett** (1989) hat dafür **drei Ebenen** entwickelt: Die **Metaparadigmenebene** ist dabei die allgemeinste und abstrakteste, ihr sind die vier übergeordneten Begriffe, nämlich **Mensch**, **Krankenpflege**, **Gesundheit** und **Milieu** zugeordnet. Die Begriffe der Metaparadigmenebene begrenzen das Interessensgebiet der Pflege (Fawcett, 1978). Die nächste Ebene, die Fawcett definiert, ist die des **begrifflichen Modells**. Sie ist zwar auch noch sehr abstrakt, aber doch konkreter als die Metaebene, da sie die oben genannten Begriffe definiert. Es lassen sich sehr viele verschiedene Modelle finden, die jeweils die vier Hauptbegriffe unterschiedlich definieren. Die herkömmlichen Pflegetheorien oder auch Modelle sind v.a. auf dieser Ebene angesiedelt. Aber auch sie sind noch zu ungenau, um konkret angeben zu können, welche Phänomene und Pflegemaßnahmen in konkreten Situationen relevant sind (Fawcett, 1984). Fawcett schlägt deshalb vor, eine dritte Ebene zu entwickeln, nämlich die der **Pflegetheorien**. Diese beschreibt die Begriffe der Metaebene und deren Beziehung zueinander konkreter. Das Verhältnis der drei Ebenen zueinander ist in Abbildung 2-1 dargestellt.

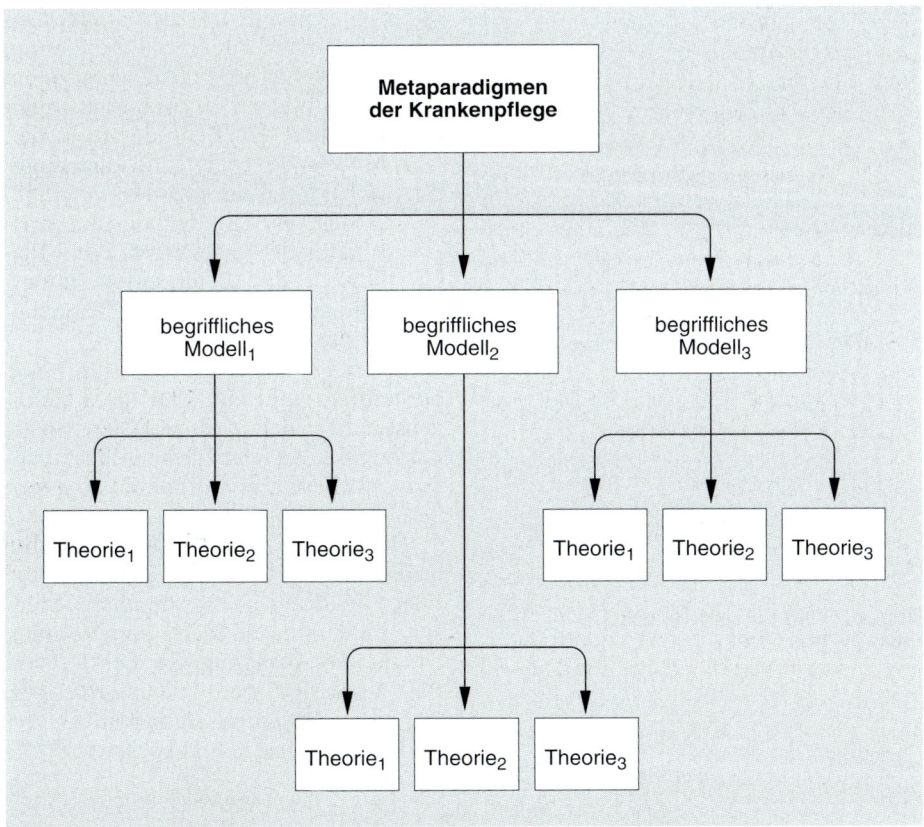

Abb. 2-1 Metaparadigmen der Krankenpflege (aus Fawcett, J., 1989).

S. H. Kim (1989) hat diese Gedanken weitergeführt und die in Abbildung 2-2. dargestellte Hierarchie entwickelt. Die Struktur ist um zwei Ebenen erweitert, nämlich um die der **Wissenschaftsphilosophie** und die der **Pflegephilosophie**. Erstere umfaßt dabei grundlegende Gedanken und Thesen über das, was mit Wirklichkeit gemeint ist und darüber, wie ein Verständnis dieser Wirklichkeit zu erreichen ist. Diese Ebene ist nicht pflegespezifisch, sie bezieht sich auch auf andere Fachgebiete. Kim begründet ihre Entscheidung, diese Ebene in ihre Struktur mitaufzunehmen, damit, daß eine wissenschaftsphilosophische Sicht einen starken Einfluß auf die Theorieentwicklung hat und daß Entscheidungen – auf dieser Ebene getroffen – auch die weiteren Ebenen beeinflussen (s. hierzu noch unten).

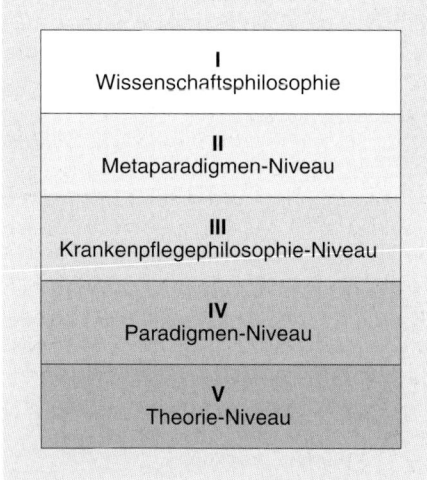

Abb. 2-2 Kims Wissenshierarchie (aus Kim, S. H., 1989).

Die Metaparadigmenebene entspricht der von Fawcett, wird jedoch bei Kim etwas anders beschrieben. Sie definiert vier Bereiche, die Pflegetheorien enthalten sollten (Kim, 1983, 1987):
– Bereich Klient (alles, was den Klienten oder Patienten betrifft)
– Bereich Praxis (z.B. Pflegemethoden und -techniken)
– Bereich Interaktion (die Beziehung zwischen Pflegendem und Patient)
– Bereich Milieu (bezieht sich auf zeitliche, örtliche und qualitative Einflußfaktoren aus der Umgebung von Patient bzw. Pflegekraft)

Der letzte Bereich ist dabei für Kim nicht entscheidend, er kann nur dazu dienen, Phänomene aus den anderen Bereichen besser zu verstehen:

B Eine Theorie, die die Fähigkeit einer Person, mit einer Behinderung umzugehen und gleichzeitig deren Verhältnis zur Umwelt zum Inhalt hat, muß den Behinderten in den Mittelpunkt stellen und kann äußere Faktoren nur insofern miteinbeziehen, als z.B. soziale und wirtschaftliche Regelungen die Möglichkeit des Behinderten, außerhalb einer Institution zu leben, beeinflussen.

Gesundheit wird von Kim nicht als eigenständiger Begriff katalogisiert. Sie ist das höchste Ziel der Pflege und ist insofern am ehesten dem Klienten zuzuordnen (Kim, 1983, 1987).

Die Ebene der **Pflegephilosophie** macht die Wertehierarchie, die für die Pflege maßgeblich ist, deutlich: Menschenbild, ethische Werte und Normen, die für die Ausübung des Berufes von Bedeutung sind, werden hier vorgestellt. Sie beinhaltet auch Aussagen zu verschiedenen ethischen Theorien.

Die **Metaparadigmenebene** umfaßt bestimmte Annahmen und Aussagen zu menschlichen und pflegerischen Aspekten und Überlegungen, wie diese in eine Theorie eingebunden werden sollten. Diese Ebene entspricht in ihrer Thematik und Fragestellung der Wissenschaftsebene, bezieht sich hier jedoch unmittelbarer auf die Krankenpflege. Kim (1989) behauptet, daß vor allem die Systemtheorie, verschiedene Verhaltenstheorien, die phänomenologische und die Kommunikationstheorie Einfluß auf die Pflegetheorie hatten. Sie meint weiter, daß sich viele der existierenden Theorien (Orem, Parse, Rogers u.a.) zu Paradigmen entwickeln könnten, dazu bedürfe es aber der weiteren Klärung der ihnen zugrundeliegenden wesentlichen Thesen und Methoden.

Wie Fawcett so reserviert auch Kim die wichtigste Ebene dem **Theoriebegriff**. Beide sehen in Theorien Arbeiten, die sich theoretisch und ausschnittsweise mit bestimmten Themen beschäftigen, einige Begriffe detailliert erklären und das Verhältnis der Begriffe zueinander so darstellen, daß sie recht leicht zur empirischen Welt (der „Wirklichkeit") in Beziehung gesetzt werden können.

Mit ihren Erkenntnishierarchien argumentieren Kim und Fawcett dafür, daß die Pflege theoretisches Wissen auf den verschiedensten Ebenen braucht. Daß sie für die allgemeineren und abstrakteren Ebenen nicht das Wort „Theorie" verwenden, sagt nicht aus, daß diese nicht auch Theorie beschreiben würden. Aber gerade diese Denkmodelle können zu einem gewissen Grad die Uneinigkeit über den Theoriebegriff erklären. Es gibt sehr wenige ausgereifte Theorien auf der speziellsten, der Theorieebene, die sowohl Fawcett (bei ihr die dritte) als auch Kim (bei ihr die fünfte) beschreiben. Hingegen kann man auf der Ebene der begrifflichen Modelle (nach Fawcett) durchaus fündig werden.

Es gibt sicherlich Gründe dafür, die unterschiedlichen Ebenen mit einer unterschiedlichen Terminologie zu versehen (Fawcett, 1984). Dies ändert jedoch nichts an der Tatsache, daß es sich hier stets um Theorien handelt, d.h. theoretische Strukturen mit allerdings unterschiedlicher Form und Absicht. A. Sarvimäki (1988) faßt die Diskussion folgendermaßen zusammen: „Der praktische Wert, den welche Theorie auch immer hat, läßt sich daran bemessen, ob sie für die Praxis, die sie beschreibt, relevant ist... Wenn sie dazu dient, Anstoß und Anleitung für praktisches Handeln zu geben, ist sie praktisch relevant. Dies ist aber nicht alles. Auch eine Theorie, die keine konkreten, praktischen Probleme löst oder konkrete Richtlinien gibt, kann für die Praxis relevant sein. Sie ist dann relevant..., wenn sie den Betroffenen hilft, zu einem besseren Verständnis ihres praktischen Tuns zu kommen." (Sarvimäki, 1988, S. 467).

Ziele einer Pflegetheorie

Eine weitere grundlegende Frage ist die nach dem Sinn einer Theorie, ihrem Ziel. Sowohl in den USA als auch in Norwegen wurde diese sehr wichtige Frage heftig debattiert. Vor allem die Auseinandersetzung zwischen der Bedeutung von Forschung und Praxis im Verhältnis zur Theorieentwicklung stand zur Diskussion. Die Theorie sollte nach Meinung derer, die die Krankenpflege als eine praktische Disziplin ansahen, vor allem **Richtlinien für die Praxis** entwickeln, und an ihrer Brauchbarkeit für die Praxis sollte auch ihr Wert bemessen werden. Kriterien waren hier folgende: Inwieweit hilft die Theorie den Pflegenden, Informationen zu sammeln und zu ordnen, Pflegesituationen zu deuten, Pflegeziele zu definieren, mögliche Handlungsstrategien zu entwickeln usw.? Diese Diskussion war vor allem Ende der 60er Jahre wichtig, gewinnt aber derzeit nach einer Periode der wissenschaftlichen Orientierung wieder zunehmend an Gewicht.

Vor allem diejenigen, die glaubten, die Theorieentwicklung stelle ein sehr wichtiges Glied im Bemühen dar, Krankenpflege als wissenschaftliche Disziplin zu entwickeln und zu legitimieren, waren versucht, **wissenschaftliche Kriterien in der Beurteilung von Pflegetheorien** anzuwenden. Traditionelle Wissenschaftskriterien sind in diesem Sinne das Vorhandensein einer bestimmten Struktur (klar definierte Begriffe und klare Positionen), die Tatsache, auf der Grundlage bestimmter Forschungsmethoden entwickelt worden zu sein (v.a. experimentelle und quantitative Methoden), gewisse Inhalte zu haben (wertneutrale Fakten) und verifizierbar zu sein, ausgehend von einem objektiven und allgemeinen Maßstab.

Eine dritte Gruppe war der Meinung, daß Pflegetheorien **multiple Funktionen** hätten, die alle für die Pflege von Bedeutung seien (Chinn und Jacobs, 1983; Meleis, 1991). Die Vertreter dieser Richtung setzten sich dafür ein, die gleichen Theorien zu unterschiedlichen Zwecken zu nützen. Sie versuchten, beide Perspektiven zu kombinieren im Hinblick auf die Beurteilung der Theorien und ihrer Brauchbarkeit und Anwendungsmöglichkeiten.

Abgesehen von Praxis und Forschung kamen auch aus anderen Bereichen Anregungen (Meleis, 1991; Stevens, 1990; Yura und Torres, 1975). Insbesondere Lehrer für Krankenpflege forderten die Anwendbarkeit von Pflegetheorien in der Ausbildung von Krankenpflegestudenten, und einige Theorien wurden nur entwickelt mit der Absicht, auf systematische und umfassende Weise zu beschreiben, was Krankenpflege ist und womit sie sich beschäftigt, um dies den Studenten der Pflege vermitteln zu können. Nicht zuletzt in den USA sind viele Theorien dazu genutzt worden, um Curricula eine Struktur und einen Sinnzusammenhang zu geben. In Norwegen wurden in diesem Zusammenhang vor allem D. Orems Konzept der Selbstpflege und der Pflegeprozeß angewendet.

Auch für die Aufgaben im Bereich der Administration wurde die Bedeutung der Pflegetheorien erkannt, gaben sie doch auch hier Anregungen für eine krankenpflegespezifische Ausrichtung (Barnum, 1990; Henry, 1989). Ein dieser Diskussion zugrundeliegender Aspekt war die Tatsache, daß Pflegetheorien den **Pflegebereich von anderen Berufsgruppen deutlicher unterscheiden** und das Spezifische der Pflege klarmachen.

So half sie bei der Abgrenzung zur Medizin, zu anderen Berufen des Gesundheitswesens (Sozialarbeiter, Physiotherapeuten, Ergotherapeuten usw.), zu nicht professionellen Hilfsdiensten und zu privaten Fürsorgeträgern (z.B. Eltern; Chinn und Jacobs, 1983; Meleis, 1991; Barnum, 1990).

Das Ziel einer Theorie läßt sich auch **mit Hilfe theoretischer** oder **wissenschaftlicher** Begriffe beschreiben: Begriffe wie **deskriptiv** (beschreibend), **erklärend, prädiktiv** (vorhersagend) oder **kontrollierend** werden hier verwendet. Deskriptive Theorien beschreiben, womit sich ein Fachgebiet beschäftigt und können sich dabei auf einen oder mehrere Aspekte beziehen. Eine Theorie, die sich nicht auf die Beschreibung bestimmter Phänomene beschränkt, sondern diese auch erklärt, wird als erklärende Theorie bezeichnet. Als prädiktiv bezeichnet man eine Theorie dann, wenn sie Erklärungen gibt, die dazu dienen können, die Veränderung einer Situation vorhersagen zu können. Eine kontrollierende Theorie beschreibt, was zu tun ist, um eine Situation in eine bestimmte Richtung verändern zu können (Kim, 1989; Barnum, 1990).

Früher wurde es oft als Zeichen von Qualität angesehen, wenn eine Theorie imstande war, Situationen vorherzusehen (prädiktiv) oder – noch besser – im gleichen Zug auch zu beschreiben, wie Situationen verändert werden können (kontrollierend oder prädiktiv). Letztere prädiktive und kontrollierende Theorien wurden gegenüber beschreibenden und erklärenden Theorien bevorzugt. In der Zwischenzeit ist man sich einig darüber, daß die Qualität eher von Inhalten und der Art ihrer Diskussion abhängt als von der gewählten Theorieart. Mit anderen Worten, einige Disziplinen, allen voran die Naturwissenschaften, lassen sich mit prädiktiven oder kontrollierenden Theorien beschreiben, während andere, wie Geistes- und Sozialwissenschaften, auf diese Weise weniger gut zu erfassen sind.

Ein neuerer Trend zeigt sich in der zunehmenden Bedeutung von sog. **Praxistheorien** (Juul Jensen, 1988; Schön, 1983, 1987; Wetlesen 1988). Sie unterscheiden sich deutlich von den vorher erwähnten Theoriearten, indem sie sich zum Ziel setzen, eine bestimmte Praxis „vorzuschreiben". Dieser Begriff wird hier in einem radikal anderen Sinn verstanden als bei kontrollierenden Theorien. Praxistheorien haben einen normativen Charakter, d.h. sie machen Aussagen darüber, was angestrebt werden soll, welche Ziele in bestimmten Zusammenhängen relevant sind und welche Methoden benützt werden können oder sollen, um die Ziele zu erreichen. Diese Dimension ist bei kontrollierenden Methoden nicht vorhanden, denn sie machen keine Aussagen darüber, was unter „guten" Zielen zu verstehen ist. Sie benennen zwar Möglichkeiten, wie man, von Situation A ausgehend, Situation B erreichen kann, äußern sich aber nicht dazu, ob es auch wünschenswert ist, Situation B zu erreichen.

Abstraktionsgrad von Theorien

Gemeint ist damit der **Unterschied zwischen** der **beobachtbaren Wirklichkeit** und der **Beschreibung** und **Erklärung dieser Wirklichkeit** durch die Theorie. Handelt es sich um eine sehr abstrakte Theorie, so sind viele deduktive und interpretierende Schritte vonnöten, wenn man erkennen will, auf welche konkreten Phänomene sich die Begriffe der Theorie beziehen. Eine Theorie mit einem geringen Abstraktionsgrad setzt hingegen weniger Abstraktionsfähigkeit voraus, damit man erkennen kann, auf welche Elemente der Wirklichkeit sie sich bezieht.

In der Literatur herrscht Uneinigkeit darüber, welches **Maß an Abstraktion** für Pflegetheorien wünschenswert ist. So wird die Meinung vertreten, ein hohes Maß an Abstraktion sei eine Stärke, da dadurch die Möglichkeit, Situationen und Phänomene beschreiben zu können, erweitert wird (Parse, 1983). Es gibt jedoch auch kritische Stimmen, die abstrakte Pflegetheorien grundsätzlich für zu theoretisch halten, weil sie keine klaren Richtlinien für das Verhalten in der Praxis geben und so dafür kaum relevant sind (Lundt, Söder, Wærness, 1988).

Es bestehen auch Meinungsverschiedenheiten hinsichtlicher konkreter Pflegetheorien. So existiert zum einen die Meinung, das Konzept D. Orems sei zu abstrakt, um praktisch genützt werden zu können (Lundt, Söder, Wærness, 1988), während andere (Meleis, 1991) auf einer fiktiven Abstraktionsskala das Oremsche Konzept eher auf der konkreten Seite angesiedelt sehen wollen.

Reichweite von Theorien

Sie hängt davon ab, welchen Aspekt der Pflege sie beschreibt. In diesem Zusammenhang wurden die Begriffe **„grand theories"**, **„middle-range theories"** und **„narrow-scope theories"** geprägt. „Grand theories" sind übergeordnete, umfassende Theorien, die wenige, aber umfassende Begriffe beinhalten. Insofern ist der Begriff identisch mit dem, was Fawcett als „begriffliche Modelle" umschrieben hat. Beispiele sind die Theorien von D. Orem, M. Rogers und S. C. Roy.

„Middle-range theories" beschreiben ein enger gestecktes Feld der Pflege, und die Begriffe sind hier klarer gegeneinander abgegrenzt. Beispiele für „middle-range theories" sind Theorien, die klar darstellen, welche Phänomene für die Krankenpflege relevant sind (Barnum, 1990).

Begrenzte oder „narrow-scope theories" beschreiben nur Ausschnitte, diese allerdings sehr ausführlich.

B Ein Beispiel könnte eine Arbeit sein, die die Wirkung einer Steroidbehandlung auf einen juckenden Hautausschlag beschreibt.

Fawcett (1984) verwendet diese drei Stufen in Abhängigkeit davon, wieviele Begriffe der Metaparadigmenebene einer Theorie erfaßt werden: „Grand-range theories" beziehen alle vier Begriffe mit ein, während „narrow-scope theories" nur einen oder zwei Begriffe behandeln. Von dieser Haltung distanziere ich mich, denn meiner Meinung nach können auch eingegrenzte Theorien alle Begriffe der Metaparadigmenebene umfassen, aber eben dann nur für ein begrenztes Pflegegebiet, z.B. die Geriatrie.

Struktur von Theorien

Damit ist der **Aufbau einer Theorie** gemeint. Aus **welchen Elementen** besteht die Theorie und wie sind diese zusammengesetzt? Hier stößt man auf ein Problem von philosophischem Charakter, das ungeheuer kompliziert ist und an dieser Stelle sicher nicht erschöpfend behandelt werden kann. Es ist jedoch wichtig, daß sich der Leser dieser Problematik bewußt ist, nicht zuletzt deshalb, weil sie von wesentlicher Bedeutung für die Bewertung einer Theorie ist. Diese Problematik bezieht sich auf die Definition des Wortes „**Phänomen**" und auf das **Verhältnis zwischen „Phänomen" und „Begriff"**.

Ein Phänomen wird oft beschrieben als „etwas, was in der Wirklichkeit existiert" oder präziser „etwas, das man als in der Wirklichkeit existent ansieht", während ein „Begriff" als ein sprachliches Symbol bezeichnet werden kann, das versucht, das Phänomen wiederzugeben oder einzugrenzen². Mit Hilfe eines Begriffes werden die wesentlichen und charakteristischen Züge eines Phänomens umschrieben. Was als wesentlich angesehen wird, hängt allerdings sehr stark von der gewählten Perspektive ab.

B Auf dem Tisch vor uns liegen ein Ball und ein Apfel. Beide haben einiges gemeinsam, unterscheiden sich aber auch sehr stark voneinander. Will man Begriffe finden, mit deren Hilfe sie sich beschreiben lassen, so kann man zwischen folgenden Perspektiven wählen:
a Eine Beschreibung, die sich auf die Form bezieht (beide sind kugelförmig).
b Eine Beschreibung, die sich auf Größe oder Umfang bezieht (einmal ein Durchmesser von 5 cm, einmal einer von 12 cm).
c Eine Beschreibung in bezug auf das Gewicht (beide wiegen ca. 150 g).
d Eine Beschreibung in bezug auf die Farbe (beide sind rot).
e Eine Beschreibung in bezug auf die Funktion (ein Gegenstand zum Essen, der andere zum Spielen).

Für die Beschreibung in den Punkten a, c und d könnte derselbe Begriff verwendet werden, aufgrund der unterschiedlichen Perspektive können aber b und e nicht mit dem gleichen Begriff beschrieben werden.

Das Beispiel erscheint zwar banal, aber es zeigt doch, daß die Begriffswahl für die Beschreibung eines Phänomens von essentieller Bedeutung ist. Es zeigt auch, daß das Ergebnis – abhängig von der Wahl der Perspektive – sehr unterschiedlich ist und daß Phänomen und Begriff nicht austauschbar sind. Man kann mit anderen Worten nicht davon ausgehen, daß die sprachliche Wiedergabe (d.h. die Begrifflichkeit der Theorie) mit dem Phänomen identisch ist, auf das sich der Begriff bezieht. Der Leser der Theorie entscheidet darüber, ob die Begriffe der Theorie das zugrundeliegende Phänomen auf eine befriedigende Weise darstellen oder nicht. Diese Entscheidung wiederum ist abhängig von der Perspektive, die er gewählt hat, oder der Denktradition, die ihn prägt.

Wie bereits erwähnt, umfaßt eine Theorie mindestens ein Phänomen und besteht aus Begriffen, die dieses Phänomen näher beschreiben. In den meisten Fällen besteht die Theorie aus mehr als einem Begriff. Sie kann auch die Beziehung der Begriffe zueinander klarstellen. Inwieweit sie das tut, hängt zum einen davon ab, wie gut sie entwickelt ist, zum anderen davon, auf welcher Ebene sie angesiedelt ist. Der interessanteste Aspekt, der sich daraus ergeben kann, ist, daß eine Theorie aus zwei Elementen besteht, nämlich den Begriffen und der Beschreibung ihres Verhältnisses zueinander. Letzteres wird auch synonym mit dem Wort Proposition umschrieben. Bildlich läßt sich die Struktur einer Theorie z.B. wie in Abbildung 2-3 darstellen.

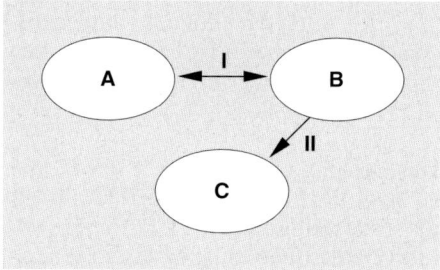

Abb. 2-3 Struktur einer Theorie.

Diese Abbildung erklärt eine Theorie, die aus drei verschiedenen Begriffen besteht, wovon zwei in Proposition zueinander stehen. Man beachte, daß die Proposition I, die zwischen A und B besteht, eine zweiseitige Beziehung darstellt: Eine Veränderung im Begriff A bringt eine Veränderung von B mit sich und umgekehrt. Die Beziehung zwischen B und C hingegen ist einseitig, d.h. eine Veränderung von B hat zwar Einfluß auf C, das sich dadurch auch verändert, aber nicht umgekehrt. Es sind natürlich auch andere Beziehungen als die oben dargestellten vorstellbar, so könnte auch eine Beziehung zwischen A und C existieren.

Abbildung 2-4 zeigt ein für die pflegerische Praxis relevantes Beispiel[3].

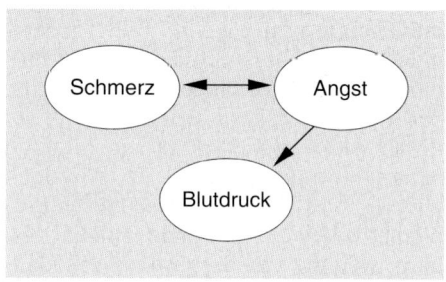

Abb. 2-4 Praktisches Beispiel der Struktur einer Theorie.

Die Theorie, die hier dargestellt ist, sagt aus, daß es eine Beziehung zwischen Schmerz, Angst und Blutdruck gibt. Ändert sich die Schmerzempfindung, so wird dies auf die Angst des Betreffenden Einfluß haben. Weiterhin behauptet die Theorie, daß die Angst sowohl die Schmerzempfindung als auch den Blutdruck verändern kann, daß der Blutdruck wiederum an sich keinen Einfluß auf das Schmerzempfinden hat und umgekehrt.

Die Theorie in Abbildung 2-4 macht allerdings **keine** Aussage darüber, **wie** eine Veränderung von Schmerz und/oder Angst sich auswirkt, ob sie Schmerz und Angst verstärkt oder abschwächt. Um darzustellen, welche Art von Beziehung besteht, ist es nötig, ein Qualitätsmerkmal hinzuzufügen. Dies zeigt Abbildung 2-5.

Struktur von Theorien

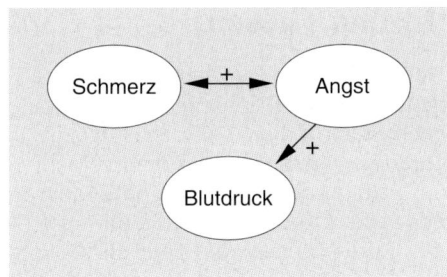

Abb. 2-5 Praktisches Beispiel der Struktur einer Theorie mit Qualitätsmerkmal.

Diese Beschreibung paßt nicht für alle Theoriearten. Sie trifft vor allem für Theorien mit einer „traditionellen", naturwissenschaftlichen Struktur zu. Es gibt jedoch auch andere Strukturen. So behauptet z.B. J. Wetlesen, daß sich **Praxistheorien** vor allem an **Vorbildern** orientieren, die aufzeigen, wie mit wesentlichen Situationen umzugehen ist und dabei auf die bestehende Praxis Bezug nehmen. Diese Theorien sind wesentlich schwieriger in Form von Diagrammen darzustellen, auch wenn dies zum Teil durchaus möglich ist. Praxistheorien können auch die Struktur von Regeln, Vorschriften oder Richtlinien haben, die Normen oder Normbedingungen beschreiben. Normen sagen aus, was unter bestimmten Gegebenheiten zu tun ist. Die Handlungen werden in einen Zusammenhang gestellt, der klarstellt, auf welche Gegebenheiten Rücksicht zu nehmen ist, wenn die Normen erfüllt sein sollen. Diese Art von Theorien entsprechen eher den sog. **Begründungstheorien** als den naturwissenschaftlich orientierten prädiktiven Theorien. Die Begründungstheorien bestehen aus einer Argumentationsreihe, die zum einen deren Voraussetzungen klarstellt, und darüber hinaus aus Argumenten, die dann eine oder mehrere mögliche und akzeptable Schlußfolgerung(en) herbeiführen (Wetlesen, 1988). Eine mögliche Struktur für diese Art von Theorien schlägt U. J. Jensen (1988) vor:

- Grundlegende Werte (Vorbilder).
- Typische Vorgehensweisen (Handlungsmuster, Prozesse).
- Aktuelle Gegebenheiten (Rahmenbedingungen der aktuellen Praxis).
- Angepaßte Handlungsmuster, die die ersten drei Punkte berücksichtigen.

Weltbild (philosophische Thesen)

Zu Anfang dieses Kapitels haben wir dargestellt, daß philosophische Thesen und Denkansätze auf Theorien im allgemeinen und auch auf Pflegetheorien einen wichtigen Einfluß haben. Die Thesen, die sich auf den Menschen an sich, auf die Natur und die Kultur beziehen, beeinflussen den Inhalt der Theorien. Auch die Auffassung von dem, was mit Wissen gemeint ist und wie das Wissen über die Wirklichkeit erweitert werden kann, hat eine große Bedeutung für die Theorieentwicklung.

Die verschiedenen Weltbilder lassen sich auf unterschiedlichste Weise beschreiben und kategorisieren. Wir haben hier eine kurze Übersicht verschiedener Denkrichtungen gegeben, die das Nachdenken über Pflege von 1950 bis heute beeinflußt haben. Die positivistische Tradition war sozusagen unangefochten im Mittelpunkt gestanden, stößt aber in den letzten Jahren zunehmend auf Kritik. Es wurden Vorschläge entwickelt, die dem philosophischen und inhaltlichen Charakter der Pflege näherkommen. Tabelle 2-1 gibt eine Übersicht über die derzeit wichtigen wissenschaftsphilosophischen Ansätze, die die Pflege beeinflußt haben bzw. noch beeinflussen. Literatur zur Vertiefung findet sich u.a. bei Fjelland und Gjengedal (1990) und K. Martinsen (1989).

Tab. 2-1 Übersicht über philosophische Traditionen, die die Theorieentwicklung der Krankenpflege geprägt haben.

Weltbild	Menschenbild	Wissenschaftsverständnis	Aufgabe der Wissenschaft (der Theorie)
Positivismus			
Die Welt = die Natur hat eine stabile Struktur, die unabhängig von der Perzeption des Menschen existiert: objektive Sicht	Der Mensch ist ein Teil der Natur und trägt die gleichen charakteristischen Züge.	Fakten über objektive, allgemeine Gesetze, die in formalen Theorien systematisiert werden	Die Strukturen der Wirklichkeit zu beschreiben und zu erklären. Sie kann Geschehnisse voraussagen und evtl. kontrollieren.
Phänomenologie/Hermeneutik			
Die Welt kann nicht direkt erlebt werden, sondern nur durch die Perzeption des Menschen: subjektive Sicht	Der Mensch unterscheidet sich in seinem Wesen von der Natur durch seine Fähigkeit, Sinn zu erleben. Sinn ist ein intersubjektives Phänomen und entwickelt sich im historischen und kulturellen Kontext.	Die Beschreibung und Interpretation der Erfahrungen der Individuen und des Sinnes, den sie mit diesen Erfahrungen verknüpfen	Sinn in seinem historisch-kulturellen Kontext zu beschreiben und zu interpretieren

Tab. 2-1 Fortsetzung

Weltbild	Menschenbild	Wissenschafts-verständnis	Aufgabe der Wissenschaft (der Theorie)
Kritischer Realismus			
Die Welt ist sowohl objektiv (die Natur) als auch subjektiv (die Kultur): OBJEKTIVE und SUBJEKTIVE Sicht	Der Mensch ist ein natürliches als auch ein kulturelles (Tradition) Wesen. Die Auffassung des Menschen von der Welt kann fehlerhaft sein, kann aber durch rationale Selbsthilfe wieder berichtigt werden.	Fakten über die Natur (objektive Fakten), Interpretation von (subj.) Meinungen und Entwicklung von Normen durch einen rationalen und freien Dialog	Die Natur objektiv zu beschreiben, subjektive Meinungen zu interpretieren und Ideologien zu kritisieren, die eine freie und rationelle Lebensentfaltung hemmen
Feministische Theorie			
Die Welt besteht aus Natur und Kultur. Die Kultur ist gekennzeichnet und geprägt von einer unterschiedlichen Machtverteilung zwischen den Geschlechtern. Die männlichen Auffassungen von Natur und Kultur dominieren in der westlichen Kultur, obwohl Männer und Frauen wesensbedingt unterschiedliche Erfahrungen einbringen: SUBJEKTIVE, politische Sicht	Männer und Frauen sind von Natur aus im Wesen unterschiedlich. Diese Unterschiede haben zu einem Ungleichgewicht geführt, in der Weise, daß Männer sowohl im Hinblick auf Natur und Kultur (sozial und ökonomisch) in der Rangfolge höher eingestuft werden. Die Unterschiede zwischen Frauen und Männern müssen, was ihre Bewertung anbelangt, wieder ausgeglichen werden.	Wissen(schaft) ist politisch (an Macht gebunden), subjektiv und kontextuell. Männer und Frauen haben unterschiedliches Wissen. Das Wissen von Frauen repräsentiert ein wichtiges und wertvolles Bild.	Das Wissen von Frauen zu beschreiben und zu interpretieren, männerdominierte und rassistische Strukturen zu kritisieren. Zu einer Befreiung der Frau und weiblicher Perspektiven beizutragen

Eine oder viele Theorien?

Ein weiteres in den 60er und 70er Jahren heftig diskutiertes Thema in der Pflege war die Frage, ob es besser eine oder mehrere Theorien geben solle. Ein Argument für eine Theorie war, daß dies die Entwicklung innerhalb der Pflege fördern würde, da dann Pflegeforschung und Theorieentwicklung auf ein gemeinsames Ziel hinarbeiten, das auf einem einheitlichen Verständnis für das Fach beruht. Des weiteren würde so die Mobilität und die Kommunikation zwischen den unterschiedlichen Gruppen von Pflegenden auf nationaler und internationaler Ebene gefördert werden, und dies wiederum könnte dazu beitragen, die Pflege zu einer etablierten Profession zu machen. Das letzte Argument, daß eine Profession **ein** akzeptiertes Paradigma haben müsse, wird inzwischen bezweifelt (Kuhn, 1962).

2 Was ist eine Pflegetheorie?

Die Gegenseite argumentierte, daß es **unmöglich** sei, sich auf **eine** Theorie zu beschränken, und zwar aus folgenden Gründen:
- Es existierten bereits mehrere durchaus vielversprechende Theorien.
- Es ist nicht möglich, sich auf eine Theorie auf Kosten der anderen zu einigen.
- Es gibt keine Institution, die mit der Kompetenz ausgestattet ist, zu entscheiden, welche der Theorien gültig sein soll und wie sie durchgesetzt werden kann.
- Keine der vorhandenen Theorien zeichnet sich als relevanter für die Pflege ab als die anderen.
- Keine der bekannten Theorien kann alle Fachbereiche der Pflege gleichermaßen gut abdecken.
- Legt man sich jetzt auf eine Theorie fest, so ist das eine Begrenzung der Perspektive und andere vielversprechende Theorien werden nicht weiterentwickelt.

Die Diskussion zeigt, daß sich mehr und auch schwerwiegendere Argumente für eine Vielfalt von Theorien finden lassen. Ob eine Theorie sich langfristig durchsetzt, hängt in erster Linie davon ab, ob sie anwendbar in Forschung, Lehre und Praxis ist (Stevens, 1985). Die Diskussion ist insofern abgeschlossen, als inzwischen Einigkeit darüber besteht, daß **eine** Theorie für die Krankenpflege **weder möglich noch wünschenswert** ist (Meleis, 1991; Rihl und Roy, 1980; Stevens, 1979, 1985).

Methoden zur Theorieentwicklung

Auch die Methodendiskussion stellt ein wichtiges Thema in der Theoriedebatte dar und kann von verschiedenen Aspekten her gesehen werden. Zwei Annäherungsweisen sind in diesem Zusammenhang von Bedeutung: zum einen die **deduktive**, zum anderen die **induktive Methode**.

Erstere wählt bestimmte Voraussetzungen und Vorgaben, z.B. innerhalb oder außerhalb der Pflege vorhandene Theorien, und leitet von diesen mit Hilfe logischer Überlegungen bestimmte Schlüsse ab. Die induktive Methode geht von Beobachtungen aus, analysiert diese, leitet daraus bestimmte Schlußfolgerungen ab und bildet daraus eine Theorie. Hat man die Beobachtungen auf einer breiten Basis angelegt, so lassen sich die Ergebnisse durchaus verallgemeinern (Barnum, 1990).

Beide Methoden können sowohl zu normativen als auch zu beschreibenden Theorien führen (Barnum, 1990). Verwendet man z.B. eine bestehende Theorie, die die Wirklichkeit im allgemeinen beschreibt[4], so kann man deduktiv eine Theorie ableiten, die einen bestimmten Ausschnitt dieser Wirklichkeit exakt widerspiegelt. Ein Beispiel dafür könnte sein, daß man auf der Basis einer allgemeinen pädagogischen Theorie ein Konzept zur Anleitung von Patienten entwickelt. Auf die gleiche Weise lassen sich auch normative Theorien („Soll-Theorien") entwickeln.

Die induktive Methode kann zu einer normativen Theorie führen, wenn die reflektierten Beobachtungen ausgebildeter und kompetenter „Experten" zugrunde gelegt werden und diese zu einer Norm für jegliche Praxis erhoben werden. Sie kann zu einer beschreibenden Theorie führen, wenn sie das, was die Praxis zeigt, einfach beschreibt.

Ein weiterer wichtiger Diskussionspunkt war die Frage, ob es möglich ist, eine Theorie zu entwickeln, indem man **systematisch** einer bestimmten Methode folgt, oder ob Theorieentwicklung eine **intuitive, kreative** Kunst ist, die auf spontaner Einsicht beruht und sich aus diesem Grund auch nicht durch eine bestimmte Methode oder ein „Rezept" erlernen läßt.

Inzwischen existieren viele „Rezepte" (Chinn und Jacobs, 1983; Newman, 1979; Walker und Avant, 1988). B. S. Barnum gehört zu den Vertretern der anderen Seite. Sie meint, die meisten „Rezepte" seien Beispiele für eine Theorieentwicklung nach rein logistischer Vorgehensweise, d.h., daß sie Einzelthemen zu einem größeren System zusammenfassen. Barnum betont, daß es auch viele andere Methoden gibt, die für die Theorieentwicklung geeignet sind. Sie setzt sich auch dafür ein, die Theorieentwicklung als einen einzigartigen, kreativen und in einigen Fällen auch genialen Prozeß anzusehen, das systematische Arbeiten hingegen eher für die Evaluation und Weiterentwicklung von Theorien einzusetzen (Barnum, 1990).

Inhalt von Pflegetheorien

Der Inhalt von Pflegetheorien kann durch vier Dimensionen beschrieben werden, nämlich die Bereiche Verantwortung, Methode(n), Ziel und Kontext[5]. Um ein Gefühl dafür zu bekommen, was Krankenpflege für die verschiedenen Autoren beinhaltet, ist es sinnvoll, sich diese vier Bereiche etwas näher anzusehen.

Verantwortungsbereich von Pflege

Er umfaßt den Menschen (Patienten), seine Umgebung, die Beziehung zwischen dem Patienten und seiner Umgebung und die Interaktion zwischen Pflegendem und Patient.

Der Mensch

Die meisten Theorien sehen den Menschen im Zentrum der Verantwortlichkeit von Pflege. Sie unterscheiden dabei zwischen dem Menschen an sich und dem Klienten oder Patienten, womit Menschen gemeint sind, die pflegebedürftig sind. Es gibt nur sehr wenige Theorien, die behaupten, daß alle Menschen zu jeder Zeit Krankenpflege brauchen; sie geben eher eine Antwort auf die Frage, **wann** ein Mensch zum Patienten oder Klienten wird, d.h. wann er Pflege benötigt. Die Antwort auf diese Frage beschreibt demnach das Verantwortungsgebiet von Krankenpflege. Mit anderen Worten: Ein Mensch kann dann als pflegebedürftig bezeichnet werden, wenn er bestimmte Defizite erlebt. Diese Defizite liegen entweder in ihm selbst, in seiner Umgebung, in der Beziehung zwischen ihm und seiner Umgebung oder in der Beziehung zwischen ihm und einer Pflegeperson. In den Fällen, in denen es um den Menschen selbst geht, lassen sich demnach folgende mögliche **Definitionen des Verantwortungsbereichs von Krankenpflege** beschreiben:

- Die Bedürfnisse des Menschen im physischen, psychischen, geistig-seelischen und spirituellen Bereich.
- Die Probleme des Menschen (oft begrenzt auf Gesundheits-, Entwicklungs-, Altersprobleme und Krankheitsursachen).
- Die Erlebensweise des Menschen von Krankheit, Gesundheit, Lebenskrisen, wie z.B. Leid, Angst, Schmerzen, Angst, Depression und Einsamkeit.
- Die Einschränkungen des Menschen in bezug auf Alltagsaufgaben, soziale Aufgaben usw.
- Die fehlenden Ressourcen des Menschen in bezug auf eigene Fähigkeiten, Wissen, Fertigkeiten, Motivation, psychosoziales Netzwerk, Selbstbild oder auch die unwirtschaftliche Nutzung eigener Ressourcen.
- Das Bedürfnis des Menschen nach menschlicher Gemeinschaft.
- Die Ganzheitlichkeit des Menschen (sie kann als eine **unteilbare** Ganzheit definiert sein. Viel geläufiger und gebräuchlicher ist aber ein Verständnis von Ganzheit als einer Einheit aus physischen, psychischen, sozialen, spirituellen und kulturellen Bedürfnissen).

Umgebung

In den Fällen, wo der Verantwortungsbereich der Krankenpflege in der Umgebung des Menschen gesucht wird, wird **Umgebung** oft wie folgt **definiert**:

- Physische Streßfaktoren, die die Funktionen des Menschen, seinen Gesundheitszustand und seine Entwicklung beeinträchtigen können.
- Psychische Streßfaktoren, die die Funktionen des Menschen, seinen Gesundheitszustand und seine Entwicklung beeinträchtigen können.
- Ungünstige Familienverhältnisse oder andere problematische soziale Verhältnisse

Diese Aspekte sind vor allem in der psychiatrischen Krankenpflege relevant, in Arbeitsbereichen zur Gesundheitsförderung und -vorsorge und bei der Arbeit mit Patienten, die körperlich oder geistig behindert oder eingeschränkt sind.

Verhältnis zwischen dem Patienten und seiner Umgebung

Auch hier kann der Verantwortungsbereich der Pflege liegen. Martha Rogers (1971) geht beispielsweise davon aus, daß der Mensch und seine Umgebung als eine untrennbare Einheit existieren und daß der Fokus der Krankenpflege auf dieser Einheit liegt. In dieser etwas ungewöhnlichen Sichtweise sieht sie die Aufgabe der Pflege darin, eine gesundheitsfördernde Funktion zu übernehmen, indem sie einen zwischen dem Menschen und seiner Umgebung stattfindenden synchronen, multidimensionalen und sich wechselseitig beeinflussenden Entwicklungsprozeß unterstützt.

Interaktion zwischen Patient und Pflegendem

Es ist denkbar, den Verantwortungsbereich der Pflege auch im Beziehungsprozeß zwischen Patient und Pflegeperson zu sehen. Die Ausgangsthese ist, daß das Wichtigste, was in der Krankenpflege geschieht, die Beziehung zwischen Pflegendem und Patient ist. Die Qualität dieser Beziehung entscheidet über den Erfolg der Pflege. Vertreter dieser Sichtweise sind z.B. I. King (1971), I. J. Orlando (1962) und J. Travelbee (1971).

Methoden der Krankenpflege

Pflegetheorien beschreiben oft unterschiedliche Methoden oder Möglichkeiten, die Pflegekräfte nützen können, um zu ihrem Ziel zu gelangen (Stevens, 1984; Barnum, 1990). Es kann sich hier um intellektuelle, aber auch um praktische oder technische Methoden handeln.

Die Methoden aus der Praxis der Krankenpflege werden teilweise als **technische**, teilweise als **kommunikative** Methoden beschrieben. Technische Methoden sind die konkreten Aufgaben der Pflegenden. Sie betreffen sowohl die rein pflegerische (Essen eingeben, Körperpflege usw.) als auch die pflegetechnische Seite (Injektionen, Verbandwechsel, Katheter legen usw.)

Unter den kommunikativen Methoden werden die „expressiven" Funktionen der Pflege zusammengefaßt. Dazu zählen zum einen die zwischenmenschlichen Interaktionsprozesse (Orlando, 1961; Travelbee, 1971), zum anderen aber auch Kommunikations- und Interaktionstheorien.

Barnum (1990) hat noch eine weitere Kategorisierung von Methoden versucht. Sie hat – aufbauend auf verschiedenen Pflegetheorien – folgende Aufgaben definiert:

- Intervention, um ein Problem oder einen Mangel zu beheben.
- Erhaltung der Energie/der Ressourcen eines Patienten.
- Ersatz von fehlenden Ressourcen.
- Unterstützung des gegenwärtigen Zustands des Patienten.
- Verbesserung des Zustands oder der Situation des Patienten.

Diese Skala Barnums läßt sich um zwei Aspekte erweitern:
- Interaktion mit dem Patienten, um ein gemeinsam definiertes Ziel zu erreichen.
- Metaphysische Koexistenz (existentiell oder geistig) mit dem Patienten zu gemeinsamem Wachstum und sich gegenseitig fördernder Entwicklung.

Ziel der Pflege

Die Pflegetheorien unterscheiden sich auch im Hinblick auf das, was sie als Ziel der Pflege ansehen. Sehr oft wird das Ziel mit dem Begriff Gesundheit definiert: Es ist **oberstes Ziel, den Gesundheitszustand zu verbessern**. Auch wenn die Definition dessen, was mit Gesundheit gemeint ist, sehr unterschiedlich ist, so haben doch viele Pflegende eine Vorstellung von dem, was Gesundheit ist und wie die Krankenpflege diese fördern kann.

Bei einer Durchsicht der unterschiedlichen Pflegetheorien zeichnen sich folgende Beschreibungen ab, was **Ziel** oder **Intention von Pflege** sein kann:

- Behandeln oder heilen.
- Probleme lösen (und zwar entweder das, was die Pflegekraft oder das, was der Patient als Problem bezeichnet).
- Die Bedürfnisse des Patienten stillen.
- Eine nahe zwischenmenschliche Beziehung zum Patienten aufbauen.
- Schmerzen lindern.
- Dem Patienten helfen, eine neue Situation zu bewältigen.
- Dem Patienten in einer schwierigen Situation unterstützen.
- Dem Patienten helfen, Funktionen wiederzuerlangen.
- Dem Patienten helfen, Leid zu ertragen.
- Dem Patienten helfen, Sinn im Dasein zu finden (oder auch in einem Leid, einer Krankheit, die der Patient erlebt).
- Dafür zu sorgen, daß der Patient das Behandlungskonzept einhält.

Einige dieser Punkte sind miteinander vereinbar und ergänzen sich. Sie können deshalb auch in einer Theorie zusammengefaßt sein. Andere wiederum lassen sich logischerweise nicht in ein und derselben Theorie beschreiben.

Kontext der Krankenpflege

Dieser Begriff ist eng verknüpft mit dem Begriff „Umgebung" aus der Metaebene. Er wird oft in den Pflegetheorien nicht explizit erwähnt. Allerdings läßt sich aus dem jeweiligen Sinnzusammenhang durchaus ein Verständnis dafür entwickeln, was die Autoren mit dem Begriff meinen. Er kann auf unterschiedliche Weise verstanden werden; so zum einen im Hinblick auf **die Anbindung von Krankenpflege an eine Institution**. Begreift die Theorie Krankenpflege als etwas, das in einem Akutkrankenhaus, in einem Pflegeheim, im ambulanten, somatischen oder psychiatrischen Bereich oder in einer Institution für psychisch Behinderte geschieht? Befaßt sich eine Theorie ausschließlich mit Pflegesituationen aus dem Akutbereich oder umschreibt sie aktuelle Themen und Begriffe mit Hilfe von Patienten mit organischen Krankheitssymptomen?

Ein anderes Verständnis von Kontext richtet sich auf die **Tiefe eines Problems** und darauf, ob und in welchem Ausmaß eine Situation oder ein Problem akut oder chronisch ist. So meinen einige Theorien, daß Krankenpflege vor allem in akuten Situationen wichtig ist, andere wiederum halten Pflege vor allem für Menschen mit chronischen Problemen für wesentlich. Eine weitere Gruppe sieht das Aufgabenfeld dort, wo Menschen nicht mehr in der Lage sind, Gesundheit oder Unabhängigkeit wiederzuerlangen, und noch andere wiederum dort, wo Probleme nicht mehr mit Hilfe des sozialen Netzwerks des Patienten gelöst werden können.

Der Kontext, in dem die Krankenpflege steht, läßt sich auch aus einer **sozialwirtschaftlichen** Perspektive heraus definieren. So kann sie einerseits als ein privat zu organisierender Dienst verstanden werden, andererseits als ein Dienstleistungsbereich, der innerhalb des Gesundheitswesens eine wichtige staatliche Aufgabe übernimmt. Einige jüngere Theorien greifen diesen wirtschaftlichen oder politischen Aspekt auf und schreiben der Krankenpflege eine **„befreiende" Aufgabe** zu: Ihre wichtigste Aufgabe sei es, Patienten (und Pflegende) aus „Unterdrückung" und Abhängigkeit zu befreien.

B Das kann z.B. geschehen, indem den Patienten Kenntnisse, die früher nur Experten vorbehalten waren, zugänglich gemacht werden oder indem sie darin unterstützt werden, über ihr Schicksal, ihr Leben eigenständig zu bestimmen (Moccia, 1985).

Ein letzter möglicher Gesichtspunkt ist, die Krankenpflege in einen **ideologischen** Zusammenhang zu stellen, was z.B. dann geschieht, wenn sie als ein Teil eines diakonischen Dienstes verstanden wird.

Was soll in diesem Buch als Pflegetheorie gelten?

Ziel dieses Buches ist es, Pflegetheorien aus einer praktisch-theoretischen Perspektive heraus zu analysieren und zu evaluieren, d.h die Relevanz der Theorien für die Krankenpflegepraxis soll deutlich gemacht werden.

Auf dem Hintergrund dieser Zielsetzung möchte **ich Pflegetheorie definieren als eine Beschreibung dessen, was Krankenpflege ist (oder sein sollte), entweder ganz allgemein oder in einem abgegrenzten Teilgebiet.**

Diese **offene Definition** umfaßt sowohl das, was traditionell von den betreffenden Autorinnen selbst als Pflegetheorie oder Modell definiert wurde als auch Untersuchungen, die ganz allgemein den Versuch machen, Pflege zu beschreiben. Sie beinhaltet sowohl umfassende und abstrakte als auch sehr konkrete, abgegrenzte Arbeiten. Die **Haltung**, die diesem Buch **zugrunde liegt**, ist die, daß **unterschiedliche Theorien** in der Krankenpflege **nötig** sind, zum einen, weil sie sich mit dem Menschen befaßt, der gleichzeitig ein Natur-, ein geistiges und ein soziales Wesen ist, und weil die Pflege Theorie auf unterschiedlichem Niveau braucht. Vor der Wahl der Theorie sollte eruiert werden, ob sie das Phänomen oder Problem aufgreift, das man beschreiben oder erläutert haben möchte, und in welchem Bereich sie genützt werden soll (z.B. in der Forschung oder in der Praxis). Die Entscheidung sollte von den Antworten auf diese Fragen abhängig gemacht werden. Inhalt, Ziel und Theorieart müssen in sich stimmig sein.

Wichtigstes Bewertungskriterium ist also nicht die Form, sondern die **Frage, ob die Theorie Krankenpflege** (Ist- oder Sollzustand) – ganz allgemein oder ein bestimmtes Teilgebiet herausgreifend – **beschreibt.** Von dieser offenen und weitgreifenden Definition leitet sich ab, daß eine Analyse von Pflegetheorien die Theorie selbst zum Ausgangspunkt nehmen muß und daß es ungünstig ist, eigene Erwartungen an Struktur und Inhalt einer Theorie in den Vordergrund zu stellen und eine bestimmte Erwartungshaltung, wie eine Pflegetheorie auszusehen habe, mitzubringen.

Hauptaufgabe des Lesers wird sein, sich unvoreingenommen in das einzufühlen, was die Autorin ausdrückt, und herauszufinden, welche Konsequenzen ihre Gedanken für die Praxis, d.h. für den Patienten, haben.

2 Was ist eine Pflegetheorie?

Anmerkungen

[1] Der Begriff „Modell" wird in der Regel für ausgereifte, übergeordnete Beschreibungen dessen verwendet, was mit Krankenpflege gemeint ist. Beispiele hier sind die Modelle Orems, Roys und Rogers. Mit „theoretischer Bezugsrahmen" sind auch übergeordnete, allerdings bei weitem nicht so formalisierte und entwickelte Theorien gemeint. Viele Krankenpflegakademien haben eigene theoretische Bezugsrahmen erarbeitet und dabei unterschiedliche Aspekte aus unterschiedlichen bestehenden Modellen oder Theorien integriert.

[2] In Abhängigkeit von der eigenen wissenschaftsphilosophischen Perspektive kann es auch angebracht sein, zwischen den Begriffen Phänomen und Noumenon zu unterscheiden. Phänomen bezieht sich dann auf die subjektive Sichtweise der Dinge (wie wir sie erleben und erfahren), während Noumenon die Dinge an sich unabhängig von unserer sinnlichen Wahrnehmung beschreibt (Roche, 1973, hier aus Cohen, 1987).

[3] Das erwähnte Beispiel wurde konstruiert, um die mögliche Struktur einer Theorie deutlich zu machen, es stellt keine tatsächlich vorhandene Theorie über den Zusammenhang zwischen Angst, Blutdruck und Schmerz vor.

[4] Wir setzen in diesem Zusammenhang voraus, daß diese Vorgehensweise möglich ist.

[5] Zu Beginn dieses Kapitels wurden die Begriffe der Metaparadigmenebene in der Krankenpflege erwähnt. Es herrscht derzeit breite Einigkeit darüber, daß die Begriffe Mensch, Krankenpflege, Umgebung und Gesundheit als übergeordnete Kategorien anzusehen sind, die grob Gegenstand und Inhalt von Krankenpflege umschreiben. Der vorliegenden Analyse liegt ein etwas anderes Schema zugrunde, dessen Ziel es ist, eher darzustellen, womit die Krankenpflege arbeitet, wie sie arbeitet, was ihr Ziel ist und auf welche Rahmenbedingungen sie Rücksicht nehmen muß, d.h. darzustellen, welche Beziehungen zwischen den vier Bereichen der Metaparadigmenebene bestehen.

Versucht man eine Integration dieser beiden Systeme, so entspricht der Metabegriff Gesundheit am ehesten dem Ziel von Pflege. Der Begriff Kontext entspricht am ehesten der Umgebung, Krankenpflege umfaßt Methode, und der Verantwortungsbereich läßt sich im Metabegriff Mensch, aber auch in der Beziehung zwischen Mensch und Krankenpflege, im Verhältnis zwischen Mensch und Umgebung oder in der Umgebung selbst darstellen.

3 Analyse von Pflegetheorien

Im zweiten Kapitel wurden Pflegetheorien diskutiert und verschiedene Ansätze einer Definition vorgestellt. Abschließend wurde die für dieses Buch gültige Definition zusammengefaßt: Pflegetheorie ist eine Beschreibung dessen, was Krankenpflege ist oder sein soll, ganz allgemein oder auf ein begrenztes Gebiet bezogen. Dieses Kapitel nun möchte den **Sinn von Analyse** und **Evaluation** von Pflegetheorie **deutlich machen** und ein **Werkzeug vorstellen**, mit dessen Hilfe diese Aufgabe gelingen kann.

Warum sollten Pflegetheorien analysiert und evaluiert werden?

Dafür gibt es viele Gründe, von denen wir einige im folgenden näher erläutern möchten. Einer der Gründe ist, aufzudecken, **was eine Theorie** eigentlich **sagen will**. Die wenigsten Theorien sind mit der Absicht entwickelt und geschrieben worden, eine Antwort auf eine spezielle, analytische Fragestellung zu geben. Im Gegenteil, sehr oft sind sie aus der inneren Logik entwickelt, die die Verfasserin in dem Material erkennt, das sie zu systematisieren oder darzustellen versucht. Die Theorie ist von der Denk- und Schreibweise der Autorin und ihrer Absicht geprägt, dem Leser die wichtigsten Ideen so klar wie möglich zu vermitteln. Das bringt mit sich, daß sie die Ideen, Fragestellungen und Phänomene beschreibt, die sie für wichtig hält. Notwendigerweise sind diese aber nicht identisch mit allgemeinen und auch in anderen Theorien diskutierten Fragestellungen. So werden einzelne Themen in Theorien, die sich noch in einer Entwicklungsphase befinden, kaum erwähnt. In anderen Theorien können Themen und Phänomene auch schlicht weggelassen sein, weil sie die Autorin für sich nicht als wesentlich erachtet und ihr Denkansatz sich von dem des Lesers unterscheidet.

Ein weiterer wesentlicher Aspekt bei Analyse und Evaluation von Theorien ist, ihre **Gültigkeit** zu **überprüfen**. Dies bezieht sich zum einen auf die Voraussetzungen, die der Verfasser definiert, zum anderen auf die des Lesers. Das heißt, eine Theorie sollte dahingehend überprüft werden, ob sie den Voraussetzungen, die der Verfasser bzw. der Leser als gegeben ansieht, standhält.

Ein dritter wichtiger Grund für die systematische Analyse einer Theorie ist, daß anhand gleicher Kriterien **unterschiedliche Theorien miteinander verglichen werden** können und es dadurch leichter wird, zu erkennen, welche Antworten die verschiedenen Theorien auf gleiche Fragestellungen geben. So wird auch eine Wahl zwischen den Theorien erleichtert, und die Wahl läßt sich darüber hinaus besser und sachlicher begründen.

An dieser Stelle ist es sinnvoll, darauf hinzuweisen, daß Analyse und Evaluation keine rein rationalen Vorgänge sind, vielmehr sind sowohl kognitive als auch affektive Faktoren beteiligt (Meleis, 1991). In diesem Buch werden **Analyse und Evaluation auf eine objektive Grundlage** gestellt, d.h. mit Hilfe festgelegter Kriterien vorgenommen. Natürlich steht es jedem frei zu wählen, nach welchen Kriterien er seine Analyse vornehmen will. Diese sollten jedoch nach einer Entscheidung auch systematisch angewandt werden. Das bedeutet nicht, daß eine affektive Bewertung nicht in die Überlegung, ob man eine Theorie anwenden will, einfließen sollte. Es ist wichtig, affektive Aspekte nicht zu umgehen, und sogar wünschenswert, diese miteinzubeziehen. Der Leser sollte sich jedoch darüber im klaren sein, auf welche Weise objektive und subjektive Aspekte seine Entscheidung beeinflussen. Das eigene Wertesystem, Thesen über die Welt im allgemeinen und die Krankenpflege im besonderen, Menschenbild, Erfahrungen, Erwartungen usw. sind Beispiele für die subjektiven Aspekte, die für jeden Menschen sehr unterschiedliche Bedeutung haben können. In bezug auf diese Fragen ist es nicht möglich, auf Fakten zu verweisen, um Einigkeit in den Auffassungen zu erzielen. Vielmehr spielt die Deutung von Fakten und die Entscheidung darüber, **welche** Fakten für den einzelnen von Bedeutung sind, eine wichtige Rolle. Darüber hinaus ist auch die Beziehung des Lesers zum Verfasser wesentlich. Soll eine Evaluation sachlich haltbar sein, so ist es wichtig, daß der Leser nicht nur ein objektives, methodisches Instrument entwickelt, sondern daß er auch reflektiert, inwieweit seine Ergebnisse von subjektiven Kriterien beeinflußt sind.

> Zusammenfassung: Ziel der Analyse und Evaluation von Theorien ist es, zu beschreiben, **was** die Theorie aussagt, welche **Konsequenzen** diese Aussage für die Pflegepraxis hat und unterschiedliche Theorien auf eine sachliche Weise miteinander zu **vergleichen** und zu **bewerten**.

Wie können Pflegetheorien analysiert und evaluiert werden?

Es gibt hierfür keine festen Regeln oder Kriterien, die befolgt werden müssen. In der Pflegeliteratur finden sich verschiedene Modelle dafür, wie sich Theorien analysieren oder evaluieren lassen. Einige dieser Modelle sind sehr detailliert und ausführlich, andere begnügen sich mit wenigen Kriterien. Besonders bezüglich der Evaluation herrscht Uneinigkeit. **Welche** Kriterien der Leser auswählt, hängt zum einen von seiner Absicht ab, zum anderen von seinem persönlichen Stil. So wählen die, denen Details und Gründlichkeit wichtig sind, eher Analysemodelle mit ausführlichen, vielfältigen Kriterien als die, die Wert auf Knappheit und Dichte legen. Des weiteren betonen einige Autorinnen die praktische Relevanz von Theorien, während andere eher strukturelle und für die Forschung relevante Charakteristika in den Vordergrund stellen.

Um einen Einblick in die Variationsbreite der verschiedenen Analyse- und Evaluationsmodelle zu bekommen, lohnt es sich, einen kurzen Blick auf einige Beispiele zu werfen. Eine sehr kurze Kriterienliste mit klarem sozialem und praktischem Fokus hat D. E. Johnson (1974) erstellt. Sie betont, wie wichtig es ist, daß die Idee einer Theorie mit den Zielen übereinstimmt, die die Gesellschaft der Krankenpflege übertragen hat. Drei Kriterien bezeichnet sie in dieser Hinsicht als wichtig:
1. Soziale Kongruenz
2. Praktische Verwertbarkeit
3. Bedeutung des Themengebietes

Johnson unterstreicht, daß es für eine Theorie wichtig ist, dazu beizutragen, daß die Krankenpflege den Erwartungen genügt, die die Gesellschaft an sie und alle in diesem Beruf Tätigen hat, daß sie wichtige Problemstellungen des Fachbereiches löst und daß sie sich in der Praxis anwenden läßt.

Johnsons Modell beinhaltet allerdings keine gesellschaftskritische Auseinandersetzung, in der die Zielsetzung der Theorie und die ihr von seiten der Gesellschaft zugeteilte Aufgabe einander gegenübergestellt werden. In einer kritischeren Annäherung wären auch Fragen nach Wertesystem, Normen, Prioritäten usw. von Bedeutung.

Beispiele für eine kritischere, in Richtung Philosophie tendierende, analytische Annäherung finden sich bei Alvsvåg (1985) und Martinsen (1975). Beide sind der Meinung, daß eine Theorie in erster Linie die Frage nach der grundlegenden Idee von Krankenpflege beantworten muß. Diese Idee ist ihrer Meinung nach die „bedingungslose" Fürsorge – bedingungslos in der Weise, daß sie nicht an Fortschritte oder andere Ergebnisse beim Patienten geknüpft ist. Kann die Theorie diese Fragestellung nicht beantworten, so ist sie als irrelevant und nicht haltbar zu verwerfen, unbesehen davon, ob sie das Wertesystem und die Erwartungen der Gesellschaft widerspiegelt. Hauptaufgabe der Pflegetheorie ist in dieser Sichtweise nicht, den Pflegenden ein Instrument an die Hand zu geben, mit dessen Hilfe sie die zu jeder Zeit vorhandenen Erwartungen der Gesellschaft erfüllen können, sondern Krankenpflege als Frauen- und Fürsorgeberuf darzustellen und vor diesem Hintergrund die Erwartungen der Gesellschaft zu beeinflussen.

Das **Modell dieses Buches** stellt eine **Synthese** aus **mehreren** bereits **existierenden Modellen** dar. Besonderen Einfluß hatten hier B. S. Barnum (1984, 1990), aber auch A. I. Meleis (1985, 1991) und Literatur älteren Datums (Diers, 1968; Ellis, 1968). Das Modell ist verhältnismäßig umfassend und besteht aus **zwei Teilen**, der **Theorieanalyse** und der **Evaluation**. Es ist wichtig, diese beiden Aspekte zu unterscheiden, da sie eine unterschiedliche Absicht verfolgen. Bei der Evaluation werden Wert und Brauchbarkeit überprüft und zwar sowohl im Hinblick auf die Voraussetzungen, von denen der Verfasser ausgeht, als auch im Hinblick auf die Voraussetzungen und den Nutzen, die für den Leser als wesentlich erscheinen. Die Evaluation muß auf eine solide und sachliche Grundlage gestellt werden, die sich wiederum durch eine gründliche und durchdachte Analyse ergibt.

Teil I: Analyse von Pflegetheorien

Tabelle 3-1 faßt Fragen zusammen, die bei einer Evaluation hilfreich sein können. Jede der Fragen wird zu einem späteren Zeitpunkt näher erläutert.

Tab. 3-1 Analyse und Evaluation von Pflegetheorien.

Analyse:

Zusammenfassung der Hauptkomponenten der Theorie
1   Was sind die wichtigsten Elemente?
2   Wie sieht die Beziehung zwischen diesen Elementen aus?

Aussagen der Theorie zur Krankenpflege
3   Wie definiert die Theorie den Gegenstandsbereich der Krankenpflege?
   a   Wer ist der Patient? (Welche Personen benötigen Pflege?)
   b   Welche Problembereiche hat die Krankenpflege zu lösen?
   c   Welche Aspekte aus der Umgebung des Patienten sind für die Pflege relevant?
   d   Was ist das übergeordnete Ziel der Pflege?
   e   Mit welchen Methoden arbeitet die Pflege?
   f   In welchem Kontext steht die Pflege?
4   Beschreibt die Theorie einen Ist- oder einen Sollzustand?
5   Wie lautet die Hauptthese der Theorie?

Das „Weltbild" der Theorie
6   Wie faßt der Verfasser die Wirklichkeit auf? (Welche Thesen und Wertsysteme liegen der Theorie zugrunde?)
7   Was ist der Hintergrund der Theorie?

Evaluation:

Theoretische Haltbarkeit
8   Sind die Darstellung und Definitionen klar und verständlich?
9   Ist die Theorie logisch aufgebaut?
10   Ist die gewählte Theorieart mit den Phänomenen vereinbar, die sie versucht darzustellen?

Praktische Brauchbarkeit
11   Reflektiert die Theorie die Wirklichkeit, wie sie der Leser auffaßt?
12   Ist die Theorie in der Praxis anwendbar?
13   Ist die Reichweite ausreichend?
14   Welche Pflegepraxis wird beschrieben und ist diese ethisch verantwortbar?
15   Macht die Theorie die Abgrenzung zu anderen Fachgebieten deutlich?

Zusammenfassung der Hauptkomponenten der Theorie

Es kann sinnvoll sein, sich Struktur und Inhalt der Theorie anzusehen, ohne dabei bestimmte Kriterien anzulegen, d.h. an die Theorie „offen" heranzugehen und sich so eine Übersicht zu verschaffen, wovon sie handelt. Es kann an dieser Stelle auch helfen, sich **mit eigenen Worten** eine Art **Zusammenfassung** zu erstellen.

1 Die wichtigsten Elemente der Theorie

Um ein Verständnis für eine Theorie zu entwickeln, scheint es sinnvoll, ihre **wichtigsten Elemente** (Ideen, Thesen, Behauptungen) zu **identifizieren** und diese **von den weniger wichtigen** und **nebensächlichen** zu **unterscheiden**. Das mag banal und unnötig erscheinen, es gibt jedoch einige Gründe für ein solches Vorgehen.

Zum einen gibt ein Verfasser nicht immer klar zu erkennen, welche der Phänomene ihm wesentlich erscheinen. Einige sind möglicherweise nicht oder nur indirekt beschrieben, andere nur teilweise und wieder andere auf unterschiedliche und z.T. unvereinbare Art und Weise.

Zum anderen kann folgendes geschehen: Ein Verfasser **behauptet**, ein bestimmtes Phänomen sei ein wichtiger Bestandteil seiner Theorie, was aber nicht bedeutet, daß es dies auch tatsächlich **ist**. Es gibt viele Beispiele dafür, daß ein Verfasser anfangs bemerkt, ein Phänomen sei wesentlich, es aber später vergißt auszuführen. Dies trifft insbesondere auf Ideen zu, die zu der Zeit, als die Theorie entwickelt wurde, „in" waren, aber mit den Elementen und Thesen der Theorie ansonsten nicht vereinbar sind.

B Beispiel hierfür ist die weit verbreitete Idee, daß der Patient in die Einschätzung seiner Situation und in die Entscheidung, welche Art von Krankenpflege er bekommen soll, miteinbezogen wird. Wenn aber die Theorie **nur** beschreibt, wie die **Pflegekraft** über den Patienten Daten sammeln kann, wie sie diese auswerten kann, wie sie so die Probleme und Bedürfnisse von Patienten erfassen und welche Maßnahmen sie ergreifen kann, so ist das Mitbestimmungsrecht des Patienten kein wesentlicher Bestandteil der Theorie, auch wenn der Verfasser dies behauptet.

Barnum (1990) beschreibt dies mit Gebrauch von Schlagwörtern und unterstreicht, wie wichtig es ist, die in ihnen enthaltenen Phänomene, die logischerweise einen Platz in der Theorie haben sollten, aufzudecken. Gleichzeitig aber macht Barnum deutlich, daß Schlagwörter in den meisten Theorien enthalten sind und zwar nicht mit der Absicht, den Leser bewußt hinters Licht zu führen. Zielsetzung der Analyse ist deshalb nicht herauszuarbeiten, ob und in welchem Ausmaß der „Leser hinters Licht" geführt wird, sondern wesentliche Ideen der Theorie von unwesentlichen und solchen, die sich nicht mit ihren Grundideen vereinbaren lassen, zu unterscheiden. Diese Art von konstruktiver Analyse kann dann zu einer Verbesserung und Weiterentwicklung einer Theorie beitragen. Wenn es darum geht, die Hauptelemente einer Theorie zu erkennen, kann es eine Hilfe sein, die Begriffe, die in einer Theorie enthalten sind und immer wiederkehren, zu notieren und ihre charakteristischen Merkmale zu klassifizieren.

2 Die Beziehung zwischen den Elementen

Zu einem tieferen Verständnis einer Theorie ist es wichtig, sich klar darüber zu werden, in welche Beziehung der Verfasser die Elemente zueinander setzt. Folgen die Begriffe aufeinander in einer bestimmten Abfolge oder gehören sie unterschiedlichen Bereichen an? Sind die Verbindungen zwischen den verschiedenen Begriffen klar erarbeitet? Sind einige der Verbindungen unklar, inkonsequent oder unvereinbar mit anderen Elementen in der Theorie? Dies alles sind Fragen, die helfen können zu verstehen, was die Theorie vermitteln will und die eventuelle Unklarheiten und Probleme aufdecken können. Die Antworten erleichtern das bessere Verständnis der Theorie. In diesem Zusammenhang kann es auch von Nutzen sein, ein Diagramm einer Theorie zu zeichnen, um so Verbindungslinien sichtbar zu machen. (Beispiele hierfür sind in den folgenden Kapiteln dargestellt.)

Aussagen der Theorie zur Krankenpflege

Nachdem man sich einen Überblick über den Inhalt der Theorie verschafft hat, läßt sich die Theorie anhand der in Tabelle 3-1 vorgestellten Kriterien weiter analysieren.

3 Wie definiert die Theorie den Gegenstandsbereich der Pflege?

Von einer Pflegetheorie kann man erwarten, daß sie die Phänomene oder Themen, die für die Pflege relevant sind, definiert und zwar für die Pflege im allgemeinen oder für ein begrenztes Teilgebiet. Aus diesem Grund ist es wichtig herauszufinden, wie die betreffende Theorie den Gegenstandsbereich der Krankenpflege definiert. Damit sind übergeordnete Phänomene gemeint, die das Fachgebiet der Pflege umfassen und zu denen Pflegekräfte notwendigerweise Stellung beziehen müssen. **Folgende Fragen** können bei der **Ermittlung des Aufgabengebietes der Pflege hilfreich** sein:

- „Was" ist ein „Patient"? (Welche Menschen brauchen Krankenpflege?)
- Für welche Problembereiche ist eine Pflegekraft verantwortlich?
- Welche Aspekte aus der Umgebung des Patienten sind für die Pflege relevant?
- Was ist das übergeordnete Ziel der Pflege?
- Mit welchen Methoden arbeitet die Krankenpflege?
- In welchem Kontext steht die Pflege?

Vermutlich und hoffentlich sind diese Fragen bereits – zumindest teilweise – durch die Beschreibung der Hauptelemente der Theorie beantwortet. Sollten die Antworten dort nicht enthalten sein, so ist es nötig, sie gesondert darzustellen. In einer Theorieanalyse ist es nicht nur wichtig, vorhandene Beschreibungen und Erklärungen zu untersuchen, sondern auch deutlich zu machen, welche Beschreibungen und Erklärungen fehlen.

Die Frage nach dem **Patienten** versucht herauszustellen, **was Menschen charakterisiert, die Pflege brauchen.** Sie ist eng verknüpft mit der Frage, in welchen (Problem)Bereichen Pflegekräfte Aufgaben und Verantwortung zu übernehmen haben. Wie im letzten Kapitel dargestellt, so kann der Verantwortungsbereich sehr unterschiedlich definiert werden.

Die Frage, wie die **Umgebung** des Patienten zu definieren ist, führt dazu, die spezifischen Faktoren, die aus der Umgebung des Patienten auf ihn Einfluß nehmen und die aus diesem Grund für die Krankenpflege von Bedeutung sind, klarzustellen. Dies wiederum ist zum einen abhängig von der Definition des Verantwortungsbereiches der Pflege und zum anderen davon, welche Methoden und Annäherungsweisen als relevant für die Pflege betrachtet werden.

Mit **Methoden** ist das gemeint, was der Pflegende tut, um seine Aufgaben zu erfüllen. Konkret bedeutet dies: Welche Pflegemaßnahmen schlägt die Theorie zur Problemlösung vor? Diese Frage läßt sich auf vielfältige Weise beantworten (s. auch Kapitel 2, „Methoden der Krankenpflege"). Besonders wichtig ist es in diesem Zusammenhang herauszufinden, in welchem Ausmaß die Theorie spezielle Richtlinien für die Aufgaben der Pflege vorstellt: Sind diese Richtlinien konkrete Handlungsanweisungen? Wenn nicht, gibt die Theorie Anhaltspunkte, wie diese Handlungsanweisungen zu erarbeiten sind?

Kontext meint den Zusammenhang, innerhalb dessen Krankenpflege ausgeübt wird. Auch wenn es grundsätzlich möglich ist, Krankenpflege so allgemein zu beschreiben, daß sehr viele verschiedene Zusammenhänge denkbar wären, so ist doch zu fragen, ob der Autor einer Theorie einen bestimmten Kontext vor Augen hatte. Es ist auch wichtig zu hinterfragen, ob die Definition von Pflege und der gewählte Kontext übereinstimmen.

Eine andere Annäherungsweise versucht die folgende Frage: Welche Voraussetzungen, welcher Kontext ist erforderlich, daß Krankenpflege auf die beschriebene Art und Weise erfolgen kann? In den meisten Theorien bleibt diese Frage unbeantwortet, es ist jedoch häufig möglich, die Sichtweise des Verfassers aus seinen Formulierungen herauszulesen.

Das übergreifende **Ziel** der Pflege beschreibt das, was man sich von Pflege erhofft, erwünscht oder von ihr erwartet. Geht man zurück zur Metaparadigmenebene, so wird deutlich, daß der Begriff **Gesundheit** in diesem Zusammenhang eine zentrale Rolle spielt: Ultimatives Ziel der Pflege scheint sehr oft ein besserer Gesundheitszustand des Patienten zu sein. Auch wenn Gesundheit sehr unterschiedlich definiert werden kann, so ist doch in vielen Pflegetheorien eine Idee von dem, was Gesundheit ist und wie die Pflege dazu beitragen kann, enthalten. Wie in Kapitel 2 erörtert, sind jedoch auch andere Ziele für die Pflege denkbar (s. Kapitel 2, „Ziel der Pflege"). Viele davon sind miteinander vereinbar, ergänzen sich gegenseitig und können deshalb in ein und derselben Theorie vorkommen. Für andere hingegen ist dies nicht möglich. Aus diesem Grund ist es wichtig, in einer Theorie ein Ziel herauszuarbeiten und – falls mehrere

Ziele formuliert sind – zu überprüfen, ob sie miteinander vereinbar sind und ob sie darüber hinaus mit den Aussagen, die mit den Aspekten Patient, Phänomen, Methode, Kontext gemacht wurden, harmonieren.

4 Beschreibt die Theorie einen Ist- oder einen Sollzustand?

Theorien beschreiben die Pflege entweder, wie sie sein sollte (normative Theorien), oder wie sie ist (Beschreibung der bestehenden Praxis; Barnum, 1990). Dabei machen die Verfasser nicht immer ihre Zielsetzung deutlich. Beschreibt eine Theorie einen Sollzustand, so kann dies für deren praktische Anwendung Probleme bedeuten, falls die Kluft zwischen dem beschriebenen Ideal und der Wirklichkeit sehr groß ist. Dies kann zu einem noch größeren Problem werden, wenn auch der Weg, der zu dem Idealzustand führen kann, nicht beschrieben ist. Eine entscheidende Aufgabe für den Leser liegt deshalb darin klarzustellen, ob die Theorie einen Ist- oder einen Sollzustand beschreibt und ob sie Möglichkeiten aufzeigt, wie der Sollzustand erreicht werden kann.

5 Wie lautet die Hauptthese der Theorie?

Eine weitere wichtige Frage, die man sich bei der Analyse einer Theorie stellen sollte, ist die nach der Hauptthese der Theorie. Was betrachtet die Verfasserin als die wichtigste zentrale Aussage? Was ist ihr Hauptanliegen? Wozu macht die Theorie vor allem Aussagen: Zum Thema Patient, zur Krankenpflege als solcher, zu Aspekten der Umgebung (physisch, psychisch, sozial), zur Interaktion zwischen Pflegendem und Patient oder zu anderen Themen? Es ist wichtig, diesen zentralen Punkt einer Theorie auszumachen, denn er wird erwartungsgemäß am ausführlichsten behandelt. Darüber hinaus ist es auch von Bedeutung, wichtigere von eher peripher behandelten Themen abzugrenzen. In den meisten Theorien werden der Patient oder die Pflege fokussiert, eventuell auch die Interaktion zwischen Pflegendem und Patient. Eher selten werden Umgebung oder Gesundheit zum Thema gemacht.

Ist die Hauptthese klar, so schließt sich die Frage an, ob ihr Inhalt mit den vorhergehenden Fragestellungen zu vereinbaren ist: Ist sie vereinbar mit den Hauptelementen der Theorie? Bekommt die Hauptthese die meiste Aufmerksamkeit und ist sie ausführlich beschrieben?

Das Weltbild der Theorie

Vor dem Hintergrund der Beschreibung der Hauptelemente der Theorie und der wichtigsten Aspekte der Krankenpflege ist es möglich, sich eine Vorstellung vom Weltbild der Autorin zu machen. Die Analyse wird nun etwas abstrakter.

6 Wie faßt der Autor die Wirklichkeit auf?

Um zu erkennen, welches Weltbild der Verfasser in seiner Theorie vertritt, ist es wichtig, die der Theorie zugrundeliegenden Thesen über die Wirklichkeit und ihr Wertesystem zu erkennen. Gemeint sind damit die Voraussetzungen, auf die der Autor seine Theorie gründet und die er als gegeben oder wahr ansieht. Die Auseinandersetzung damit steht in der aktuellen Theorie an sich nicht zur Debatte, was jedoch nicht heißt, daß sie nicht von anderen Theorien oder vom Leser in Frage gestellt werden könnte (s. hierzu die weiteren Ausführungen in diesem Kapitel).

Die zugrundeliegenden Prämissen ergeben sich aus dem philosophischen Standpunkt des Verfassers, seiner ideologischen Position, seiner ethischen Haltung, seinem kulturellen und seinem sozialen Hintergrund, aus anderen Theorien oder aus der Forschung (s. hierzu den nächsten Punkt). Wertesystem und Thesen werden durch die oben genannten Fragestellungen (welche Aspekte wurden gewählt, wie sind sie definiert, was ist das Ziel von Pflege, was die Hauptthese der Theorie usw.) indirekt vermittelt. Der Leser muß die Antworten auf diese Fragen zusammenführen, um so eine Vorstellung von dem gedanklichen Hintergrund des Verfassers zu bekommen.

7 Was ist der Hintergrund der Theorie?

Die Literatur dokumentiert immer wieder den Einfluß kultureller, historischer und sozialer Aspekte auf jegliche Art von menschlichen Aktivitäten, einschließlich Theoriebildung, Forschung und andere wissenschaftliche Arbeit (Kuhn, 1970; Lather, 1988, 1989; Laudan, 1977; Meleis, 1991). Der historische und kulturelle Kontext, in dem ein Verfasser steht, bestimmt sein Welt- und sein Menschenbild. Diese wiederum beeinflussen sein Wertesystem und die Thesen, auf die seine Theorie aufbaut. Insofern ist es wichtig, daß derjenige, der eine theoretische Arbeit analysiert, ein Verständnis dafür entwickelt, welche Faktoren und Umstände auf den Verfasser in der Zeit, als er an seiner Theorie gearbeitet hat, Einfluß hatten.

Das ist nicht immer ganz leicht. Wird es jedoch versäumt, so kann es sein, daß man dem Autor insofern unrecht tut, als man seine Voraussetzungen unberücksichtigt läßt. So entdeckt man – ausgehend von unserem aktuellen Wissens- und Informationsstand – oft große Mängel bei älteren Theorien. Das ist kein größeres Problem, wenn man sich die Voraussetzungen, die für den jeweiligen Verfasser maßgeblich waren, bewußt macht und sie bei einer Analyse der Arbeit berücksichtigt. Zeitweise macht man den Fehler, von den Verfassern dieser frühen Theorien zu erwarten, daß sie sich über ihren eigenen Kontext hinwegsetzen und beweist gleichzeitig, daß man dazu selbst auch nicht in der Lage ist.

Um den Hintergrund einer Theorie zu beleuchten, sind folgende Fragen hilfreich:

- Welche Fragen oder Probleme will die Theorie erörtern?
- Wo und wie sind diese Fragen oder Probleme entstanden? (Erfahrungen aus der klinischen Praxis, offensichtliche Grenzen einer bestehenden Theorie, gesellschaftlich relevante oder pflegerelevante Probleme usw.)
- In welchem sozialen, kulturellen, geschichtlichen Zusammenhang stand der Verfasser während der Entstehung seiner Theorie? (Akademischer oder klinischer Zusammenhang? War er beschäftigt mit Lehre, Verwaltung oder Praxis?)

3 Analyse von Pflegetheorien

- Von welcher(n) Theorie(n), welcher Philosophierichtung, welcher Ideologie ist der Verfasser beeinflußt? (Die Literaturangaben des Verfassers können hier unschätzbare Dienste leisten.)
- Welchen Ausbildungs- und Erfahrungshintergund kann der Verfasser nachweisen?

In Kapitel 2 wurden verschiedene Wissenschaftstheorien und Menschenbilder diskutiert, und wir sahen, wie sich diese innerhalb der theoretischen Krankenpflege entwickelt haben. Da es nach wie vor viele verschiedene Sichtweisen gibt, ist es wichtig, eine Theorie im Hinblick auf das ihr zugrundeliegende Menschen- und Weltbild und ihre Auffassung von Krankenpflege als Fachgebiet und als Profession zu hinterfragen und einzuordnen. Eine solche Einordnung ist zur Bewertung der Theorie sowohl hinsichtlich interner (durch sie selbst vorgegebene Prämissen) als auch externer Kriterien wichtig.

Teil II: Evaluation von Pflegetheorien

In Teil I wurde dargestellt, wie eine Theorie zu analysieren ist, um herauszufinden, was sie über Krankenpflege im allgemeinen bzw. ein begrenztes Gebiet aussagt. Es reicht jedoch nicht aus zu wissen, was eine Theorie darlegt, fast ebenso wichtig ist es, ihren Nutzen und ihre Verwertbarkeit zu beurteilen. Es ist mit anderen Worten zu überprüfen, ob die Theorie ihr Ziel und die an sie gesetzten Erwartungen erfüllt. Und hier schließt sich unmittelbar die Frage an: Wer bestimmt jedoch, welche Erwartungen sie zu erfüllen hat? Anhand welcher Kriterien kann gemessen werden, ob sie diese erfüllt?

Das Evaluationsmodell, das wir hier präsentieren möchten, besteht aus zwei Teilen. Im ersten Teil wird überprüft, ob Struktur und Inhalt der Theorie ihrem Ziel entsprechen, d.h. die theoretische Brauchbarkeit wird untersucht.

Der zweite Teil beschäftigt sich mit der Bedeutung des Themas für die Krankenpflege, mit der Reichweite der Theorie und den Konsequenzen, die sie für die Praxis hat. Dies kann mit praktischer Brauchbarkeit umschrieben werden.

Die theoretische Haltbarkeit der Theorie

Die Kriterien, die in diesem Zusammenhang eine Rolle spielen, sind in Tabelle 3-1 zusammengefaßt. Insgesamt klärt dieser Abschnitt, ob die einzelnen Komponenten der Theorie miteinander vereinbar sind: Baut die Theorie logisch auf den Voraussetzungen auf, die der Autor als gegeben ansieht? Verhalten sich die Einzelteile der Theorie logisch zueinander? (Barnum, 1990).

8 Sind die Definitionen und die Darstellung klar und verständlich?

Die erste zu klärende Frage ist, ob die Theorie auf eine für den Leser verständliche Art präsentiert ist: Sind die Definitionen und Darstellungen klar und nachvollziehbar beschrieben? Sind wesentliche Begriffe klar umschrieben? Dies ist dann der Fall, wenn es dem konzentrierten und ernsthaften Leser ohne weiteres möglich ist, beschriebene Beispiele einem Begriff zuzuordnen und die unterschiedlichen Begriffe und Situationen klar voneinander unterscheiden zu können.

Darüber hinaus ist auch eine gewisse Konsequenz bei Terminologie und Annäherungsweise wünschenswert. Fehlende Konsequenz kann sich als durchaus schwierig erweisen, besonders im Hinblick auf Begriffe, die eine vielfache Bedeutung haben.

B   Ein Beispiel könnte das Wort Streß sein. Es wird einerseits gebraucht, um Faktoren zu beschreiben, die bestimmte Reaktionen verursachen (Streß = hohes Arbeitstempo, das zu physischer und psychischer Erschöpfung führen kann), andererseits bezieht es sich auf die Reaktion, die ein bestimmter Stimulus auslöst (hohes Arbeitstempo kann zu Streß führen, d.h. man fühlt sich gestreßt). Wenn ein und dieselbe Theorie das Wort Streß nun in beiderlei Hinsicht verwendet, so ist die Terminologie inkonsequent und kann so zu Unklarheiten und Verwirrung führen.

Eine Inkonsequenz in bezug auf die Annäherungsweise an das Thema läßt sich noch schwieriger aufdecken. Sie tritt auf, wenn der Autor im Laufe der Entwicklung seiner Theorie sein Weltbild verändert.

B   Es ist durchaus nichts Ungewöhnliches, daß eine Theorie zu Beginn den Menschen als ein aktiv handelndes Wesen beschreibt, das in der Lage ist, selbständig seine Ziele und den Sinn seines Daseins zu entwickeln. Später aber wird das Verhalten des Menschen vor allem mit Bedingungen des Hormongleichgewichts, des Flüssigkeits- und Elektrolythaushalts erklärt. Hier ist die Annäherung inkonsequent: Einerseits wird der Mensch als Geisteswesen mit erklärenden und sinnschaffenden Fähigkeiten beschrieben, andererseits als von biologischen Gesetzmäßigkeiten gesteuert.

9 Ist die Theorie logisch aufgebaut?

Soll die theoretische Haltbarkeit einer Theorie geprüft werden, so ist auch ihr logischer Aufbau zu untersuchen. Logischer Aufbau meint, daß die Schlußfolgerungen, die in der Theorie formuliert sind, mit logischen Argumentationen begründet sind: Sind die Schlußfolgerungen von den Überlegungen klar abzuleiten, die sie angeblich begründen? Kann diese Frage mit ja beantwortet werden, so bedeutet dies, daß der Leser eigenständig keine weiteren Argumente einfügen muß, um von den Voraussetzungen zu den Schlußfolgerungen zu kommen.

Es ist nicht ungewöhnlich, daß jemand eine Theorie aus einem ihm bekannten Bereich durch seine eigenen pflegerischen Erfahrungen und mit seinem Wissen ergänzt, um die Theorie für ihn sinnvoll zu machen (Barnum, 1990). Dies verhindert jedoch eine kritische Auseinandersetzung mit der Haltbarkeit der Theorie und macht ihre Anwendbarkeit darüber hinaus abhängig vom Wissen der einzelnen Pflegekraft und ihrer Fähigkeit, Fehlendes zu ergänzen. Die Anwendung der Theorie wird dann sehr unterschiedlich ausfallen, abhängig davon, **womit** bestehende Lücken ausgefüllt werden. Die Frage nach dem logischen Aufbau ist somit von zentraler Bedeutung.

10 Ist die gewählte Theorieart vereinbar mit den Phänomenen, die sie zu erklären sucht?

Dies ist die letzte sich auf die innere Logik einer Theorie beziehende Frage, die hier aufgenommen werden soll. Im Kapitel 2 wurden verschiedene Theoriearten beschrieben, und es wurde deutlich gemacht, daß vorausschauende und kontrollierende Theorien vor allem geeignet sind, naturwissenschaftliche Phänomene zu beschreiben, während beschreibende und deutende Theorien eher für geisteswissenschaftliche Phänomenbeschreibung dienlich sind. Des weiteren wurden dort Abstraktionsgrad und Generalisierungsmöglichkeiten im Zusammenhang mit den beschriebenen Phänomenen diskutiert. Diese Überlegungen zeigen, wie wichtig es ist, zu überprüfen, ob eine aktuelle Theorie eine Theorieart wählt, die mit den Phänomenen vereinbar ist, die sie beschreibt, und ob diese auf der Abstraktionsebene, der sie angehören, behandelt werden.

Die praktische Brauchbarkeit der Theorie

In der Frage nach der theoretischen Haltbarkeit ging es darum, ob eine Theorie logisch auf den ihr zugrundeliegenden Voraussetzungen und Thesen aufbaut; dabei setzt sie diese als akzeptabel voraus, d.h. sie hinterfragt sie nicht.

Die Frage nach der praktischen Brauchbarkeit hingegen richtet ihr Augenmerk auf die Wahl der Voraussetzungen und Thesen. Der Leser wird hier die Frage stellen, ob der Ausgangspunkt der Theorie akzeptabel ist. Insofern ist dieser Teil einer Theoriekritik sehr stark von der Subjektivität des Lesers beeinflußt. Dennoch herrscht recht große Einigkeit darüber, daß eine Überprüfung der praktischen Verwertbarkeit anhand bestimmter Kriterien erfolgen sollte (Ellis, 1978; Hardy, 1978; Meleis, 1985; Stevens, 1984). Es besteht weniger Einigkeit in bezug auf den Inhalt dieser Kriterien, und so überrascht es nicht, daß in diesem Bereich größere Unstimmigkeiten vorhanden sind. Hier sollen die Fragestellungen, die in der Tabelle 3-1 zusammengefaßt sind, zugrundegelegt werden.

11 Reflektiert die Theorie das Weltbild (oder die Wirklichkeit) des Lesers?

Reflektiert die Theorie die Wirklichkeit, wie sie der Leser erlebt, wie sie von der Profession oder von der Schulrichtung allgemein definiert wird, der der Leser angehört? Diese erste Frage zur praktischen Brauchbarkeit umschließt sehr wichtige weitere Fragen, so z.B. was ein Weltbild, ein Menschenbild, die Krankenpflege, Krankheit, Gesundheit usw. ausmacht und auf welche Weise wir Kenntnis von und Wissen über diese Dinge erlangen können. Die **Einschätzung, ob die Wirklichkeitsbeschreibung einer Theorie mit der eigenen übereinstimmt**, läßt sich anhand **folgender Fragestellungen** leichter treffen:

- Kann ich die Thesen der Theorie und ihre Grundprämissen akzeptieren? Finden sie Unterstützung in vorhandener Literatur oder meinen eigenen Erfahrungen?
- Stimmen die Definitionen (oder die enthaltenen Meinungen) der Themen Mensch, Krankenpflege, Patient, Gesundheit und Umgebung mit meinen eigenen und der für die Krankenpflege allgemein akzeptierten Werte- und Wissensgrundlagen überein?

12 Ist die Theorie in der Pflegepraxis anwendbar?

Die nächste Frage, die die praktische Brauchbarkeit überprüft, ist die nach der Anwendbarkeit der Theorie in der Praxis. Soll eine Theorie klinisch relevant sein, so muß sie „in der Lage sein, die Arbeit der Pflegekraft zu strukturieren, ihr einen Bezugsrahmen zu geben, von dem aus sie Patienten betrachten kann und von dem aus sie Entscheidungen für die Pflege treffen kann." (Stevens, 1984, S. 67) Wenn eine Theorie in ihren Aussagen allzusehr von den Alltagsaufgaben und -entscheidungen der Pflege differiert und sie keine Anhaltspunkte gibt, wie das skizzierte Ideal zu erreichen ist, kann sie nicht als praktisch relevant bezeichnet werden, es sei denn, man unternimmt größere Anstrengungen, die praktische Umsetzbarkeit für sich zu entwickeln.

13 Reichweite der Theorie

Eine weitere Frage bezieht sich auf die Reichweite der Theorie. Behandelt sie das Thema Krankenpflege im allgemeinen oder nur einen kleineren Teil der Pflegepraxis? Läßt sich die Abgrenzung mit den Erfahrungen und dem Wissen des Lesers über Krankenpflege vereinbaren? Sind alle relevanten und wichtigen Phänomene enthalten? Ist die Theorie so umfassend, daß sie als sinnvoller Bezugsrahmen für die klinische Praxis dienen kann? Was fehlt ihr eventuell noch, um dies zu erfüllen? Zu welchen Bereichen der Praxis macht die Theorie Aussagen? All diese Fragen klären die Reichweite einer Theorie. Ob eine Theorie idealerweise sehr umfassend oder eher begrenzt sein sollte, darüber herrscht wenig Einigkeit in der Pflegeliteratur. Das vorliegende Buch vertritt den Standpunkt, daß beides nötig ist, um den Pflegenden einen Bezugsrahmen zu geben, der ihnen hilft, Patienten auf eine professionelle und einfühlsame Weise begegnen zu können. Während die allgemeineren Theorien einen groben Rahmen vorgeben, enthalten die begrenzten Theorien eher praktische Richtlinien, die sich in der aktuellen Patientensituation unmittelbar anwenden lassen. Wichtig ist, daß beide Theoriebereiche, wenn sie gleichzeitig angewandt werden, auf dem gleichen Weltbild und Wissenschaftsverständnis aufbauen.

14 Welche Art von Pflege wird beschrieben und ist diese ethisch vertretbar?

Es erfordert große Aufmerksamkeit zu bewerten, **welche** Pflegepraxis in der Theorie präsentiert wird. Es setzt auf seiten des Lesers voraus, daß er in die Zukunft gerichtet denkt und abwägt, welche Folgen die Ideen und Thesen der Theorie haben werden. Ein einleuchtendes Beispiel finden wir bei Alvsvåg

(1985, 1989). Sie macht deutlich, wie eine unkritische Akzeptanz des Selbstpflegemodells (oder vielleicht sogar sein Mißbrauch) dazu geführt hat, daß die institutionalisierte Altenpflege (Altenheim usw.) abgebaut wurde. Die Pflege hilfsbedürftiger Menschen wurde – unverantwortlich nach Meinung Alvsvågs – einfach in die Hände von Angehörigen und ambulanten Krankenpflegediensten übergeben, ohne daß deren Ressourcen überprüft worden wären.

Um die ethischen Konsequenzen einer Theorie für die Praxis bewerten zu können, sollte man auch seine eigenen Überzeugungen diesbezüglich kennen und darüber hinaus das bestehende ethische Wertesystem der Krankenpflege, wie es in entsprechenden Richtlinien für das Fach formuliert ist und wie es sich in unserem christlich-humanistischen Weltbild und Kulturkreis herausgebildet hat. Hier kommen Prinzipien wie gerechte Verteilung von Ressourcen, Gleichwertigkeit bei der medizinischen Behandlung, Respekt vor dem anderen, Integrität usw. zum Tragen (Fjelland und Gjengedal, 1989; Norsk Sykepleierskeforbund, 1989). **Folgende Fragen** können helfen, **die ethischen Aussagen einer Theorie zu überprüfen**:

- Schützt die Theorie das Selbstbild des Patienten, seine persönliche Integrität, seine Sicherheit, seine Autonomie und sein Privatleben?
- Reflektiert die Theorie die Verantwortung der Pflege für die „Schwachen"?
- Stellt die Theorie sicher, daß Patienten, die sich in einer bestimmten Situation befinden, auch die entsprechende Pflege und Fürsorge bekommen?

- Berücksichtigt die Theorie eine gerechte Umverteilung der allgemeinen wirtschaftlichen Ressourcen? (Macht sie Aussagen, was Gerechtigkeit bedeutet?)

Die letzten beiden Fragen können oft nur schwer beantwortet werden, denn die meisten Theorien sind am Individuum orientiert und fokussieren deshalb nicht die Frage nach den wirtschaftlichen Ressourcen.

15 Grenzt die Theorie die Pflege von anderen Fachbereichen deutlich ab?

Eignet sich die Theorie, die Krankenpflege gegenüber anderen Fachbereichen abzugrenzen oder erläutert die Theorie die Beziehung der Pflege zu anderen Berufen des Gesundheitswesens? Diese Frage hat große praktische Relevanz, denn die Diskussion, wofür Krankenpflege und Pflegekräfte innerhalb des Gesundheitswesens Verantwortung tragen, wird ständig neu aufgeworfen und ist bisher auch nicht zufriedenstellend beantwortet. Hier ist vor allem die Abgrenzung zu den Medizinern, Ergotherapeuten, Physiotherapeuten, Sozialarbeitern usw. interessant, aber auch – im nichttherapeutischen Sinn – die Abgrenzung zu kranken Angehörigen, Älteren und Kindern.

Es ist deshalb wichtig herauszuarbeiten, inwiefern die Ziele, die die Theorie für die Pflege setzt, mit den Erwartungen übereinstimmen, die die Gesellschaft und deren verschiedene Gruppen an die Pflege haben. Wird ein in diesem Sinne deutlich werdender Konflikt begründet?

4 Virginia Hendersons Theorie zu den Grundprinzipien der Krankenpflege

Dieses Kapitel beschreibt und analysiert Virginia Hendersons Theorie über die Grundprinzipien der Krankenpflege. Nimmt man Florence Nightingale aus, die ihre Schriften bereits am Ende des 19. Jahrhunderts veröffentlicht hatte, war Henderson eine der ersten Krankenschwestern, die versuchte, das Fachgebiet der Krankenpflege zu beschreiben. Ihre Ideen hatten auf spätere Theorien einen starken Einfluß. Ihre Prinzipien veröffentlichte sie 1955 in dem Buch „Textbook of the Principles and Practice of Nursing" zusammen mit Bertha Harmer. Die Publikation, die die Situation der Pflege in Norwegen noch maßgeblicher beeinflußte, waren allerdings die „Grundregeln der Krankenpflege", die vom ICN (International Council of Nurses) herausgegeben und 1960 ins Norwegische übersetzt wurden. Diese Schrift gehört nach wie vor zur Pflichtlektüre an einigen Pflegeakademien. Auch für die folgende Analyse bilden sie die Grundlage. Es könnte für den Leser von Nutzen sein, sich die Übersicht der Tabelle 3-1 nochmal vor Augen zu führen, um die Struktur der folgenden Kapitel leichter nachvollziehen zu können.

Zusammenfassung der Hauptkomponenten der Theorie

In ihrer Theorie versucht Virginia Henderson, die besonderen Aufgaben der Krankenpflege zu beschreiben. Sie faßt sie übersichtlich in ihrer klassischen Definition zusammen: „Die besondere Aufgabe der Pflege ist es, dem einzelnen – ob gesund oder krank – zu helfen, die Aktivitäten auszuführen, die zu einem guten Gesundheitszustand oder zu seiner Heilung (oder einem friedvollen Tod) führen, die er selbst durchführen würde, wenn er über die erforderliche Kraft, den Willen und das Wissen verfügte, und dies so zu tun, daß das Individuum seine Unabhängigkeit so rasch wie möglich wiedererlangt." (S. 9).

Diese Definition hebt drei wesentliche Ideen hervor: Zum einen sind **Aktivitäten** notwendig, um gesund zu werden oder einen friedvollen Tod zu erleben. Zum anderen führen Menschen diese Aktivitäten normalerweise **aktiv und selbständig** aus. Zum dritten ist es das Ziel der Pflege, daß der Patient seine **Selbständigkeit wiedergewinnt** oder auch einen friedvollen Tod sterben kann, dort, wo er unumgänglich ist. Ein anderer wichtiger Begriff der Theorie Hendersons – der der grundlegenden Bedürfnisse – kommt in ihrer Definition nicht explizit zum Ausdruck. Die grundlegenden Aktivitäten der Krankenpflege haben ihren Ursprung in den grundlegenden menschlichen Bedürfnissen (S. 6). Gesundheit zu fördern (oder zu einem friedvollen Tod zu verhelfen), setzt voraus, daß die Pflegekraft diese Bedürfnisse kennt und wahrnimmt[1].

1 Die wichtigsten Elemente der Theorie

Henderson meint, daß alle Menschen, gesunde wie kranke, gewisse **Grundbedürfnisse** haben, nämlich: „Obdach, Nahrung, Kleidung, Liebe, Anerkennung, das Gefühl des Gebrauchtwerdens und das Gefühl der Zusammengehörigkeit und gegenseitiger Abhängigkeit in zwischenmenschlichen Beziehungen" (S. 11). Ihrer Ansicht nach werden diese Bedürfnisse und ihre Befriedigung von jedem Menschen anders interpretiert, abhängig von seinen kulturellen, sozialen und individuellen Voraussetzungen (S. 11, 12). Die Krankenpflege muß **von dem Verständnis des Patienten ausgehen** und von seiner Idee, wie diese Bedürfnisse zu befriedigen sind, um das zu erreichen, was der Betreffende unter guter Gesundheit, Heilung oder unter einem friedvollen Tod versteht (S. 12).

Henderson beschreibt auch Einflußfaktoren, die die Bedürfnisse und die Fähigkeit des Menschen, auf sie einzugehen, prägen. Dies sind u.a. sein soziokultureller Hintergrund, seine physischen und psychischen Ressourcen, seine Energie, sein Wille, seine Motivation und sein Alter (S. 11, 12).

Das Ziel der Pflege ist nach Hendersons Verständnis die Förderung von Gesundheit oder die Heilung. Es ist ihr sehr wichtig, daß der Patient selbst diesen Begriffen Inhalt gibt. Die Aufgabe der Pflegekraft sieht sie darin, den Patienten darin zu unterstützen, zu dem zu finden, was er als Gesundheit, Wohlbefinden oder als friedvollen Tod ansieht (S. 12). Sie scheint mit dem Begriff Gesundheit mehr zu meinen als die pure Abwesenheit von Krankheit. Denn ihrer Meinung nach trägt die Pflegekraft dafür Verantwortung, daß das Leben des Patienten zu mehr als einem „vegetativen Prozeß" (S. 11) wird. Leben bedeutet auch Ablenkung, Zusammensein mit anderen Menschen und erholsame und produktive Beschäftigung (S. 11). Dort wo der Tod unumgänglich ist, ist es Aufgabe der Pflegekraft, den Patienten darin zu unterstützen, seinen eigenen friedvollen Tod sterben zu können.

Zentrales Thema bei Henderson sind die grundlegenden Pflegemaßnahmen. Sie nennt vierzehn Aspekte, die ihrer Meinung nach die Aufgabe der Krankenpflege beschreiben (S. 21):

Dem Patienten helfen,
1 zu atmen,
2 zu essen und zu trinken,
3 Abfallprodukte des Körpers auszuscheiden,
4 sich zu bewegen und die richtige Körperhaltung einzunehmen, wenn er liegt, sitzt, geht oder steht,
5 zu ruhen und zu schlafen,
6 die passende Kleidung auszuwählen und sich an- und auszuziehen,
7 eine normale Körpertemperatur aufrechtzuerhalten,
8 den Körper sauber- und gepflegtzuhalten und die Haut zu schützen,
9 Schäden aus der Umgebung zu vermeiden und anderen keinen Schaden zuzufügen,

Zusammenfassung der Hauptkomponenten

10 mit anderen Menschen Kontakt aufzunehmen und Gefühle und Bedürfnisse auszudrücken,
11 seine Religion auszuüben und nach seinen eigenen ethischen Prinzipien handeln zu können,
12 eine befriedigende Arbeit tun zu können,
13 zu spielen und sich zu unterhalten und
14 zu lernen.

Für jeden dieser Bereiche findet Henderson Beispiele verschiedener Pflegemaßnahmen. Es sind Pflegemaßnahmen, die die Pflegekraft zum Teil selbst initiiert oder die zum Teil von Ärzten oder anderen Berufsgruppen wie Physiotherapeuten verordnet werden. Henderson betont, daß die Pflege Kreativität fordert und daß sie immer die Haltung des Patienten zugrunde legen muß.

2 Die Beziehung zwischen den Elementen

Legt man die Theorie Hendersons zugrunde, so läßt sich folgendes darstellen:

Physische und psychische Ressourcen, Wille und Kenntnisse
⇩
Eigenständige Entschlüsse und Handlungen
⇩
Wahrnehmung grundlegender Bedürfnisse
⇩
Gesundheit

Das Bedürfnis nach Pflege entsteht auf folgende Weise:

Beeinträchtigung der Kräfte, des Willens, der Fähigkeiten
⇩
Reduzierte Fähigkeit, selbständig Beschlüsse zu fassen und selbständig zu handeln
⇩
Verminderte Fähigkeit, Grundbedürfnisse wahrzunehmen
⇩
Möglicherweise oder aktuell beeinträchtigter Gesundheitszustand
⇩
Krankenpflegebedarf

Die Hauptelemente in der Theorie Hendersons lassen sich wie in Abbildung 4-1 darstellen.

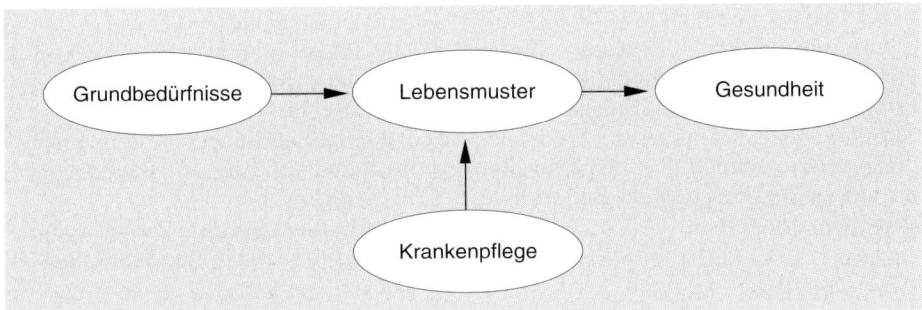

Abb. 4-1 Die Theorie Virginia Hendersons.

Aussagen der Theorie zur Krankenpflege

3 Hendersons Definition des Gegenstandsbereiches der Pflege

a Der Patient

Nach Henderson formt jeder Mensch ein Lebensmuster, um seine grundlegenden Bedürfnisse zu befriedigen. Es trägt dazu bei, den Menschen gesund zu erhalten. In den Situationen, wo es ihm nicht möglich ist, nach diesem für ihn zufriedenstellenden und seine Gesundheit fördernden Lebensmuster zu leben, greift der Pflegende mit Ersatzmaßnahmen ein.

b Problembereich der Pflege

Der Verantwortungsbereich der Pflege ist eng verknüpft mit den Aktivitäten eines Patienten zur Wahrnehmung seiner Grundbedürfnisse. Der Pflegende hat die Aufgabe, die Handlungen durchzuführen, die der Patient selbst durchführen würde, wäre er dazu in der Lage (S. 12). Die Pflegekraft muß also die Grundbedürfnisse des Patienten einschätzen lernen, um ihm dann bei der Befriedigung dieser Bedürfnisse zu helfen.

c Relevante Aspekte aus der Umgebung des Patienten

Henderson erläutert nicht näher, welche Einflußfaktoren aus der Umgebung die Krankenpflege beeinflussen. Es ist jedoch anzunehmen, daß es Aspekte gibt, die auf die Befriedigung der Bedürfnisse einwirken können.

d Das übergeordnete Ziel der Pflege

Ziel der Pflege ist es, daß die Grundbedürfnisse des Patienten wahrgenommen werden und daß der Patient seine Gesundheit und seine Unabhängigkeit wiedererlangt. Für sterbende Patienten ist das Ziel, einen friedvollen Tod sterben zu können (S. 9). Darüber hinaus ist es erstrebenswert, den Patienten zu unterstützen, gesunde Lebensbedingungen zu schaffen, die ihm helfen, seine Gesundheit zu erhalten oder aufzubauen (S. 11).

e Die Methoden der Pflege

Henderson skizziert folgende Methoden:

> Sich fortwährend bemühen, die grundlegenden körperlichen und gefühlsmäßigen Bedürfnisse der Patienten zu deuten und zu verstehen, durch Empathie, ein offenes Ohr und Sensibilität für die eigenen begrenzten Möglichkeiten, die wirklichen Bedürfnisse eines anderen Menschen zu erkennen (S. 6, 12).
> Eine „konstruktive Beziehung" zum Patienten schaffen, die sich auf natürliche und konstruktive Weise entwickeln sollte (S. 12).
> Die Pflege planen und zwar vorzugsweise mit einem schriftlichen Plan (S. 17).
> Patientenhandlungen übernehmen und dadurch dessen Bedürfnisse befriedigen.
> Die Handlungen dem Zustand und anderen aktuellen Faktoren anpassen.

Die Pflege und das umgebende Milieu den Tagesaktivitäten und den Gewohnheiten des Patienten anpassen (besonders im Hinblick auf Mahlzeiten, Ausscheidungen und Schlaf; S. 17).
* Lindern und Trost spenden (emotionelle Stütze geben; S. 16).
* Patienten und Angehörige bei den Maßnhamen anleiten, die zur Bedürfnisbefriedigung nötig sind (S. 44).
* Sicherheitsvorkehrungen treffen, die zum einen mit den Bedürfnissen des Patienten, zum anderen mit den Behandlungsmaßnahmen zusammenhängen.
* Ärztliche Verordnungen durchführen.

f Der Kontext der Pflege

Henderson geht immer vom Patienten aus, d.h. von einem kranken Individuum. Die Theorie von den menschlichen Grundbedürfnissen gilt ihrer Meinung nach für alle Menschen und ist deshalb auch in jeder Pflegesituation relevant (S. 7). Gleichzeitig geht sie davon aus, daß vor allem die Kranken den körperlichen und emotionalen Beistand brauchen, von dem sie spricht (S. 6).

4 Beschreibt die Theorie einen Ist- oder einen Sollzustand?

Henderson beschreibt die Krankenpflege, wie sie ihrer Meinung nach von ihrer Natur her ist und sein sollte. Ihre Beschreibung ist nicht zwangsläufig mit der derzeit existierenden Wirklichkeit identisch.

5 Die Hauptthese der Theorie

Krankenpflege leitet sich von den grundlegenden Bedürfnissen des Menschen ab. Die Krankenpflege übernimmt Verantwortung dafür. Sie ist für die Aufgabe, dem Patienten zu helfen, seine Bedürfnisse zu befriedigen, wenn er selbst dazu nicht in der Lage ist, am besten geeignet (S. 6).

Das Weltbild der Theorie

6 Hendersons Auffassung der Wirklichkeit (zugrundeliegende Thesen und Wertesysteme)

Das Menschenbild V. Hendersons sieht den **Menschen als ein selbständig handelndes Individuum**, das bestimmte Bedürfnisse hat, die es auf einzigartige Weise vor seinem besonderen kulturellen und sozialen Hintergrund ausdrückt (S. 11, 12). Normalerweise kann das Individuum seine **Bedürfnisse selbständig befriedigen**. Dann, **wenn der Mensch durch Krankheit** oder andere Einschränkungen **dazu nicht mehr in der Lage ist, braucht er Pflege**.

Die **Fähigkeit** eines einzelnen, **die Bedürfnisse eines anderen zu erkennen**, ist **begrenzt**. Dies ist nach Henderson eine fundamentale Erkenntnis, die für die Krankenpflege eine entscheidende Rolle spielt. Die Pflegekraft muß sich darüber im klaren sein und dennoch das Äußerste versuchen, um einem Verständnis für den Patienten näherzukommen (S. 12). Die Grundbedürfnisse sind immer vorhanden, unbesehen vom Zustand und von der Diagnose. Ihr Charakter und die Art und Weise, wie man ihnen begegnen kann, sind allerdings von der Diagnose und dem Zustand des Patienten abhängig und vor allem von dessen persönlichem Erleben der Situation (S. 6, 13).

Krankenpflege findet nach Auffassung Hendersons vor allem im Krankenhaus und in anderen Institutionen statt. Eine wichtige Rolle spielen die ärztlichen Verordnungen, die die Planung und Durchführung von Pflege maßgeblich beeinflussen. Henderson gibt dafür mehrere Beispiele: „Die Pflegekraft sollte die Anleitung des Patienten zusammen mit dem Arzt planen und sich in dem, was sie dem Patienten rät oder erklärt, nach der Meinung des Arztes richten." (S. 22). Diese Aussage deutet darauf hin, daß vor allem der Arzt die Pflegebedürfnisse erkennt und die Pflege verordnet.

Die Annäherungsweise Hendersons ist klar als **phänomenologisch** einzustufen. Sie betont, daß Pflege von den vom Patienten erlebten Bedürfnisdefiziten und seiner Unfähigkeit, diese selbständig zu befriedigen, abzuleiten ist. Ihre Annäherungsweise ist auch klar am Individuum orientiert. Die Angehörigen werden miteinbezogen, um die Bedürfnisse des Patienten zu befriedigen.

7 Der Hintergrund der Theorie

Henderson versucht mit ihrer Theorie klarzustellen, was die besonderen Aufgaben der Pflege sind (S. 9). Es ist ihr auch ein Anliegen, die Pflege zu beschreiben, die jeder Patient braucht, unabhängig von Diagnose und Behandlung (S. 6).

In ihrer Darstellung der menschlichen Grundbedürfnisse bezieht sich Henderson nicht auf namentlich erwähnte Psychologen oder Soziologen. Sie bringt sie auch nicht in eine hierarchische Ordnung (S. 11–12), wie es zum Beispiel der Psychologe A. Maslow tut, dessen Untersuchungen bekanntlich das pflegerische Denken stark beeinflußt haben.

Die theoretische Haltbarkeit der Theorie

8 Klarheit von Definitionen und Darstellung

Nach Meinung Hendersons müssen die Wurzeln der Pflege in den menschlichen Grundbedürfnissen liegen. Vergleicht man die Bedürfnisse, die sie definiert hat, mit den vierzehn Grundprinzipien der Krankenpflege (S. 11), so wird deutlich, daß sie nicht übereinstimmen. Zum einen beschreibt sie nur acht Grundbedürfnisse (S. 11), von denen man einige in den Grundprinzipien der Pflege nicht wiederfindet (zum Beispiel Obdach und Liebe). Andererseits scheinen die Pflegeprinzipien auf Grundbedürfnisse hinzuweisen, die dort wiederum nicht ausdrücklich genannt werden (z.B. Atmung, Ausscheidung, Körperhaltung, Ruhe und Schlaf). Wenn man die Beispiele auf den Seiten 18–20 in Hendersons Abhandlung betrachtet, so fällt auf, daß Henderson hier weitere Bedürfnisse einführt, die in der Theorie bis dato nicht erwähnt wurden (z.B. die Anpassung der Tätigkeiten an die Ressourcen des Patienten; S. 18).

Unklar stellt sich auch die Beschreibung der Einflußfaktoren dar. Sie sagt aus, daß die physischen und psychischen Ressourcen, der Wille und die Kenntnisse solche Faktoren sind, macht aber nicht deutlich, was sie mit diesen Begriffen meint. So bleibt die Frage offen, welcher Unterschied zwischen psychischer Energie und dem Willen besteht. Ihre Beschreibung der Einflußfaktoren scheint auch unvollständig zu sein. So erwähnt sie in der Diskussion, welche Zustände vorübergehend die Bedürfnisbefriedigung verhindern könnten, nur physische, pathologische Aspekte. Psychische und soziale Gesichtspunkte sind ihrer Meinung nach ständig und andauernd vorhanden. Es erscheint unbefriedigend und auch unbegründet, vorübergehende psychische und soziale Aspekte nicht auch zu den die Bedürfnisbefriedigung beeinflussenden Faktoren zu zählen.

9 Ist die Theorie logisch aufgebaut?

Sieht man von den in Punkt 8 beschriebenen Einwänden ab, so ist die Theorie logisch aufgebaut. Es fällt nicht schwer, den Argumenten Hendersons zu dem von ihr hergestellten Zusammenhang zwischen menschlichen Grundbedürfnissen und der Krankenpflege zu folgen.

10 Theorieart

Hendersons Theorie ist **beschreibend** und hat **normativen Charakter.** Sie stellt die menschlichen Grundbedürfnisse dar, wie sie ihrer Meinung nach existieren, und skizziert darauf aufbauend, wie Krankenpflege ausgeführt werden soll. Sie unternimmt hingegen keinen Versuch zu erklären, warum der Mensch diese Bedürfnisse hat, wie sie sich zu seinem Gesundheitszustand verhalten bzw. wie und weshalb die skizzierten Pflegemaßnahmen wirksam werden[2].

Die praktische Brauchbarkeit der Theorie

11 Reflektiert die Theorie die Wirklichkeit des Lesers?

Es ist relativ unproblematisch, das Vorhandensein gewisser Grundbedürfnisse zu akzeptieren. Ob jedoch die von Henderson skizzierten Bedürfnisse zu den essentiellen gehören, ist fraglich. Die Theorie ist vor allem auch am Individuum orientiert und nimmt nicht genügend Rücksicht darauf, daß der Patient in einem bestimmten sozialen Zusammenhang lebt und daß der Zustand des Patienten eventuell auch ein Pflegebedürfnis innerhalb der Familie wecken kann. Darüber hinaus kann man die Frage stellen, ob das Bedürfnis nach Erholung und Beschäftigung zum Aufgabengebiet der Krankenpflege gehört. Dies scheint derzeit zumindest nicht relevant zu sein und man muß sich fragen, ob dies zu Zeiten der Entstehung der Theorie der Fall war. Diese Bereiche müßten weiter konkretisiert und ausgeführt werden, um klären zu können, ob und inwiefern sie zum Verantwortungsbereich der Krankenpflege zählen.

12 Anwendbarkeit

Die Prinzipien Hendersons sind konkret. Es fällt nicht schwer, sich ihnen gemäß zu verhalten. Sie stellen in einem klaren Schema vor, in welchen Bereichen Pflegekräfte tätig werden sollten. Henderson erläutert dies anhand vieler Beispiele. Einige davon wirken inzwischen veraltet, andere wiederum sind hochaktuell. Was sie nicht aufzeigt, ist, inwiefern die Pflegeprinzipien vom Wertesystem des Patienten, seinen Meinungen, der Diagnose, seinem Alter und von anderen Faktoren beeinflußt werden und wie ihre Prinzipien eventuell in der Gesundheitsvorsorge genützt werden könnten.

13 Reichweite der Theorie

Henderson meint, daß ihre Prinzipien, selbst wenn sie primär vom kranken Menschen ausgehen, auch auf gesunde Menschen angewendet werden können. Wie bereits früher erwähnt, so macht sie jedoch nicht deutlich, wie dies geschehen könnte oder sollte. Es ist anzunehmen, daß hier vor allem das Prinzip der Hilfe beim Lernen angewendet werden kann.

Henderson betont, daß es das wichtigste Ziel der Pflege ist, dem Patienten so rasch wie möglich wieder zur Selbständigkeit zu verhelfen (S. 9). Dort wo der Tod unumgänglich ist, ist das Ziel ein friedvolles Sterben. Diese Aussagen lassen eine große Gruppe von Patienten unberücksichtigt. Viele Patienten leben mit chronischen Erkrankungen, die es ihnen nicht ermöglichen, wieder selbständig zu werden, die aber auch nicht bedeuten, daß der Tod bevorsteht. Diese Patientengruppe wird von Henderson nicht erwähnt. Sie könnte jedoch – ausgehend von der Beschreibung des Tätigkeitsfeldes der Pflege – durchaus in die Theorie integriert werden.

14 Welche Pflegepraxis wird beschrieben und ist diese ethisch verantwortbar?

Henderson beschreibt eine Pflege, die den Menschen als einmaliges, selbständiges und aktives Individuum in den Mittelpunkt stellt. Es ist ihr wichtig zu betonen, daß die Pflegekraft sich darüber im klaren sein muß, daß ihre Fähigkeit, sich in die Bedürfnisse des Patienten einzuleben, begrenzt ist und daß ihre Haltung zum Patienten dies reflektieren muß. Henderson unterstreicht weiter die Verantwortung der Pflegenden, Handlungen für den Patienten auszuführen, die er selbst tun würde, wenn er dies könnte. Diesen Aussagen liegt eine Betonung des **Selbstbestimmungsrechts** und der **Integrität von Patienten** zugrunde, die ein anerkanntes ethisches Prinzip in der Pflege darstellen.

Im Hinblick auf das Selbständigkeitsprinzip ließe sich einwenden, daß dies nicht immer realistisch ist und daß es unmoralisch erscheint, abhängige Menschen nicht als mögliche „Patienten" anzusehen.

15 Krankenpflege und andere Fachgebiete

Henderson sagt über ihre Theorie, daß diese die spezifischen Aufgaben der Pflege deutlich macht. Das bestätigt sich allerdings nicht, da die meisten Prinzipien durchaus auch für Ärzte, Ergotherapeuten, Physiotherapeuten und andere Berufsgruppen gültig sind. Dies unterstreicht Henderson auch insofern, als sie mehrere Male auf die Assistenzfunktion der Pflege dem Arzt gegenüber, auf ihre krankengymnastischen und ihre hauswirtschaftlichen Aufgaben usw. verweist (S. 8, 23).

Anmerkungen
[1] Henderson behauptet immer wieder, daß es das Ziel der Pflege ist, dem Patienten zu einem friedvollen Tod zu verhelfen, wenn er nicht zu umgehen ist. Es ist interessant festzustellen, daß Henderson in ihrer Theorie keine weiteren Aussagen zum Tod macht. Es wird nicht klar, ob sie meint, daß sterbende Patienten die gleichen Bedürfnisse haben wie andere, was sie mit friedvoller Weise meint und in welcher Weise die Krankenpflege hier einen Beitrag leisten kann. Es ist deutlich, daß diese Patientengruppe bei ihr nicht im Vordergrund steht, auch wenn die Idee eines friedvollen Todes grundsätzlich mit ihrer Theorie nicht unvereinbar ist.
[2] Hier muß berücksichtigt werden, daß die vorliegende Untersuchung nur eine kurze Zusammenfassung der Theorie Hendersons liefern kann. In der Publikation Hendersons wird dieser Punkt weiter vertieft.

5 Das Selbstpflegemodell von Dorothea Orem

Der Analyse von Dorothea Orems Theorie liegt ihr Buch „Nursing Concepts of Practice" von 1991 zugrunde. Hier werden vor allem die Kapitel 3, 6, 7 und 9 behandelt, die nach eigenen Aussagen Orems die essentiellen Begriffe ihrer allgemeinen Theorie vorstellen und interpretieren. Orems Theorie wurde erstmals 1971 veröffentlicht, aber seitdem mehrmals revidiert. Da sie relativ kompliziert ist und viele ungewöhnliche Begriffe enthält, empfiehlt es sich, sich mit ihr im Vorfeld vertraut zu machen – vor allem mit den oben genannten Kapiteln – bzw. sie zumindest parallel zu lesen.

Zusammenfassung der Hauptkomponenten der Theorie

Orems Theorie ist mit der Hendersons nah verwandt. Auf die gleiche Weise wie Henderson sieht Orem in der **Krankenpflege einen Ersatz für gesundheitsbezogene Aktivitäten** (die sog. Selbstpflege) in Situationen, **in denen der Patient nicht in der Lage ist, diese selbst auszuführen**. Auch Orem betont, daß es **Ziel der Pflege** ist, **dem Patienten zu helfen, seine Unabhängigkeit weitestgehend wiederzuerlangen**. Orem hat die Ideen, welche Handlungen (die sog. Selbstpflegeerfordernisse oder der Selbstpflegebedarf) notwendig sind, um Funktionen und Gesundheit zu fördern, weiterentwickelt und darüber hinaus Probleme dargestellt, die im Zusammenhang mit diesen Aktivitäten entstehen können (das sog. Selbstpflegedefizit). Sie hat im weiteren Pflegemaßnahmen beschrieben (in Form von Pflegesystemen), die dem jeweils unterschiedlichen Ausmaß des Selbstpflegedefizits gerecht werden. Um ihre Theorie beschreiben zu können, hat sie ein ausgezeichnetes Vokabular entwickelt.

1 Die wichtigsten Elemente der Theorie

Orem teilt ihr gesamtes Konzept in drei unterschiedliche Theorien ein: die Theorie des Selbstpflegedefizits, die Theorie der Selbstpflege und die Theorie der Krankenpflegesysteme (S. 66). Sie meint, daß diese drei Theorien Bestandteile einer allgemeinen Pflegetheorie sind (S. 66). Für die Analyse von Orems Theorie ist es wichtig, sich über den Aufbau der Theorie im klaren zu sein. Die Analyse ist insofern kompliziert, als es nötig ist, jeden der drei Teile einzeln zu analysieren und anschließend zu überprüfen, in welcher Beziehung sie zueinander stehen.

5 Das Selbstpflegemodell von Dorothea Orem

Die **Theorie der Selbstpflege** enthält drei zentrale Begriffe: **Selbstpflege, Selbstpflegebedarf** und **therapeutischer Selbstpflegebedarf**[1] (Kap. 6).

Orem definiert **Selbstpflege** mit „Ausführung aller Handlungen, die das Individuum plant und selbständig durchführt, um sein Leben, seine Gesundheit und sein Wohlbefinden zu erhalten." (S. 117). Diese Aktivitäten sind „freiwillig" (S. 117) und „bewußt" (S. 124, 162), sie haben „ein Muster und eine Abfolge" (S. 117). Sie sind auch zielgerichtet (S. 117) in der Weise, daß sie den Anforderungen des **Selbstpflegebedarfs** genügen (S. 117). Orem benützt hier den Begriff **Selbstpflegeaktivitäten** (S. 145). Ihre Abfolge besteht aus drei Schritten: einer Einschätzungsphase, einer Planungsphase und einer Ausführungsphase (S. 148–151).

Selbstpflegebedarf wird als „Verallgemeinerung der Absichten, die das Individuum hat oder haben sollte, wenn es sich mit Selbstpflege befaßt" definiert (S. 122). Diese etwas unklare und unverständlich klingende Definition wird etwas plausibler, wenn man sich die Beschreibung verschiedener Selbstpflegebedürfnisse ansieht. Nach Orem besteht der Selbstpflegebedarf aus drei Kategorien von Selbstpflegebedürfnissen, den universellen, den entwicklungsbedingten und den krankheitsbedingten.

Die **universellen Selbstpflegebedürfnisse** meinen, daß der Mensch Handlungen initiieren muß (Selbstpflege), um menschliche Funktionen aufrechtzuerhalten. Es sind beschriebene Handlungen (und Ziele), die notwendig sind, um Lebensprozesse zu unterstützen und aufrechtzuerhalten (S. 122). Hier nennt Orem acht verschiedene Bedürfnisse (S. 1–26):

1 Aufrechterhaltung einer ausreichenden Aufnahme von Luft.
2 Aufrechterhaltung einer ausreichenden Aufnahme von Wasser.
3 Aufrechterhaltung einer ausreichenden Aufnahme von Nahrung.
4 Pflege, die an Ausscheidungsvorgänge und Abfallstoffe gebunden ist.
5 Aufrechterhaltung eines Gleichgewichts zwischen Aktivität und Ruhe.
6 Aufrechterhaltung eines Gleichgewichts zwischen Alleinsein und sozialer Interaktion.
7 Vorbeugung von Gefahren für das menschliche Leben, Funktionen des Menschen und sein Wohlbefinden.
8 Förderung der Entwicklung des Menschen innerhalb sozialer Gruppen unter Berücksichtigung seiner menschlichen Fähigkeiten, seiner Grenzen und seinem Wunsch, normal zu sein.

Die **entwicklungsmäßigen Selbstpflegebedürfnisse** gründen auf der Annahme, daß der Mensch sich Zeit seines Lebens, von der Geburt bis zu seinem Tod, entwickelt und daß diese Entwicklung an bestimmte Voraussetzungen geknüpft ist (S. 130). Sie können sich entweder an allgemeinen Selbstpflegebedürfnissen orientieren, die mit dem Entwicklungsstadium, in dem sich der Mensch befindet, verbunden sind (so z.B. die intrauterine Periode, Geburt, Säuglingszeit, Kindheit, Adoleszenz, die verschiedenen Stadien des Erwachsenseins usw.), oder sie können neue, spezielle Anforderungen beschreiben, die sich aus besonderen Zuständen (z.B. einer Schwangerschaft) oder Ereignissen (z.B. der Verlust der Eltern oder des Partners) ergeben (S. 131).

Krankheitsbedingte Selbstpflegebedürfnisse „bestehen für Menschen, die krank oder verletzt sind, die physisch oder psychisch behindert sind und die sich in medizinischer Behandlung befinden." (S. 132) Orem hat sechs Kategorien von krankheitsbedingten Selbstpflegebedürfnissen unterschieden (S. 134):

1. Die entsprechende medizinische Versorgung in Verbindung mit einer Krankheit oder Behinderung wählen und sicherstellen.
2. Sich über die Auswirkungen der pathologischen Zustände, einschließlich ihrer Auswirkung auf die eigene Entwicklung, im klaren sein und sich mit ihnen auseinanderzusetzen.
3. Medizinisch verordnete, therapeutische und rehabilitative Maßnahmen auf eine effektive Weise durchführen.
4. Sich über unbequeme oder schädliche Auswirkungen der medizinischen Behandlung im klaren sein, auf diese reagieren und versuchen, sie auszugleichen.
5. Das Selbstbild dahingehend reflektieren, daß es dem einzelnen bewußt ist, daß er sich in einem bestimmten Gesundheitszustand befindet oder daß er derzeit von Unterstützung abhängig ist.
6. Mit den Folgen pathologischer Zustände und den Auswirkungen der medizinischen Diagnostik und Behandlung leben lernen und dies in einen Lebensstil, der weitere persönliche Entwicklung fördert, integrieren.

Der Begriff des **therapeutischen Selbstpflegebedarfs** wird unterschiedlich eingesetzt. Orem benützt ihn vor allem zur Zusammenfassung aller Selbstpflegeaktivitäten, die ausgeführt werden müssen, um den Anforderungen der universellen, der entwicklungsbedingten und der krankheitsbedingten Selbstpflegebedürfnisse zu genügen (S. 135). Der therapeutische Selbstpflegebedarf wird „berechnet", indem man folgende Aspekte berücksichtigt:

– Den bestehenden und zukünftig erforderlichen Selbstpflegebedarf.
– Das Verhältnis der einzelnen Bedürfnisse zueinander.
– Die Einflußfaktoren wie Alter, Geschlecht, Entwicklungsstadium, Lebenssituation usw., die mitentscheiden, wie der einzelne diesen Bedürfnissen begegnen kann.
– Die Methoden und Handlungen, die zur Bedürfnisbefriedigung eingesetzt werden müssen (S. 135, 138).

Die Selbstpflegetheorie kann wie in Abbildung 5-1 dargestellt werden.

In der **Theorie des Selbstpflegedefizits** führt Orem drei neue Begriffe ein, die **Selbstpflegefähigkeit, Selbstpflegebegrenzungen** und das **Selbstpflegedefizit**.

Selbstpflegefähigkeit definiert sie als „eine komplexe, (an)gelernte Fähigkeit, den kontinuierlichen Anforderungen zu genügen, die die Lebensprozesse regulieren, die die strukturelle und funktionelle Integrität und Entwicklung des Menschen aufrechterhalten und fördern und die Wohlbefinden bewirken." (S. 145). Sie variiert mit dem Alter, dem Gesundheitszustand, Ausbildung, Lebenserfahrung, kulturellen Einflüssen und Ressourcen. Orem bezeichnet diese Aspekte als grundlegende Bedingungsfaktoren (S. 136). Die Selbstpflegefähigkeit umfaßt Kenntnisse, Motivation, geistige und manuelle Fähigkeiten und Fertig-

5 Das Selbstpflegemodell von Dorothea Orem

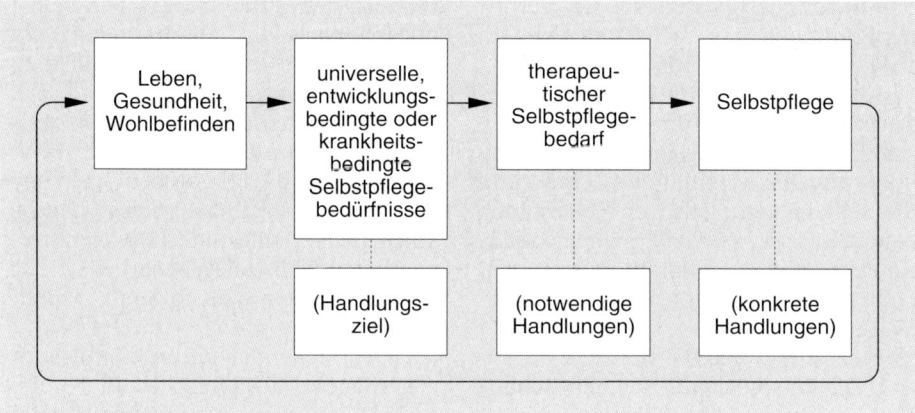

Abb. 5-1 Diagramm von Orems Selbstpflegetheorie.

keiten, die man braucht, um die eigenen Selbstpflegebedürfnisse zu erkennen und ihnen adäquat zu begegnen (S. 151–155). Sie ist somit eng verknüpft mit verschiedenen mentalen, psychologischen und physischen Charakteristika (S. 155). Orem ist der Meinung, daß diese Selbstpflegefähigkeit sich zum Teil spontan durch die Erfüllung der Alltagsaufgaben entwickelt, daß sie aber zum Teil auch durch die Unterweisung anderer gelernt wurde (S. 106).

Selbstpflegebegrenzungen sind „Beschränkungen, die auf die Selbstpflege Einfluß nehmen." (S. 125). Orem beschreibt drei Arten von Grenzen, nämlich begrenztes Wissen, Begrenzungen in der Fähigkeit, Sachverhalte zu beurteilen und Entscheidungen zu fällen und Begrenzungen in der Fähigkeit, zielgerichtete Handlungen durchzuführen (S. 170). Sie beschreibt dies auch näher (S. 170–173), und Interessierte seien an dieser Stelle auf die Quelle verwiesen. Selbstpflegebegrenzungen drücken mit anderen Worten aus, wie sich Selbstpflegefähigkeiten und Selbstpflegebedarf zueinander verhalten.

Selbstpflegedefizit ist das Mißverhältnis und die Diskrepanz zwischen der Selbstpflegefähigkeit eines Menschen und seinem therapeutischen Selbstpflegebedarf. Er kann diesem aufgrund seiner Fähigkeiten nicht genügen (S. 173). Dieses Defizit kann bestimmte Aspekte, aber auch die Gesamtheit betreffen (S. 173). Die Theorie des Selbstpflegedefizits ist graphisch in Abbildung 5-2 dargestellt.

Orems Theorie des Selbstpflegedefizits erklärt ihrer Meinung nach auch, wo die Aufgabe der Pflege liegt und wann ein Mensch der Pflege bedarf. Dies ist dann der Fall, wenn seine Selbstpflegefähigkeit geringer ist als sein Selbstpflegebedarf oder – mit anderen Worten ausgedrückt – wenn der Mensch nicht mehr in der Lage ist, eine angemessene Selbstpflege auszuüben. In diesen Situationen müssen andere, z.B. die Angehörigen, Verantwortung übernehmen. Orem bezeichnet dies als „Fürsorge für Abhängige" (S. 175). Wenn weder der Patient noch die Angehörigen in der Lage sind, den Selbstpflegeanforderungen gerecht zu werden, dann ist die Krankenpflege gefragt.

Zusammenfassung der Hauptkomponenten

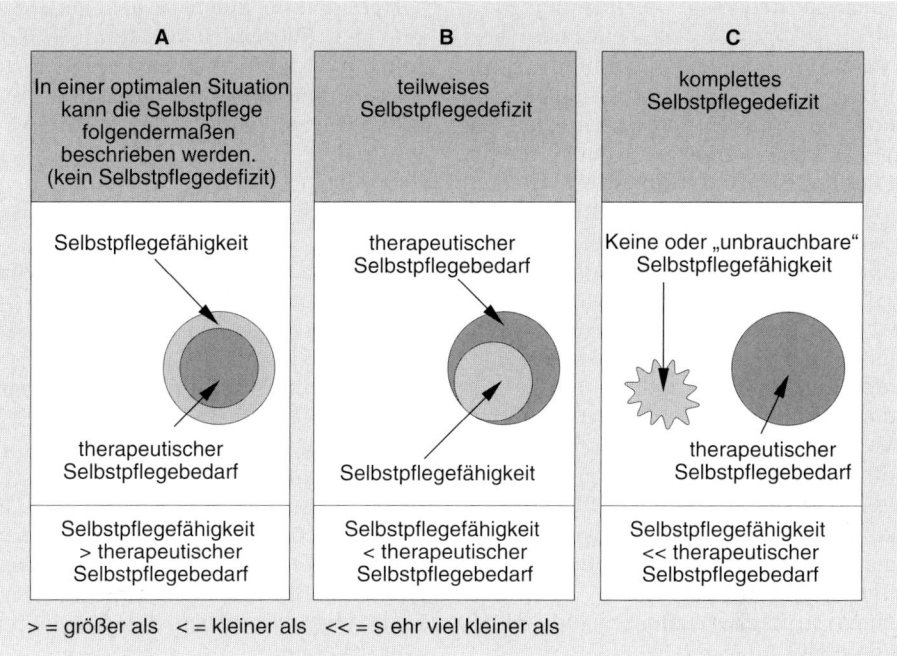

Abb. 5-2 Theorie des Selbstpflegedefizits.

Die **Theorie der Krankenpflegesysteme** umfaßt die Begriffe **Pflegefähigkeit, helfende Methoden** und **Pflegesysteme**. Sie baut auf Thesen über Helfersituationen im allgemeinen und Pflegesituationen im besonderen auf. Situationen, in denen Hilfe nötig ist, sind durch folgende Merkmale charakterisiert:
- Es sind zwei Partner vorhanden, der, der Hilfe braucht, und der, der Hilfe gibt.
- Der Hilfsbedürftige braucht sinnvolle Unterstützung, da er die nötigen Handlungen nicht selbständig durchführen kann.
- Der Helfer erkennt die Bedürfnisse des Hilfesuchenden und hat auch die Fähigkeit, ihnen zu begegnen.
- Die Handlungen des Helfers ergänzen oder ersetzen die Handlungen des Hilfsbedürftigen und schaffen eine Situation, durch die der Hilfsbedürftige seine Möglichkeiten erweitert, zukünftig selbständig seine Bedürfnisse zu befriedigen (S. 8).

Der Begriff **Pflegefähigkeit** meint die Fähigkeiten, Fertigkeiten, Haltungen und Eigenschaften, die jemand braucht, um Krankenpflege ausüben zu können bzw. um „Pflegemaßnahmen zu produzieren", wie Orem es ausdrückt (S. 225). Dies sind nach ihren Aussagen komplexe, gelernte Fähigkeiten, die nur in einer besonderen Ausbildung gewonnen werden können (S. 254). Sie sind mit der Selbstpflegefähigkeit insofern vergleichbar, als beide eine Fähigkeit beschreiben, bestimmte, zielgerichtete und sinnvolle Handlungen durchzuführen (S. 225). Der Unterschied bezieht sich zum einen auf den Fokus der Handlungen – dies ist einmal ein hilfsbedürftiger Mensch und im anderen Fall die eigene Person (S. 225), aber auch auf Menge und Komplexität der Handlungen. So sind nach Meinung Orems sowohl Pflegekunst (d.h. kreatives Denken und Handeln in Pflegesituationen), die Bereitschaft und Motivation, Krankenpflege zu geben und besondere praktische („technische") Fähigkeiten notwendige Bestandteile der Pflegefähigkeit (S. 255-256). Die praktischen Fertigkeiten sind ihr dabei am wichtigsten. Sie umschreibt sie mit Diagnosestellung, Verordnung, Behandlung und Verwaltung der Pflege (S. 255). Sie faßt diese mit der Bezeichnung **Pflegeprozeß** zusammen und charakterisiert diesen als eine Technik, die einen sozialen und zwischenmenschlichen, aber auch einen strukturierenden Aspekt hat (S. 265-283).

Orem sagt weiterhin, daß sich alle professionellen Helfer einschließlich der Pflegenden verschiedener **helfender Methoden** bedienen und zählt fünf auf, nämlich (S. 9):
1. Für einen anderen handeln oder etwas für ihn tun.
2. Einen anderen führen und leiten.
3. Einen anderen unterstützen (physisch oder psychisch).
4. Eine entwicklungsfördernde Umgebung schaffen.
5. Einen anderen unterrichten und anleiten.

Diese Liste beinhaltet eine schrittweise zunehmende Fähigkeit zur Selbständigkeit des Hilfsbedürftigen.

Pflegesysteme sind nach Orem Konstrukte, die sich aus den Handlungen der Patienten, der Pflegenden und den Interaktionen zwischen beiden Gruppen in einer Pflegesituation ergeben (S. 63). Sie strukturieren nach Meinung Orems die Pflegesituation, indem sie dem Patienten und den Pflegenden bestimmte Rollen und ein bestimmtes Rollenverhalten zuweisen, und aussagen, welche technischen Elemente enthalten sein sollen und welche Hilfsmethoden benützt werden sollen (S. 111). Sie differenziert zwischen drei verschiedenen Pflegesystemen:
1. Vollständig kompensatorische Pflegesysteme.
2. Teilweise kompensatorische Pflegesysteme.
3. Unterstützende und entwicklungsfördernde Pflegesysteme (S. 289-291).

Vollständig kompensatorische Systeme wendet man bei Patienten an, die nicht in der Lage sind, Selbstpflegemaßnahmen selbständig zu initiieren oder denen die Fähigkeit, eigenständige und kontrollierte Bewegungen durchzuführen, fehlt. Hierunter fallen drei Kategorien von Patienten:
1. Patienten, die nicht in der Lage sind, bewußt zu handeln (z.B. komatöse Patienten).
2. Kompetente Patienten, die Entscheidungen in bezug auf ihre Selbstpflegefähigkeit bewußt fällen können, aber motorisch nicht in der Lage sind, diese umzusetzen.
3. Patienten, die keine eigenen Entscheidungen in bezug auf Selbstpflege treffen können, aber unter Anleitung handeln können (z.B. Menschen mit eingeschränkten mentalen Fähigkeiten; S. 289).

Von den o.g. helfenden Methoden sind es besonders die ersten drei, die hier relevant sind (S. 156).

Teilweise kompensatorische Pflegesysteme werden verwendet, wo sowohl der Patient als auch die Pflegekraft handeln. Hier können alle fünf genannten helfenden Methoden angewandt werden (S. 291).

Zusammenfassung der Hauptkomponenten

Unterstützende und **entwicklungsfördernde Pflegesysteme** sind relevant, wenn der Patient lernen soll, die in seiner Situation nötigen Maßnahmen selbständig durchzuführen. Als helfende Methoden dienen hier vor allem Unterstützung, Führung und Schaffung einer entwicklungsfördernden Umgebung und Unterweisung (S. 291).

2 Die Beziehung zwischen den Elementen

Orems allgemeine Theorie ist in Abbildung 5-3 dargestellt.

Die Beziehung der verschiedenen Elemente zueinander wurde in den drei Teiltheorien D. Orems bereits dargelegt und ist hier noch einmal wie folgt zusammengefaßt:

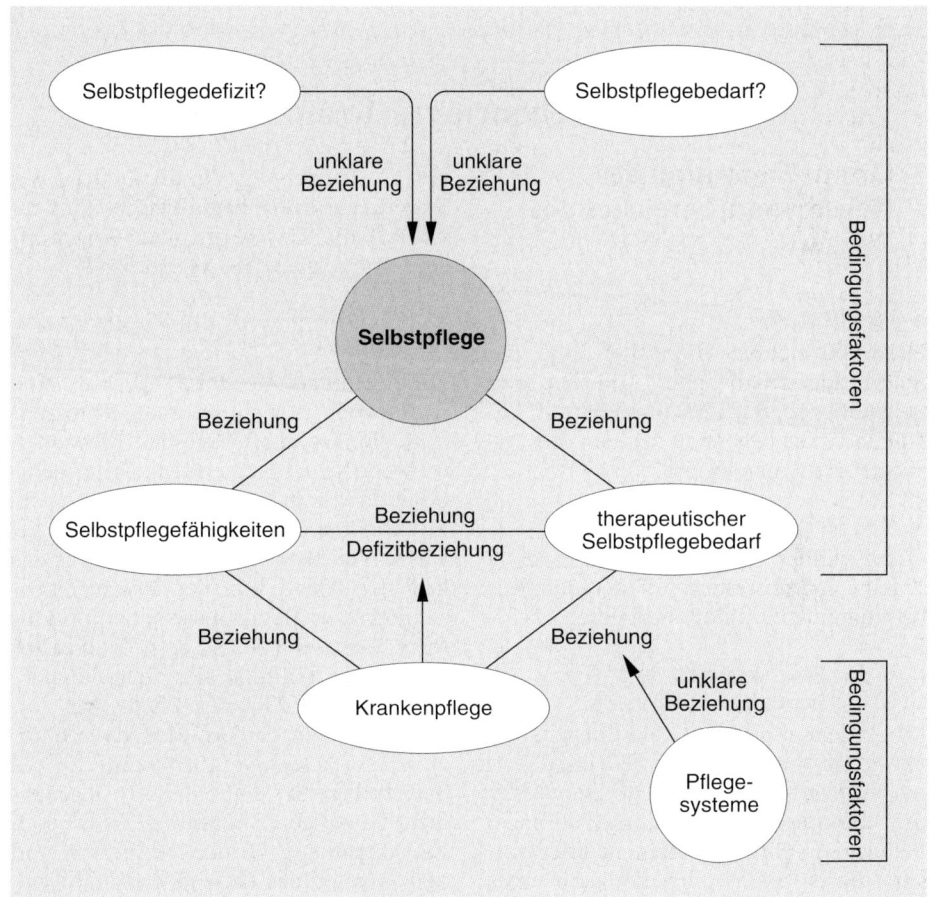

Abb. 5-3 Orems allgemeine Pflegetheorie.

- Die Beziehung der Elemente der Selbstpflegetheorie zueinander sind klar dargestellt (s. Abb. 5-1 u. 5-2).
- Die Beziehung der Elemente zueinander in der Theorie des Selbstpflegedefizits ist insofern beschrieben, als das, was Orem als Theorie der Selbstpflegedefizits bezeichnet, in sich eine Beschreibung von Beziehungen der in der Selbstpflegetheorie verwendeten Begriffe ist.
- Die Beziehungen der Elemente der Theorie der Pflegesysteme sind z.T. dadurch klar, daß Orem die verschiedenen helfenden Methoden mit den verschiedenen Pflegesystemen verknüpft. Es wird allerdings nicht deutlich, wie sich die Pflegefähigkeit und ihre verschiedenen Bestandteile zu den Bestandteilen der Pflegesysteme verhalten.

Aussagen der Theorie zur Krankenpflege

3 Orems Definition des Gegenstandsbereiches der Pflege

a Der Patient
Orem bezeichnet Menschen, die ein Selbstpflegedefizit haben und die ihren Selbstpflegebedürfnissen nicht auf adäquate Weise begegnen können, als „legitime" Patienten (S. 64).

b Problembereich der Pflege
Orem plädiert dafür, daß verschiedene Arten von Selbstpflegedefiziten den Problembereich der Pflege definieren.

c Relevante Aspekte aus der Umgebung des Patienten
Mit relevanten Aspekten bezeichnet Orem Faktoren, die auf die universellen, die entwicklungsbedingten oder die krankheitsbedingten Selbstpflegebedürfnisse Einfluß nehmen, oder solche, die die Selbstpflegefähigkeit eines Menschen betreffen. Auch Ressourcen aus der Umgebung, die die Defizite des Patienten positiv beeinflussen können, wie z.B. die Anwesenheit von Angehörigen, sind relevant (S. 39–40, 136).

d Das übergeordnete Ziel der Pflege
Die allgemeine Ziel der Pflege ist es, eine strukturelle und funktionale Integrität und ein Wohlbefinden des Menschen während seines ganzen Lebens aufrechterhalten zu helfen und eine normale Entwicklung zu unterstützen (S. 41). Etwas konkreter ausgedrückt, so ist es das Ziel der Pflege, daß der Patient eigenständig seine Bedürfnisse stillen und für seine Gesundheit und sein Wohlbefinden sorgen kann. Ist dies nicht möglich, so ist es das Ziel der Pflege, die Angehörigen oder andere Menschen darin zu unterstützen, Verantwortung für die Selbstpflege des Patienten zu übernehmen. In einigen Situationen ist es auch Ziel der Pflege, Leiden zu lindern und den Zustand des Patienten zu stabilisieren (S. 206).

e Die Methoden der Pflege

Prinzipiell sieht Orem die Krankenpflege als komplementäre Methode. Die Pflege ergänzt die Handlungen von Menschen oder deren Angehörigen dort, wo diese nicht in der Lage sind, den Anforderungen einer Selbstpflege gerecht zu werden. Orem bezeichnet die Methode der Pflege als intellektuellen, diagnostischen Prozeß, als soziales und zwischenmenschliches Geschehen und gleichzeitig als geregelte und strukturierte Technik (Krankenpflegeprozeß). Um das Selbstpflegedefizit eines Patienten einschätzen zu können, muß die Pflegekraft in der Lage sein, den gesamten therapeutischen Selbstpflegebedarf einer Person und auch deren Fähigkeit, diesem gerecht zu werden (d.h. ihre Selbstpflegefähigkeit), zu erfassen. Daraus kann sie dann ableiten, welche Art von Selbstpflegedefizit besteht und dann geeignete Pflegesysteme auswählen.

f Der Kontext der Pflege

Der Kontext bezieht sich auf die Menschen, die ein auf ihren Gesundheitszustand bezogenes Selbstpflegedefizit haben. D.h., die Pflege beschäftigt sich mit dem ganzen Menschen, einschließlich seiner Entwicklung und seinem Wohlbefinden. Man kann weiter annehmen, daß sie einen Bezug zu den in der Medizin gängigen Definitionen von Gesundheit, Krankheit und Behandlung herstellt. Denn mehrere der von ihr beschriebenen Selbstpflegebedürfnisse beziehen sich auf entsprechende medizinische Aspekte (S. 134).

4 Beschreibt die Theorie einen Ist- oder einen Sollzustand?

Orem beschreibt nach ihren eigenen Aussagen in ihrer Theorie charakteristische Züge von Patienten und Pflegenden und ihrer Beziehung zueinander, so wie sie in der Realität existieren. Die Theorie orientiert sich an Fakten, auf die sich Pflegende in ihrer Arbeit beziehen können (S. 78). Vertieft man sich weiter in ihre Theorie, so wird deutlich, daß sie zwar den Problembereich der Pflege als einen Istzustand beschreibt, daß sie jedoch für die Krankenpflege an sich auch über Visionen – orientiert an den Gegebenheiten – nachdenkt.

5 Die Hauptthese der Theorie

Orem sagt, daß Menschen zeitweise nicht in der Lage sind, Handlungen auszuführen, die Leben, Gesundheit und Wohlbefinden erhalten oder fördern und daß es in der Verantwortung der Pflegenden liegt, diese Defizite zu kompensieren, mit dem Ziel, daß dem Menschen bzw. seinen Angehörigen geholfen wird, diese Fähigkeit soweit möglich wiederzuerlangen.

Das Weltbild der Theorie

6 Orems Auffassung der Wirklichkeit (zugrundeliegende Thesen und Wertesysteme)

Orem beschreibt den **Menschen** als **rationales, problemorientiertes** und **seine Bedürfnisse befriedigendes Wesen**. Dies betrifft den Menschen **sowohl** in der Rolle des **Patienten als auch** in der des **Pflegenden**.

Orems zugrundeliegende These ist, daß ein Mensch dann, wenn er Kenntnisse und Fähigkeiten dazu hat, seinen Bedürfnissen gerecht lebt. Eine gewisse **Zweckrationalität**² scheint eine wichtige Rolle in Orems Weltbild zu spielen.

Die Natur besteht nach Auffassung Orems aus universellen Mustern (Normen). Diese beschreiben die Normalität. Muster, die sich stark von diesen unterscheiden, werden als Abweichungen bezeichnet. Diese **Naturauffassung** spiegelt sich auch in der Auffassung vom Menschen wider. Der Mensch wird charakterisiert durch bestimmte („normale") physiologische, kognitive und psychologische Strukturen und Funktionen (S. 40).

Die soziale Wirklichkeit wird von Rollen definiert, die der Mensch einnimmt. Sie wiederum sind verbunden mit unterschiedlichen sozialen Positionen, die darüber entscheiden, wie die Beziehungen der Menschen zueinander festgelegt sind und welche Verantwortung und welche Verpflichtungen sie haben (S. 39). Dies kommt auch in der Beziehung Patient – Pflegekraft zum Tragen, in der der Patient in die Rolle des Patienten sozialisiert wird und in der die Pflegekraft die Pflegerolle übernimmt, wenn sie sich durch eine Ausbildung qualifiziert hat (S. 110, 113–115).

In Orems Beschreibung sozialer und zwischenmenschlicher „Technologien" wird deutlich, daß ihrer Meinung nach die Zweckrationalität auch in den zwischenmenschlichen Beziehungen eine wichtige Rolle spielt. Der Pflegende muß diese Technologien beherrschen, um eine dienende Rolle in der Beziehung Patient – Pflegender einnehmen zu können und um vorherbestimmte, wünschenswerte Resultate durch zielgerichtetes Handeln zu erreichen (S. 111–112).

Orems Wirklichkeitsauffassung spiegelt sich auch in ihrem Wissenschaftsbegriff wider. Sie plädiert für eine **wissenschaftliche Annäherungsweise in der Pflege**, in der Wert darauf gelegt wird, daß die Pflege gültige (valide) und verläßliche (reliable) Technologien einsetzt, die sicherstellen sollen, daß die formulierten Ziele erreicht werden (S. 88–93).

Die kulturelle Wirklichkeit ist für Orem eine wichtige Ressource im Hinblick auf das Erlernen von Selbstpflege. Menschen lernen in einem sozialen und kulturellen Kontext und setzen dieses Wissen sinnvoll ein (S. 159–160).

7 Der Hintergrund der Theorie

Orems wichtigstes Anliegen ist es, die Frage nach den Funktionen und dem Verantwortungsbereich der Pflege zu beantworten. Hier geht sie von folgender Fragestellung aus: Welche Bedingungen bestehen, wenn ein Mensch der Pflege bedarf? (S. 57). Vor allem diese Frage kann nach ihrer Meinung die Funktion der Pflege deutlich machen. Aus diesem Grund sieht sie auch die Theorie des Selbstfürsorgedefizits als die zentrale an. Sie entwickelte ihre Theorie in einer

Zeit, in der die Frage nach dem, was die Selbständigkeit der Pflege, ihre Professionalität ausmacht, eine bedeutende Rolle spielte. Ihre Theorie war ein Versuch, dies klarzustellen, u.a. um daraus ableiten zu können, welche Themen und Inhalte in die Krankenpflegeausbildung übernommen werden sollen.

Die theoretische Haltbarkeit der Theorie

8 Klarheit von Definitionen und Darstellung

Die Definitionen Orems und die Verwendung wesentlicher Begriffe sind zum Teil sehr unklar und unverständlich, so z.B. die Begriffe Selbstpflegebedarf, Selbstpflege und therapeutischer Selbstpflegebedarf.

Es ist mißverständlich und unlogisch, wenn Orem behauptet, daß der therapeutische Selbstpflege**bedarf** die Summe aller Selbstpflege**maßnahmen** umfaßt, die durchgeführt werden müssen, um dem bestehenden Selbstpflege**bedarf** zu begegnen. Es erscheint einleuchtender, mit diesem Begriff (therapeutic self-care demand = therapeutischer Selbstpflegebedarf) die Summe aller verschiedenen Selbstpflegebedürfnisse (self-care requisites) zusammenzufassen.

Daß Orem dies anders versteht, scheint mit der Tatsache zusammenzuhängen, daß sie mit Selbstpflegebedarf nicht menschliche Bedürfnisse meint, sondern Handlungsziele (S. 122). Der Unterschied zwischen Selbstpflegemaßnahmen und den Handlungen, die unter den Begriff Selbstpflegebedarf fallen, ist der zeitliche Rahmen: Selbstpflegemaßnahmen sind Handlungen, die gerade getan werden (oder bereits durchgeführt wurden), während mit Selbstpflegebedarf beabsichtigte Handlungen umschrieben werden, die getan werden sollen oder müssen.

Eine weitere Unklarheit besteht bei der Verwendung des Begriffs Theorie. Zwei der Teiltheorien (die Selbstpflegetheorie und die Theorie der Pflegesysteme) bestehen aus unterschiedlichen Begriffen und ihren Beziehungen untereinander. Das, was Orem Theorie des Selbstpflegedefizits nennt, ist hingegen eine Beschreibung ganz bestimmter Beziehungen von Begriffen zueinander, die sich logisch betrachtet nicht von der Theorie der Selbstpflege trennen lassen. Die Theorie des Selbstpflegedefizits scheint mit anderen Worten nur ein Ausschnitt bzw. ein besonderer Fall der Selbstpflegetheorie zu sein (sie beschreibt die Situation, in der zwischen den Selbstpflegefähigkeiten und dem Selbstpflegebedarf eine Diskrepanz besteht). Dies bedeutet, daß Orems Theorie logischerweise nicht aus drei, sondern nur aus zwei Teiltheorien besteht.

Ein dritter Aspekt, der zu der Unklarheit der Theorie Orems beiträgt, ist, daß sich ihren Darstellungen nur schwer folgen läßt. Während sie versichert, den Inhalt der drei Teiltheorien in den Kapiteln 3, 6, 7 und 9 darzustellen, beschreibt sie tatsächlich die wesentlichen Begriffe auch in anderen Kapiteln. So ist zum Beispiel dem Thema Pflegefähigkeit große Aufmerksamkeit in Kapitel 10 gewidmet.

9 Ist die Theorie logisch aufgebaut?

Aufgrund des fließenden Übergangs zwischen den zentralen Begriffen der Theorie scheint sie zum Teil unlogisch und macht es dem Leser nicht leicht, eine innere Logik, z.B. bei der Abgrenzung von Definitionen, zu erkennen und die einzelnen Fäden zu einem sinnvollen Ganzen zusammenzuweben.

Eine weitere Schwäche liegt im Niveau der Details. Im großen und ganzen ist die Theorie allgemein gehalten und beschreibt die wesentlichen, übergeordneten Begriffe. Zwischendurch aber legt sie detailliert fest, wie die Pflege von bestimmten Patientengruppen zu gestalten ist. Beispielsweise gibt sie klare Instruktionen, wie Pflegende mit komatösen Patienten sprechen sollen (S. 289). Auch wenn diese Ratschläge durchaus nützlich und stimmig sind, so sind sie doch nicht angemessen in die Struktur der Theorie integriert. Diese ist im Grunde zu allgemein, um als Grundlage für so konkrete Handlungsanweisungen zu dienen. Darüber hinaus unternimmt Orem auch nicht den Versuch, sie mit den Theorien der Pflegesysteme zu verknüpfen.

10 Theorieart

Orems Theorie ist vor allem beschreibend. Sie versucht herauszufiltern, **was** einen Patienten vom Standpunkt der Pflegekraft gesehen, ausmacht. Sie ist auch normativ in der Weise, daß sie die Frage beantworten will, was ein „legitimer" Patient ist. Dieser Standpunkt ist insofern normativ, als er klarstellt, wo die Pflege ihren Fokus haben **sollte**, d.h., für welche Patienten die Pflegekraft sich einsetzen sollte.

Orem versucht auch zu beschreiben, welchen Bezug die verschiedenen Begriffe zueinander haben. Dies macht sie oft mit Hilfe von Definitionen.

B Die Selbstpflege verhält sich zum Selbstpflegebedarf, indem sie diesen beantwortet, oder die Selbstpflegefähigkeit verhält sich zur Selbstpflege, indem sie die Fähigkeit der Person beschreibt, Selbstpflege durchzuführen.

Die praktische Brauchbarkeit der Theorie

11 Reflektiert die Theorie die Wirklichkeit des Lesers?

Orem beschreibt eine Wirklichkeit, die nur in Teilen die Realität widerspiegelt. Ihre Theorie des Selbstpflegedefizits reflektiert den Teil der Pflege, der sich darum kümmert, dem Patienten zu helfen, Unabhängigkeit wiederzuerlangen. Diese betrifft diejenigen Bedürfnisse, die wegen Krankheit, physischer oder psychischer Beeinträchtigung oder Behinderung nicht mehr gewährleistet sind.

Die Theorie ist verhältnismäßig detailliert hinsichtlich der Kriterien, auf die die Pflegekraft Rücksicht nehmen muß, wenn sie den Patienten zur Selbsthilfe anleiten will. Sie legt Wert auf eine konkrete Beschreibung der Handlungen, die die körperliche Integrität und Funktion sichern sollen. Sie unterstreicht auch die Bedeutung praktischen Handelns, um den erkannten Bedürfnissen gerecht zu werden.

Die Theorie beschreibt hingegen nur in geringem Maß die mentale, psychische oder soziale Anpassung, die nötig ist, wenn ein Mensch mit ernsthafter Krankheit, mit Beeinträchtigungen oder Behinderungen konfrontiert wird. Auch wenn diese Aspekte bei den verschiedenen Selbstpflegebedürfnissen erwähnt werden, beschränkt sich die Beschreibung der verschiedenen Pflegesysteme vor allem auf fehlende physische Funktionen und/oder fehlende kognitive Fähigkeiten für die Lösung rationeller Probleme. Die Theorie gibt keine Richtlinien, wie sich Pflegende gegenüber unlösbaren, nichtrationalen Problemen, wie scheinbar sinnlosen Erlebnissen wie Leiden, Trauer, Schmerzen usw. verhalten können.

Die Theorie der Selbstpflege reflektiert vor allem die Rolle der Eigenaktivität der Menschen, die nötig ist und die sie einsetzen, um Gesundheit und Wohlbefinden aufrechtzuerhalten, sich selbst, aber auch hilfsbedürftige Angehörige oder andere Menschen betreffend. Die Wichtigkeit und die Möglichkeiten nichtprofessioneller Arbeit ließen sich ohne Probleme in diese Selbstpflegetheorie integrieren. Diese Chance nimmt Orem jedoch nicht wahr. Ihr Anliegen ist nicht die „unprofessionelle" Selbstpflege als solche, sondern vor allem die Selbstpflegedefizite als Basis für die Krankenpflegepraxis. So berücksichtigt die Theorie nur in geringem Ausmaß das Wissen, das Verständnis und die Einsicht, die Menschen als Ressourcen zur Verfügung stehen, wenn es darum geht, Probleme des eigenen Körpers und der eigenen Gesundheit wahrzunehmen und zu lösen.

12 Anwendbarkeit

So wie sie vorliegt, läßt sich die Theorie Orems nur schwer anwenden. Vor allem wäre erforderlich, die begrifflichen Unklarheiten zu klären. Darüber hinaus ist eine gründliche Prüfung des Menschen- und des Weltbildes, die in einigen Teilen der Theorie sichtbar werden, notwendig. Ich bin allerdings der Meinung, daß die Theorie überarbeitet werden kann und sich diese Probleme dann sehr leicht lösen lassen. Dann würden sich Möglichkeiten ergeben, die Theorie in bestimmten Bereichen der Pflege anzuwenden.

Die Theorie des Selbstpflegedefizits kann z.B. Pflegenden, die mit Patienten arbeiten, die besondere Selbstbehandlungsmethoden erlernen müssen, einen übergeordneten Bezugsrahmen für ihre Arbeit geben.

B Beispielsweise ist es für Patienten mit chronischen Erkrankungen wie Diabetes oder Hautkrankheiten wichtig, ihren Zustand einschätzen zu lernen und praktische, am Gesundheitszustand orientierte Maßnahmen durchzuführen.

Des weiteren enthält Orems Theorie der Selbstpflege die potentielle Möglichkeit, die „nichtprofessionelle" Selbstpflege, die sich der Kontrolle durch das Gesundheitswesen entzieht, differenziert zu beschreiben. Dies würde aber eine Weiterentwicklung dieses Teils der Theorie voraussetzen.

Orems Theorie der Pflegesysteme gibt keine konkreten Richtlinien, wie den verschiedenen Selbstpflegebedürfnissen, die sie beschreibt, zu begegnen ist. Sie läßt sich aus diesem Grund vor allem dafür verwenden, die verschiedenen Bedürfnisse der Patienten den drei genannten Kategorien zuzuordnen.

In Kapitel 3 wurde darauf hingewiesen, daß es wichtig ist, abzuwägen, ob eine Theorie konkrete und spezielle Richtlinien für die Aufgaben der Pflege gibt. Analysiert man die Theorie Orems auf diese Frage hin, so zeigt sich deutlich, daß Orem viele konkrete Orientierungshilfen gibt, welche Informationen die Pflegekraft einzuholen hat, um die Selbstpflege des Patienten, seine Selbstpflegefähigkeiten und seinen Selbstpflegebedarf einschätzen zu können. Sie gibt hingegen keine Hinweise, wie der therapeutische Selbstpflegebedarf eines Menschen zu „berechnen" ist. Sie gibt auch wenige Richtlinien für Auswahl und Planung der Pflegesysteme. Wie sollen diese konkret aussehen? Wie sollen Pflegemaßnahmen innerhalb dieser Systeme durchgeführt werden? Eine auffallende Ausnahme macht hier Orems Beschreibung, wie Pflegende mit komatösen Patienten kommunizieren und wie sie mit ihnen umgehen können. Ähnliche Hinweise werden auch an anderer Stelle gemacht, diese sind jedoch nicht in die Theorie integriert.

Orems Theorie gibt insgesamt einen Bezugsrahmen, der einige Pflegesituationen mental ordnen hilft und es der Pflegekraft erleichtert zu entscheiden, in welchen Bercichen und Aspekten sie Informationen sammeln soll und auf welches Ziel sie hinarbeiten kann.

13 Reichweite der Theorie

Orem präsentiert ihre Theorie als eine allgemeine Pflegetheorie und vermittelt so den Eindruck, damit alle Bereiche der Pflege abdecken zu können. Dies ist jedoch zu bezweifeln, da es nicht schwierig ist, Beispiele für Situationen zu finden, die man auch als Pflegesituationen bezeichnet, in denen aber ein Selbstpflegedefizit nicht das vorherrschende Problem ist. Zum Beispiel trifft das in Situationen zu, in denen das zentrale Thema Leid, Schmerz oder Trauer ist oder in denen Sinnlosigkeit, unlösbare Probleme, Kränkung und Leid im Vordergrund stehen.

14 Welche Pflegepraxis wird beschrieben und ist diese ethisch verantwortbar?

Orem skizziert eine Pflegepraxis, die auf systematischem, rationalem und zweckmäßigem Handeln und ebensolcher Bedürfnisbefriedigung beruht. Diese Art Praxis ist nur unter bestimmten Voraussetzungen zu verantworten, nämlich dann, wenn der Patient das Bedürfnis hat zu lernen, wie er sich selbst behandeln und pflegen kann, ihm die Möglichkeiten zur Verfügung stehen, dies zu tun und er dies zu tun wünscht. In den Situationen, in denen diese Voraussetzungen nicht gegeben sind, ist eine Pflegepraxis, wie sie von Orem beschrieben wird, nicht mit den Werten und ethischen Richtlinien der Krankenpflege vereinbar.

Auch einige der Thesen und Definitionen, die in der Theorie zum Ausdruck kommen, könnten in Frage gestellt werden, so die Definition von Patient, die Wissenschaftssicht und die Umschreibung der Interaktion zwischen Pflegendem und Patient als Technik. Einige dieser Werte und Gedanken sind allerdings keine wesentlichen Voraussetzungen für die Theorie und könnten aus diesem Grund revidiert werden.

15 Krankenpflege und andere Fachgebiete

Orems Theorie beschreibt die Krankenpflege als „ergänzende Handlung", die dort eingesetzt wird, wo eine Person selbst oder auch deren Angehörige nicht in der Lage sind, notwendige gesundheitsfördernde Maßnahmen zu ergreifen. Insofern sind die Krankenpflege und die nichtprofessionelle Fürsorgearbeit einander wesensverwandt. Sie unterscheiden sich jedoch in anderen Punkten: Die Pflege verfügt über besondere Kenntnisse, um Selbstpflegebedarf und Selbstpflegefähigkeit einzuschätzen und darüber hinaus ein spezialisiertes Wissen, das es ihr ermöglicht, Pflegemaßnahmen für andere zu planen und durchzuführen.

Nach der Theorie Orems ergänzt die Krankenpflege auch die Medizin. Die Pflegekraft führt einige der verordneten medizinischen Handlungen durch und/oder hilft dem Patienten, diese Verordnungen selbst durchzuführen. Orems Theorie zählt die medizinischen Verordnungen zu den Selbstpflegebedürfnissen, denen sich die Pflegekraft stellen muß.

Orem gibt wenig Anhaltspunkte dafür, was die Pflege von anderen Fachbereichen, zum Beispiel der Ergotherapie, unterscheidet.

Anmerkungen

[1] Die Übersetzung der Begriffe „self-care requisite" und „therapeutic self-care demand" ist mit gewissen Problemen verbunden. In der Weise, wie sie hier benützt werden, drücken sie etwas aus, was notwendig oder erforderlich ist. Das gleiche Problem besteht im übrigen auch im Englischen, wo „requisite" synonym mit „demand" verwendet wird. Die Differenzierung, auf die Orem hier abzielt, ist deshalb unklar und macht es nicht leicht, diese in ihrer Theorie wesentlichen Begriffe zu unterscheiden. Es führt jedoch zu keinem größeren logischen Problem, wenn „therapeutic self-care demand" als eine Zusammenfassung aller „self-care requisites" verstanden wird. Orem ist hier allerdings nicht konsequent, wovon später noch die Rede sein wird.

[2] Zweckrationalität meint einen Gedankengang, nach dem der Zweck die Mittel heiligt und in dem das Endprodukt der Handlung (das Ziel) das wesentlichste Element ist, das die eigenen Aktivitäten und deren Bewertung steuert.

6 Joice Travelbees Theorie der zwischenmenschlichen Aspekte

Dieses Kapitel beschäftigt sich mit der Theorie der zwischenmenschlichen Aspekte in der Pflege von Joice Travelbee. Ihr Buch „Interpersonal Aspects of Nursing" wurde 1966 herausgegeben. Die zweite und letzte Auflage, die die Grundlage dieser Analyse bildet, wurde 1971 veröffentlicht. Travelbees Theorie ist mit anderen Worten im Vergleich zu den meisten der hier besprochenen Theorien relativ alt. Das Buch wird nicht mehr aufgelegt. Daß es hier dennoch mitaufgenommen wurde, liegt daran, daß es großen Einfluß auf die norwegische Krankenpflegeausbildung hatte und noch hat. Die Theorie Travelbees unterscheidet sich radikal von der Orems, obwohl beide etwa zur gleichen Zeit entstanden sind. Die beiden Autorinnen repräsentieren zwei verschiedene Schulrichtungen innerhalb der Krankenpflege.

Zusammenfassung der Hauptkomponenten der Theorie

Der **Fokus** liegt bei Joice Travelbee auf den **zwischenmenschlichen Aspekten**. Sie ist der Meinung, daß man Krankenpflege nur dann verstehen kann, wenn man ein Verständnis entwickelt für das, was zwischen **Patient** und **Pflegendem** stattfindet, dafür, wie diese **Interaktion** erlebt wird und welche Folgen sie für den Patienten und seinen Zustand haben kann. Travelbees Idee wird in ihrer Definition von Krankenpflege deutlich: „Krankenpflege ist ein zwischenmenschlicher Prozeß, in dem der professionelle Pflegepraktiker einem Individuum, einer Familie oder der Gesellschaft hilft, Erfahrungen mit Krankheit und Leiden vorzubeugen, sie zu meistern und – wenn nötig – Sinn in diesen Erfahrungen zu erleben." (S. 7).

1 Die wichtigsten Elemente der Theorie

Die Theorie Travelbees **baut auf** der **existentialistischen Philosophie auf**. Das wird deutlich in den Begriffen, die sie wählt, um den Charakter und den Verantwortungsbereich der Pflege zu beschreiben. Ihre wichtigsten Begriffe sind Individuum, Leiden, Sinn, Beziehung von Mensch zu Mensch und Kommunikation.

Travelbee sieht den Menschen als „ein einzigartiges, unersetzliches **Individuum**, ein nur einmal daseiendes Wesen in dieser Welt, gleich und doch ungleich mit jedem Menschen, der einmal gelebt hat oder der einmal leben wird." (S. 26)[1]. Als Mensch nimmt der Mensch zwar an allgemeinmenschlichen Erfahrungen, z.B. an Krankheit, Leiden und Verlust (S. 28) teil. Aber die Art, wie er sie erlebt, ist seine ureigene (S. 28).

Travelbee distanziert sich klar von pauschalisierten Auffassungen des Menschen (S. 34). Sie verwirft die Begriffe Pflegender und Patient, da diese nur allgemeine Definitionen darstellen, die die speziellen Züge des einzelnen Menschen verwischen und nur Gemeinsames hervorheben. Nach Meinung Travelbees ist diese **Kategorisierung** eine **Vereinfachung**, die fast unwillkürlich zu einer Stereotypisierung der Menschen führt, die dieses „Merkmal" tragen. Die allgemeinen gemeinschaftlichen Züge, die ja abstrakt sind, gewinnen die Oberhand über die besonderen Qualitäten des einzelnen Menschen. Dies reduziert den Menschen auf allgemeine Aussagen. Dieser Mechanismus bezieht sich nach Travelbee sowohl auf den Patienten als auch auf die Pflegenden als „Merkmalträger" (S. 31, 33).

Leiden ist Travelbee zufolge eine **fundamentale menschliche Erfahrung**. Es gehört unabdingbar zum Menschsein. Alle Menschen werden im Laufe ihres Lebens, früher oder später, erfahren, was Leiden ist (S. 21). Gleichzeitig ist Leiden ein durch und durch persönliches Phänomen. Es ist eine Erfahrung, in der der Mensch bewußt physischen, psychischen oder geistigen Schmerz erfährt (S. 61, 85). Leiden kann entstehen, wenn der Mensch Verlust(e) erlebt, wenn sein Selbstwertgefühl verletzt wird oder wenn er von anderen getrennt wird (S. 64). Leiden ist oft mit Krankheit verbunden, die zum Verlust von körperlicher, geistiger oder emotionaler Integrität führt (S. 85). Leiden hängt zusammen mit dem, was die einzelne Person in ihrem Leben als bedeutungsvoll erlebt. Travelbee drückt das wie folgt aus: „Das Verhältnis zwischen Leiden und sich um etwas kümmern ist paradox... Leiden ist fast immer dadurch bedingt, daß man sich um etwas oder um jemanden kümmert, auch wenn es möglich ist, daß man leidet, weil man sich nicht um etwas/jemanden kümmert oder kümmern kann. Sich zu kümmern, heißt, eine gewisse Verbindung zu dem Objekt der eigenen Fürsorge aufzubauen. Um Leiden zu erfahren, muß das Individuum sich um das, was es verliert oder was es Gefahr läuft zu verlieren, gekümmert haben. In der Regel verspürt das Individuum keine Trauer in Beziehung zu etwas/jemandem, um das es sich nicht gekümmert hat." (S. 64).

Travelbee sagt, daß es für die Pflegekraft wichtiger ist, Verständnis dafür zu entwickeln, wie der Mensch Krankheit und Leiden erlebt, als für Diagnosen und andere objektive Einschätzungen, die sie oder andere Berufsgruppen im Gesundheitsbereich vornehmen. Sie drückt es so aus: „Jede Krankheit und jede Beeinträchtigung stellen eine Bedrohung für das eigene Ich dar und die Art und Weise, wie ein Mensch seine Krankheit erlebt, ist wichtiger als jedes Kategorisierungssystem eines im Gesundheitsdienst Tätigen. Letzterer kann nicht wissen, wie ein Individuum seine Krankheit erlebt, ehe er dies mit dem betroffenen Menschen erörtert und von ihm erfährt, welche Vorstellung er von seinem Zustand hat." (S. 52).

Travelbee beschreibt verschiedene Abstufungen von Leid, von vorübergehendem physischem, emotionalem oder geistigem Unwohlsein bis zur extremen Anfechtung (anguish), die in eine „Verzweifelt-sich-nicht-Kümmern"-Phase oder in eine terminale „apathische Gleichgültigkeits"-Phase übergehen kann (S. 62–63).

Zusammenfassung der Hauptkomponenten

Die beiden letzten Phasen bezeichnet Travelbee als „zwischenmenschliche Erste-Hilfe-Situationen", die unmittelbares Handeln von seiten der Pflegekraft erfordern (S. 63). Die apathische Gleichgültigkeit ist besonders alarmierend, da sie selten reversibel ist. Deshalb ist es essentiell notwendig zu handeln, ehe eine Person dieses Stadium erreicht (S. 63).

Menschen reagieren auf Leiden sehr unterschiedlich. Travelbee skizziert zwei typische Reaktionsweisen, nämlich die „weshalb ich?"-Frage und die „weshalb nicht ich?"-Frage. Erstere ist nach Auffassung Travelbees die sehr viel häufigere (S. 66). Sie ist dadurch charakterisiert, daß ein Mensch nicht versteht, warum gerade er von Krankheit oder Leiden verfolgt wird, und dies wahrscheinlich auch nicht akzeptiert (S. 66). Der Mensch fühlt sich „ungerecht" behandelt und empfindet Leiden als sinnlos (S. 67). Die „weshalb ich?"-Reaktion kann ihren Ausdruck in Selbstvorwürfen, Vorwürfen an andere, Verwirrung, Wut, Depression, Selbstmitleid, Verzweiflung, verzweifeltem Rückzug oder apathischer Gleichgültigkeit finden.

Die „weshalb nicht ich?"-Reaktion ist Travelbee zufolge eine eher zu akzeptierende Reaktion, sie ist jedoch als Reaktion auf Krankheit oder Leiden ungewöhnlich. Der Mensch, der auf diese Weise reagiert, nimmt Krankheit und Leid hin, ohne sich ungerecht behandelt zu fühlen (S. 70). Travelbee meint, daß diese Reaktion auf einer Lebensphilosophie beruht, die Krankheit und Tod als einen natürlichen Teil des Lebens betrachtet und als einen natürlichen Teil des Menschseins (S. 71). Menschen, die auf diese Weise reagieren, leiden nicht weniger als andere, sind in der Regel aber eher fähig, Leiden auszuhalten und zu meistern (S. 70).

Einen **Sinn** in den **unterschiedlichen Lebenserfahrungen** sehen zu können, ist **von fundamentaler Bedeutung**. Sinn ist „der Grund, der vom Individuum einer bestimmten Lebenserfahrung zugeteilt wird, das diese Erfahrung durchlebt" (S. 162). Sie ist eng verbunden mit den Fragen „warum geschah dies ausgerechnet mir?" und „warum muß ich diese Situation durchleben?" und kann als Antwort auf diese Fragen gesehen werden. Travelbee zufolge sind es vor allem Krankheits- oder Leidenssituationen bei einem Menschen selbst oder seinen nächsten Angehörigen, die diese Fragen aufwerfen und nach einer Antwort suchen lassen (S. 162).

Nach Meinung Travelbees sollte der Begriff Sinn in einer engeren Bedeutung verwendet werden und in der Weise verstanden werden, daß Sinnfindung dem Individuum nicht nur hilft, sich mit einer Krankheit abzufinden, sondern daß es dadurch eine stärkende und reifende Lebenserfahrung macht, eine Erfahrung, die es dazu bringen kann, über sich selbst hinauszuwachsen und seine eigenen Grenzen zu überschreiten (S. 162).

Sinn ist nicht zu trennen von der Erfahrung, die der Mensch in einer Situation macht. Travelbees sagt hierzu: „Die Erfahrung von Krankheit und Leiden an sich ergibt noch keinen Sinn. Nur der kranke Mensch selbst kann in seiner Situation Werte oder Sinn erfahren. Der Sinn hat seinen Ursprung im Menschen selbst, nicht in der Situation, in der sich der Mensch befindet. Sinnfindung ist nicht automatisch ein Teil der Lebenserfahrungen, die ein Mensch macht; nur der Mensch, der sich einer bestimmten Lebenserfahrung stellt und sie bearbeitet, kann daraus Sinn erfahren" (S. 162).

Travelbee verknüpft Sinnfindung auch mit der Erfahrung, für jemanden oder für etwas wichtig zu sein. Das gibt dem Leben Bedeutung. Der **Mensch braucht** allerdings oft **Hilfe**, um in den **unterschiedlichen Lebenserfahrungen einen Sinn zu erkennen** (S. 163). Das ist, nach Meinung Travelbees, die **wichtigste Aufgabe der Pflegekräfte** (S. 16).

Das Ziel der Pflege wird erreicht, wenn eine **Beziehung von Mensch zu Mensch** aufgebaut wird. Diese Beziehung meint „eine Erfahrung oder eine Reihe von Erfahrungen zwischen zwei Menschen, der Pflegekraft und dem Kranken oder einem Individuum, das Krankenpflegedienste braucht. Das wichtigste Charakteristikum dieser Beziehung ist, daß die Pflegebedürfnisse des Individuums, der Familie oder der Gesellschaft befriedigt werden." (S. 16–17). Die Beziehung folgt einem Prozeß (S. 16) und ist das Mittel, um den Bedarf an Pflege festzustellen und ihm nachzukommen (S. 99). Die **Pflegekraft** ist **verantwortlich** dafür, diese **Beziehung aufzubauen** und **aufrechtzuerhalten**, kann dies aber **nicht alleine** tun. Die **Beziehung** ist **wechselseitig** (S. 17, 124). Eine Beziehung von Mensch zu Mensch kann nur zwischen konkreten Menschen bestehen, nicht aber zwischen allgemeinen und abstrakten Rollen, wie dies der Pflegende und der Patient sind (S. 33). Sie setzt voraus, daß die Individuen auf die „Menschlichkeit" des anderen reagieren (S. 124). Das bedeutet, daß **auch die Pflegekraft** in diese Beziehung **bestimmte Bedürfnisse einbringt** und daß auf diese Rücksicht genommen wird. Wenn diese nicht ernst genommen werden, wird die Pflege unmenschlich (S. 124).

Die Mensch-zu-Mensch-Beziehung ist ein Ziel, das über mehrere Stufen eines Interaktionsprozesses erreicht werden kann (S. 130). Travelbee beschreibt diese Phasen folgendermaßen:

– Das Erstgespräch.
– Die Herausbildung der Identitäten.
– Empathie.
– Sympathie.
– Gegenseitiges Verständnis und Kontakt[2] (S. 130–141).

Das **Erstgespräch** zwischen zwei Personen ist dadurch gekennzeichnet, daß sich die beiden nicht **kennen** und daß sie deshalb allgemeine, „stereotype" Auffassungen und Erwartungen an den anderen in das Gespräch miteinbringen. Gleichzeitig aber bekommen sie in dieser Phase einen ersten Eindruck und ein „Gefühl" für „den anderen", indem sie Beobachtungen, Eindrücke und Einschätzungen des anderen verwerten (S. 130–131). Die Aufgabe des Pflegenden in dieser Phase ist es, sich darüber im klaren zu sein, daß „stereotype" Annahmen seinen Eindruck vom Patienten beeinflussen, und zu versuchen, diese Vorurteile außer acht zu lassen und sich zu öffnen, um das Besondere und die Individualität dieses Menschen zu entdecken (S. 131). Die Fähigkeit des Pflegenden, den anderen Menschen zu „sehen", ist vor allem von seinem Interesse am anderen Menschen als einem besonderen, einzigartigen Individuum und von seiner Bereitschaft abhängig, von sich selbst abzusehen (S. 132).

Mit der Zeit, wenn der Interaktionsprozeß fortgesetzt wird, werden die **Persönlichkeit** und die **Identitäten** von Patient und Pflegekraft für den anderen sichtbar. Die „stereotypen" Erwartungen verschwinden, und Patient und Pflegekraft beginnen, eine Beziehung aufzubauen. Die Pflegekraft fängt an, die Auffassungen des Patienten zu verstehen, und der Patient begreift die Pflegekraft als Einzelmensch und nicht als Rolleninhaber. Damit dies geschehen kann, muß sich der Pflegende davon freimachen, den Patienten wegen seiner eventuell

Zusammenfassung der Hauptkomponenten

vorhandenen Gemeinsamkeiten mit anderen Patienten, die er gepflegt hat, wie diese zu betrachten (S. 133).

Empathie ist „eine Erfahrung, die zwei oder mehr Menschen miteinander machen können. Sie hat mit der Fähigkeit zu tun, sich in den psychologischen Zustand eines anderen Menschen in einem bestimmten Augenblick hineinzuversetzen, diesen mit ihm zu teilen, sich in ihn einzufühlen und ihn zu verstehen." (S. 135–136). Man nimmt an **den Gedanken** und **Gefühlen des anderen Menschen teil**, versteht den Sinn und die Relevanz, die diese für ihn haben, ist aber dennoch von ihm getrennt. Man spürt Nähe, und die Individualität des anderen wird einem dadurch klarer als sonst (S. 136). Empathie ist kein kontinuierlicher Prozeß, sondern geschieht ab und zu. Wenn Empathie zwischen zwei Menschen entsteht, ist deren Beziehung und Interaktionsmuster nach Meinung Travelbees für immer verändert (S. 137).

Das Ergebnis der Empathie ist, daß die Handlungen des Individuums besser vorhergesagt werden können (S. 136). Empathie will nichts weiter, als mit dem Wissen, das man sich durch den empathischen Prozeß angeeignet hat, Handlungen vorauszusehen. Travelbee charakterisiert Empathie als neutrales, weder gutes noch böses Geschehen. Sie läßt sich auch als intellektueller Prozeß charakterisieren, der nicht davon abhängig ist, ob man den anderen Menschen mag oder nicht (S. 139).

Empathie geschieht nicht von alleine, sie ist davon abhängig, ob die beteiligten Personen die gleichen Erfahrungen haben oder nicht. Die Fähigkeit, die Handlungen des anderen vorauszusagen oder zu begreifen, wird somit durch den eigenen Erfahrungshintergrund begrenzt. Dies beschreibt Travelbee so: „Während es ohne weiteres möglich ist, eine Person wertzuschätzen und ihre Eigenheiten zu respektieren, ist es nicht möglich, Empathie zu empfinden, es sei denn, man hat einen ähnlichen Hintergrund oder ist mit einer ähnlichen Situation vertraut. Aus diesem Grund ist es auch unrealistisch zu erwarten, daß eine Pflegekraft allen kranken Menschen gegenüber Empathie empfinden kann." (S. 138).

Empathiefähigkeit wird so durch einen reichen persönlichen Erfahrungshintergrund gefördert, aber auch durch den Wunsch, den anderen Menschen zu begreifen und zu verstehen (S. 138).

Die nächste Phase, die der **Sympathie**, resultiert aus dem empathischen Prozeß (S. 141). Sympathie ist die nächsthöhere Stufe in der Weise, daß sie mit dem Wunsch verknüpft ist, das Leiden zu lindern (S. 142). Diese Phase ist verbunden mit **Leidenschaftlichkeit. Die Pflegekraft nimmt am Leiden des anderen teil.** Sympathie kann deshalb nicht auftreten, wenn man zu seinem Gegenüber keine Nähe fühlt (S. 142). Sympathie bedeutet echte Fürsorge, ein Sich-Kümmern um das Leid des anderen, verbunden mit dem Wunsch, es zu lindern oder ihm abzuhelfen.

Sympathie ist keine Phase im Prozeß des Kennenlernens, wie es die Empathie ist. Sympathie ist eine Haltung, eine tiefe Empfindung und ein Gefühl, das dem anderen kommuniziert wird (S. 142). Es ist eine Art der Fürsorge, die oft in der Art und Weise ausgedrückt wird, wie man mit dem anderen umgeht und wie die Pflege ausgeführt wird (S. 142). Sympathie kann dazu beitragen, daß das Leiden erleichtert wird, indem der Pflegebedürftige die Bürde des Leids nicht alleine tragen muß (S. 142).

Die letzte Phase in der Beziehung Mensch zu Mensch ist eine nahes, gegenseitiges **Verstehen** und ein gegenseitiger **Kontakt** zwischen den beiden Personen. Sie sind das Ergebnis der Interaktionsbemühungen, die in den Phasen vorher geschehen sind (S. 155). Diese Phase ist dadurch gekennzeichnet, daß die beiden Personen nah verbundene Gedanken, Gefühle und Haltungen miteinander teilen. Sie beschreibt eine Möglichkeit, wie zwei Individuen sich zueinander verhalten können (S. 150). Die Erfahrungen, die Patient und Pflegender miteinander teilen, sind für beide sinngebend und bedeutungsvoll (S. 151). Die Beziehung ist auch ein Ergebnis der konsequenten Bemühungen der Pflegekraft, die Leiden des Patienten zu lindern (S. 151).

Eines der wichtigsten Werkzeuge, das nach Travelbee dem Pflegenden zur Verfügung steht, ist die **Kommunikation** (S. 95). Kommunikation ist ein zweiseitiger Prozeß, in dem Gedanken und Gefühle ausgetauscht werden (S. 94). Wenn die Krankenpflege ihr Ziel, den Patienten zu helfen, Krankheit und Leiden zu bewältigen und darin Sinn zu finden, erreichen will, so ist Kommunikation Voraussetzung. Mit ihr vor allem **gelingt** die **Interaktion**, die zwischen Patienten und Pflegendem geschieht. Nach Meinung Travelbees ist Kommunikation ein zielgerichteter Prozeß, der die Pflegekraft in die Lage versetzt, eine zwischenmenschliche Beziehung zum Patienten aufzubauen und zu etablieren, die Voraussetzung ist, um ihr Ziel zu erreichen (S. 93). Kommunikation geschieht dabei fortwährend, wenn sich zwei Menschen begegnen, sowohl nonverbal (durch Mimik, Tonfall usw.) als auch verbal (durch Worte; S. 96). Die Absicht dabei ist, den Patienten kennenzulernen, um dadurch seine Bedürfnisse zu erkennen und adäquat auf sie eingehen zu können (S. 96). Das formuliert Travelbee so: „Mit dem Patienten vertraut zu werden, ist ebenso wichtig wie an ihm pflegerische Handlungen oder physische Pflegemaßnahmen durchzuführen. Jede Interaktion kann den Prozeß des miteinander Bekanntwerdens fördern. Wenn die Interaktion nicht bewußt als Medium benützt wird, um die Ziele zu erreichen, so besteht die Gefahr, daß die Aktivitäten der Pflegekraft wichtiger werden als der Mensch selbst." (S. 98).

Kommunikation kann die Isolation des Kranken entweder verstärken oder abmildern. Der Inhalt der Kommunikation soll nach Travelbee „Wohltätigkeit" sein (S. 103).

Kommunikation ist ein komplizierter Prozeß, der nach Travelbee bestimmte Voraussetzungen erfordert, so z.B. verschiedene Fähigkeiten und Eigenschaften, wie Wissen, die Fähigkeit, dieses anzuwenden, Sensibilität, einen gut entwickelten Sinn für gutes „timing" (S. 103) und ein Beherrschen der verschiedenen Kommunikationstechniken (S. 104–110).

Gleichzeitig warnt Travelbee jedoch davor, den Kommunikationstechniken „magische" Effekte zuzutrauen: „Kommunikationstechniken sind keine mirakulösen Hilfsmittel für problematische Interaktionen. Es gibt keine Zauberformel, mit deren Hilfe man ein Band zwischen Menschen errichten kann." (S. 107).

Travelbee beschreibt auch Faktoren, die zu einem Bruch oder einer ernsthaften Störung in der Kommunikation führen können.

B Dies ist dann der Fall, wenn der Patient nicht als Mensch, sondern als Patient erlebt wird oder wenn verschiedene Kommunikationsebenen benützt werden und dies nicht erkannt wird (S. 110–116).

Der effektive Einsatz der Kommunikation umfaßt das, was Travelbee mit einem „therapeutischen Gebrauch der eigenen Person" (S. 20) umschreibt. Sie meint damit „einen bewußten Einsatz der eigenen Persönlichkeit und der eigenen Kenntnisse, um zu einer Veränderung beim kranken Menschen beizutragen. Die Veränderung ist dann therapeutisch, wenn sie den Beschwerden des Pflegebedürftigen Abhilfe schafft." (S. 19). Das bedeutet, daß man bewußt versucht, ein Band zu einem Menschen zu knüpfen und die Pflegesituation so zu strukturieren, daß der Pflegebedürftige Hilfe bekommt bei der Aufgabe, seinen menschlichen Zustand einschließlich der Krankheit und des Leidens zu akzeptieren. Um sich selbst therapeutisch einsetzen zu können, bedarf es der Selbsterfahrung und Selbsterkenntnis, einem Verständnis für die Dynamik in den Handlungen der Menschen, eigenem Engagement und der Fähigkeit, die eigenen und die Handlungen der anderen zu interpretieren und in diese auf eine angemessene Weise eingreifen zu können. Dies wiederum setzt eine tiefe Einsicht in menschliche Zusammenhänge voraus, in die einen selbst motivierenden Werte usw. (S. 19).

Die Pflegekraft muß sich einer „disziplinierten, **intellektuellen Annäherungsweise**" bedienen, um dem Kranken zu helfen, seine Krankheit und sein Leiden zu bewältigen und eventuell in seiner Situation einen Sinn zu sehen. Intellektuelle Annäherungsweise bedeutet, daß die **Pflegekraft** ihre **Fachkenntnisse** und ihre **Einsichtsfähigkeit systematisch einsetzt**, um **herauszufinden, welche Bedürfnisse der Patient hat** und wie sie ihnen begegnen kann. Travelbee beschreibt einen Pflegeprozeß, der folgende Schritte umfaßt (S. 128):
– Durch Beobachtung herausfinden, ob ein Mensch Pflegebedarf hat.
– Die Beobachtungen bestätigen oder revidieren.
– Entscheiden, ob diese Bedürfnisse zu befriedigen sind (oder ob andere Berufsgruppen hinzuzuziehen sind).
– Planen, wie die Bedürfnisse befriedigt werden können (eine Methode wählen, einen Zeitpunkt bestimmen, alternative Methoden entwickeln und evaluieren, ob das Ziel erreicht wurde).

Dies ist jedoch nicht der einzige gangbare Weg. Das Wichtigste ist nicht die Methode, sondern das nötige Wissen und die nötige Einsicht, die es braucht, um die Bedürfnisse des Patienten zu erkennen und ihnen angemessen zu begegnen (S. 129).

2 Die Beziehung zwischen den Elementen

Travelbees Theorie läßt sich nicht so leicht systematisch in einem Diagramm darstellen. Ihre Theorie ist pozeßorientiert und normativ beschreibend (s. Punkt 10), nicht systemorientiert. Travelbee benennt verschiedene Phasen in der Entwicklung sowohl des Leidens als auch der Interaktion zwischen zwei Menschen. Sie beschreiben Prozesse, in denen die unterschiedlichen Stadien in einer bestimmten Sequenz aufeinander folgen und wo die späteren Phasen auf den früheren aufbauen und letztere Voraussetzung sind für erstere.

Aussagen der Theorie zur Krankenpflege

3 Travelbees Definition des Gegenstandsbereiches der Pflege

a Der Patient

Travelbee setzt sich ausdrücklich mit dem Begriff Patient auseinander, der ihrer Meinung nach eine abstrakte Verallgemeinerung bedeutet und der den tatsächlichen kranken Menschen als Individuum unterbewertet (S. 31, 32, 38). Trotzdem macht sie Aussagen zu der Frage, wann eine Mensch der Krankenpflege bedarf: Ein Mensch braucht dann Pflege, wenn er Hilfe sucht, weil er ein Problem hat (S. 32) oder weil er sich in einer Krisensituation befindet (S. 1–2). Aus der Beschreibung des Ziels der Krankenpflege läßt sich auch ableiten, daß Menschen, die nicht in der Lage sind, Krankheit und Leiden zu bewältigen und die in diesen Situationen keinen Sinn erkennen können, die „legitimen" Patienten für die Pflege sind.

b Problembereich der Pflege

Travelbee macht zu Beginn ihrer Ausführungen die Aussage, daß alles, was die Gesundheit oder das Wohlbefinden eines Menschen stören kann, zu den legitimen Problemfeldern der Pflege gezählt werden kann (S. 9). Sie nennt auch konkrete Faktoren wie schlechte Ernährung, mangelnde Hygiene, Armut usw. und bezeichnet sie als relevant für die Pflege (S. 8). In ihrer Theorie werden als Problembereiche allerdings Krankheit und Leiden als konkrete menschliche Erfahrungen und Probleme fokussiert. Ziel ist es, diese zu meistern und darin Sinn zu finden.

c Relevante Aspekte aus der Umgebung des Patienten

Dazu macht Travelbee wenig Aussagen. Sie meint, daß die Kultur, in der der Mensch lebt, seine Auffassung von Krankheit und Leiden beeinflußt (S. 50), erläutert aber diesen Gedanken nicht näher. Sie erwähnt auch kurz die Familie des Kranken (S. 187), aber in der Theorie steht der kranke Mensch im Mittelpunkt.

d Das übergeordnete Ziel der Pflege

Zweck der Pflege ist, wie gesagt, dem Kranken zu helfen, seine Krankheit und sein Leiden zu ertragen oder zu bewältigen und in diesen Erfahrungen Sinn zu finden (S. 10, 13, 165). Darüber hinaus ist es Ziel der Pflege, Krankheit und Leiden vorzubeugen und Gesundheit zu fördern (S. 8). Travelbee definiert den Begriff Gesundheit nicht näher (der im übrigen auch kein wesentlicher Bestandteil ihrer Theorie ist), aber hebt seine subjektive Dimension hervor. So verstanden ist Gesundheit ein individueller Begriff, dem vom einzelnen Sinn verliehen wird (S. 9–10).

e Die Methoden der Pflege

Travelbee konkretisiert zwei allgemeine Methoden für die Pflege, nämlich einerseits den therapeutischen Einsatz der eigenen Person oder – etwas konkreter – die Interaktion und Kommunikation, um eine Beziehung von Mensch zu Mensch aufzubauen, und eine disziplinierte, intellektuelle Annäherungsweise, um den Pflegebedarf zu erkennen und entsprechende Maßnahmen zu planen. Sie vertieft und beschäftigt sich vor allem mit der ersten Methode. Sie beinhaltet die Themen Selbsterkenntnis, Fähigkeiten und Fertigkeiten, aber auch bestimmte Haltungen und Werte.

f Der Kontext der Pflege
Travelbee arbeitet mit einem relativ engen Kontext. Ihre Beschreibung der Pflege umfaßt vor allem Menschen, die krank sind. In einem noch engeren Sinn ist der Kontext der Pflege die Beziehung von Mensch zu Mensch (S. 186). Diese ist Voraussetzung dafür, daß es dem Pflegenden möglich wird, die Pflegebedürfnisse zu erkennen und dazu beizutragen, diese zu befriedigen. In erster Linie geschieht dies durch den therapeutischen Einsatz der eigenen Person. Dieser Kontext wird durch eine bewußte Initiative der Pflegekraft geschaffen.

4 Beschreibt die Theorie einen Ist- oder einen Sollzustand?

Travelbee beschreibt die Krankenpflege, wie sie ihrer Meinung nach sein sollte. Sie bringt deutlich zum Ausdruck, daß sich die Realität oft wesentlich von ihrem Ideal unterscheidet (S. 2–3).

5 Die Hauptthese der Theorie

Die Hauptthese ist, daß Krankheit und Leiden vor allem persönliche Erfahrungen sind. Viele Personen erleben Krankheit und Leiden als sinnlos. Dennoch können diese Erfahrungen sinngebend sein und eine wichtige Möglichkeit zur persönlichen Weiterentwicklung enthalten. Ziel der Pflege ist es, dem Kranken zu helfen, seine Situation zu bewältigen und einen Sinn darin zu erkennen, wenn er selbst dazu nicht in der Lage ist.

Das Weltbild der Theorie

6 Travelbees Auffassung der Wirklichkeit (zugrundeliegende Thesen und Wertesysteme)

Das Menschenbild Travelbees ist stark vom **Existentialismus** beeinflußt. Das, was den Menschen auszeichnet, ist seine Fähigkeit und sein Wille, in allen Lebenserfahrungen, auch den schmerzlichen, einen Sinn zu suchen und zu erkennen. Seine Erlebnisse sind persönlicher Art und einzigartig und u.a. von seinen früheren Lebenserfahrungen geprägt. Schmerzhafte Erlebnisse wie Krankheit und Leiden können für den Menschen Anlaß sein, zu wachsen und sich weiterzuentwickeln. Travelbee meint auch, daß sich die Eigenart eines Menschen in seinen Handlungen ausdrückt. Ihr **Menschenbild** ist **individualistisch**. Ihr Fokus ist der Einzelmensch.

Ihre Sicht der Krankenpflege ist von einer humanistischen, existentialistischen Philosophie geprägt. Das **übergeordnete Ziel** der Pflege ist es, dem **Kranken** und Leidenden zu **helfen**, einen **Sinn in seiner Situation zu erkennen**. Ihr **Werkzeug** ist eine bewußte und nahe **Beziehung**, in der **Patient** und **Pflegekraft** zu einem nahen und beidseitigen **Verhältnis zueinander finden**.

Zu ihrem Weltbild ist zu sagen, daß Travelbee sich von der **Enthumanisierung distanziert**, die ihrer Meinung nach in den Jahren, als sie ihre Theorie formulierte, stattfand. Diese Enthumanisierung hat die Gesellschaft allgemein geprägt, aber vor allem den Gesundheitsbereich und die Krankenpflege betroffen. Travelbees Theorie kann als Abrechnung mit diesem Trend verstanden werden und als Versuch, die Krankenpflege wieder in eine andere Richtung zu lenken.

Der Wissenschaftsstandpunkt Travelbees hat verschiedene Wurzeln.

Sie hat Elemente aus einer rationalistischen und positivistischen Sichtweise übernommen. Das zeigt sich am deutlichsten in der Tatsache, daß sie die zwischenmenschliche Interaktion und Kommunikation als einen bewußt und bis ins Detail von der Pflegekraft geplanten Prozeß ansieht (S. 128), und darin, daß sie deutlich Abstand davon nimmt, daß Intuition die Aktivität der Pflegekraft bestimmt (S. 19). Gleichzeitig verwirft sie ein Menschenbild, das stark zwischen den subjektiven (psychologischen) und den objektiven (physiologischen) Aspekten des Menschen trennt. Dies bezieht sich sowohl auf den Kranken und seine Bedürfnisse als auch auf die Pflegekraft und ihr Bemühen, eine logische Planungsmethode auf der einen Seite und eine affektive, zwischenmenschliche Methode auf der anderen Seite miteinander in Einklang zu bringen (S. 18–20).

Die Auffassung Travelbees ist heute besonders interessant, weil viele ihrer Ideen, die sie bereits Ende 1960 verfocht, jetzt, fast 30 Jahre später, unter den Pflegenden Gehör finden. Travelbee kann insofern als eine frühe Repräsentantin der Richtungen, die u.a. K. Martinsen (s. Kap. 8), K. Eriksson (s. Kap. 9) und P. Benner und J. Wrubel (s. Kap. 10) vertreten, gesehen werden.

7 Der Hintergrund der Theorie

In der Einleitung ihres Buches bringt Travelbee klar zum Ausdruck, daß „die Krankenpflege eine humanistische Revolution braucht, eine Rückkehr zu ihrer ursprünglichen Aufgabe, der „Fürsorge"-Funktion... Es weist vieles darauf hin, daß wir scheinbar das verlieren, was die Krankenpflege so lange bestimmt hat, nämlich Sympathie und Engagement." (S. 2).

Travelbee drückt hier aus, daß **die Pflege wieder zu einer (unter)stützenden und fördernden Rolle zurückkehren muß** (S. 1). Dazu braucht es mehr als eine Haltungsänderung. Es braucht auch neues Wissen, Verständnis und neue Fertigkeiten.

Bei näherem Hinsehen wird deutlich, daß Travelbee sehr stark von der Logotherapie Viktor Frankls und vom Existentialismus beeinflußt ist. Darüber hinaus wurde sie auch stark von den Arbeiten Ernstine Wiedenbachs, einer Pflegetheoretikerin und Kollegin, geprägt.

Die theoretische Haltbarkeit der Theorie

8 Klarheit von Definitionen und Darstellung

Travelbees Theorie ist klar und verständlich. Sie hat großen Wert darauf gelegt, die Theorie übersichtlich und strukturiert zu präsentieren, und die Thesen, auf denen die Theorie aufbaut, zugänglich zu machen. Die wesentlichen Begriffe sind klar definiert, außer daß Travelbee in der Unterscheidung der Begriffe Empathie und Sympathie nicht ganz konsequent ist. So behauptet sie an einer Stelle (S. 135), daß eine nahe, gegenseitige Beziehung (relatedness) die Quelle von Empathie ist, während sie an anderer Stelle (S. 141) meint, daß es die Sympathie ist – eigentlich die nächste Stufe in der Beschreibung der zwischenmenschlichen Beziehungen –, die zu einer nahen, gegenseitigen Beziehung führt (relatedness). Was hier nicht klar genug dargestellt ist, ist der Unterschied zwischen einem rein intellektuellen Verständnis (der Empathie) für den anderen und einem umfassenderen Verständnis (der Sympathie), das auch Gefühle umfaßt und in engagiertem Handeln resultiert.

Andere Einwände beziehen sich auf die vielen Wiederholungen in der gesamten Arbeit, die sie unnötig umfangreich und streckenweise ausufernd wirken läßt. Auch der Begriff Hoffnung ist unklar und nicht sehr überzeugend beschrieben und scheint auch nicht ausreichend in die Theorie integriert zu sein (S. 78, 81). Einige der Pflegeinterventionen, die Travelbee im Zusammenhang mit „nicht akzeptierenden" Kranken (S. 172–174) und Menschen mit Schmerzzuständen (S. 184–185) beschreibt, wirken zufällig und wenig überzeugend. Ihnen fehlen Begründungen, die erklären, weshalb oder in welcher Weise sie vernünftig sind.

9 Ist die Theorie logisch aufgebaut?

In ihrem Hauptanliegen ist die Theorie logisch aufgebaut, weil Travelbee Konsequenzen aus ihrem Welt- und Menschenbild zieht, wenn sie Krankheit und Leiden als persönliche Erfahrungen beschreibt und wenn sie das Ziel der Pflege skizziert.

Was nicht logisch erscheint, ist die Behauptung, daß die Pflegekraft durch die Gestaltung einer zwischenmenschlichen Beziehung zum Patienten auch den Bedürfnissen der „Gesellschaft" gerecht werden kann (S. 17). Travelbee beschreibt die Pflege als einen therapeutischen Prozeß zwischen zwei konkreten Individuen, dem kranken Menschen und dem Pflegenden. Die Gesellschaft aber besteht aus einer großen Ansammlung von Menschen, zu denen sich der Pflegende nicht direkt in einer wie oben beschriebenen Beziehung verhalten kann. Travelbees Definition von Pflege schließt aus, daß die „Gesellschaft" der Patient sein kann.

Es scheint auch eine logische Struktur in der Beschreibung der Entwicklungsphasen von zwischenmenschlichen Beziehungen zu fehlen. Nach Aussage Travelbees folgen die verschiedenen Phasen logisch aufeinander, dabei sind die früheren Phasen eine Voraussetzung für die späteren. Die Empathiephase läßt sich nicht logisch in diese Denkstruktur integrieren. Nach Meinung Travelbees ist die Empathie ein Phänomen, das nur in bestimmten Situationen vorkommt und zwar dort, wo die Pflegekraft ähnliche Erfahrungen gemacht hat wie der Kranke.

Nimmt man nun die Forderung ernst, daß Sympathie nur dort entsteht, wo vorher Empathie vorhanden war, dann würde das bedeuten, daß eine menschliche Beziehung sich nur dann entwickeln kann, wenn die Pflegekraft die gleichen Erfahrungen nachweisen kann wie der Patient (S. 141). Das steht jedoch im Widerspruch zur Definition von Sympathie, nach der sie nicht nur eine „Phase im Prozeß des miteinander Bekanntwerdens" (S. 142) darstellt, sondern ein „echtes sich sorgen um das Unglück oder das Leiden eines anderen, verbunden mit dem Wunsch, ihm zu helfen". Das bedeutet, Sympathie umschreibt eine Haltung und eine Möglichkeit, sich einem Leidenden gegenüber zu verhalten (S. 142).

10 Theorieart

Travelbees Theorie ist normativ und prädiktiv in der Weise, daß sie beschreibt, wie nach ihrer Meinung die Pflege Krankheit und Leiden verstehen und interpretieren soll und wie sich die Pflegenden verhalten sollen, um das übergeordnete Ziel der Pflege zu erreichen. Da Travelbee tatsächlich eine alternative Theorie der Pflege präsentiert, die sich von der zur damaligen Zeit herrschenden Auffassung von Pflege wesentlich unterscheidet, konnte sie nur eine derartige Theorieart wählen.

Die praktische Brauchbarkeit der Theorie

11 Reflektiert die Theorie die Wirklichkeit des Lesers?

Travelbee erarbeitet einen wesentlichen Aspekt von Krankheit, der oft übersehen wird: Krankheit und Leid stellen persönliche Erfahrungen dar, die der betroffene Mensch mit seinem eigenen Sinninhalt verbindet. Sie macht auf eine überzeugende Weise auch klar, welche Konsequenzen dies für die Pflege hat.

Es fällt mir jedoch schwer, ihr darin zuzustimmen, daß es möglich ist, in jeglicher Art von Leid Sinn zu finden. Diese Sichtweise wirkt übertrieben positiv und rational und beinhaltet im Grunde, daß Sinnlosigkeit nicht existiert. Das Problem der Sinnlosigkeit greift Travelbee in ihren Ausführungen nicht auf.

Ihre Beschreibung der Wirklichkeit ist auch sehr am Individuum orientiert. Sie nimmt nicht genügend Rücksicht darauf, daß Menschen in einem sozialen und kulturellen Zusammenhang leben, der sehr wesentlich auf sie einwirkt.

Zum dritten stimmt Travelbees Beschreibung des Interaktionsprozesses zwischen Patient und Pflegendem als einem jederzeit bewußten und geplanten (also rationalen) Prozeß mit meiner Erfahrung nicht überein. Diese Auslegung übersieht den Einfluß der Situation, in der sich Patient und Pflegekraft befinden, und die Tatsache, daß menschliches Handeln sehr oft unbewußt, intuitiv und kreativ und nicht bis ins kleinste Detail geplant ist.

12 Anwendbarkeit

Travelbee beschreibt die Pflege und ihre Methoden aus ihrer Sicht. Sie gibt auch konkrete Anweisungen, wie die Pflege auszuführen ist, wenn das gesteckte Ziel erreicht werden soll. Die Theorie ist relativ konkret, und es sollte ohne weiteres möglich sein, sie mit der Praxis zu verknüpfen. Einzig Erklärungen, die die Auffassungen Travelbees begründen, fehlen häufig.

13 Reichweite der Theorie

Die Theorie Travelbees fokussiert die Pflege als zwischenmenschlichen Prozeß und stellt diesen detailliert dar. Allerdings meint sie auch, daß die Pflegekraft Verantwortung trägt für Aufgaben, die traditionell mit der Krankenpflege verbunden sind, so z.B. dort praktische Hilfe zu leisten, wo der Patient nicht in der Lage ist, seine Bedürfnisse angemessen und selbständig zu befriedigen. Diese Bedürfnisse erwähnt sie allerdings nur sporadisch und integriert sie nur am Rande in die Theorie. Die Theorie scheint diese Fähigkeiten bei den Pflegenden vorauszusetzen. Sie umschreibt ausreichend das, was nach Meinung Travelbees die wesentlichste Aufgabe der Pflege ist, deckt aber nicht den ganzen Fachbereich ab.

14 Welche Pflegepraxis wird beschrieben und ist diese ethisch verantwortbar?

Travelbee setzt auf die Werte, die in der Pflege eine lange Tradition haben, nämlich vom Patienten als einem einzigartigen Individuum auszugehen, die Erlebensweise des Patienten von seiner Situation in den Vordergrund zu stellen und dem Patienten Achtung, Respekt und Engagement entgegenzubringen. Es ist Travelbee wichtig, daß die Pflegekraft dazu beiträgt, daß sich die Situation des Patienten verändert. Das beschreibt sie folgendermaßen: „Die Pflegekraft wünscht unweigerlich, den Empfänger ihrer Fürsorge zu beeinflussen, sie ist immer auf der Suche nach Möglichkeiten, Einfluß zu nehmen... und Veränderung zu bewirken." (S. 95). Wenn dieses Motiv zu stark wird und es gleichzeitig mit einer klaren Überzeugung einhergeht, daß ein Sinn gefunden werden muß oder soll, so kann dies möglicherweise den Patienten in bezug auf seine eigenen Entscheidungen überfordern. Dadurch würde die ursprüngliche Idee Travelbees in Frage gestellt werden.

15 Krankenpflege und andere Fachgebiete

Travelbee macht keine Aussagen über die Beziehung der Pflege zu anderen Fachbereichen. Aber es ist deutlich, daß ihre Beschreibung der Pflege der anderer Berufsgruppen sehr nahe kommt. Besonders interessant ist hier die Unterscheidung zum Seelsorger oder Psychologen, die sich auch mit Sinnfragen auseinandersetzen. Es ist auch die Frage zu stellen, ob Pflegende den nötigen Hintergrund haben, um in dem Maße „Sinnarbeiter" zu sein, wie Travelbee vorschlägt. Ist die Aufgabe, die Travelbee der Pflege hier zuschreibt, nicht die von Philosophen, Schriftstellern oder Theologen? Was unterscheidet in dem Fall die Pflegekraft von diesen und welche Ausbildung würden Pflegekräfte brauchen, wenn sie dieser Aufgabe gewachsen sein sollen?

Anmerkungen
[1] Hervorhebung durch den Verfasser.
[2] Für die Beschreibung dieser Phase benützt Travelbee das englische Wort „rapport".

7 Doris Carnevalis Version des Pflegeprozesses

Dieses Kapitel bezieht sich auf Doris L. Carnevalis Buch „Pflegeplanung", das erstmals 1976 herausgegeben wurde. Die Ausgabe, die dieser Analyse zugrunde gelegt wird, ist die zweite norwegische Auflage, die 1992 veröffentlicht wurde. Carnevali präsentiert hier einen systematischen Planungsprozeß, wie er ihrer Meinung nach in der Pflege stattfinden sollte. Die Theorie[1] repräsentiert **eine Version** des inzwischen wohlbekannten **Pflegeprozesses**.

Zusammenfassung der Hauptkomponenten der Theorie

Doris L. Carnevali präsentiert eine Theorie, die aus zwei Hauptkomponenten besteht. Die wichtigste Komponente ist die **diagnostische Planungsmethode**, der sich die Pflegekraft bedienen sollte, um zu einer guten, individuellen Pflege des Patienten zu kommen. Die andere – weit weniger entwickelte – Komponente beschreibt, **womit** sich nach Meinung Carnevalis die **Pflege zu beschäftigen hat** (d.h., um welcher Aspekte wegen sie diagnostizieren und planen wird). Dieser Bereich umfaßt Carnevalis Beschreibung des Patienten und seiner Probleme.

1 Die wichtigsten Elemente der Theorie

Carnevali knüpft das Problemfeld der Pflege an zwei allgemeine Variablen des menschlichen Lebens: den **Alltag** und **den funktionellen Gesundheitszustand** des Patienten. Der Fokus der Pflege – bezogen auf diese Variablen – ist zweigeteilt, nämlich „der Alltag, wie er den Gesundheitszustand beeinflußt" und „der Gesundheitszustand, wie er den Alltag beeinflußt." (S. 22). Um das Verhältnis zwischen Alltag und Gesundheit zu beschreiben, zu konkretisieren oder zu erklären, bedient sich Carnevali eines „Gleichgewichtsmodells". Es umfaßt auf der einen Seite den **Alltag** mit seinen **Aktivitäten, Ereignissen, Erwartungen**, seinem **Milieu**, seinen **Werten** und seinem **Glauben**, auf der anderen Seite den **Gesundheitszustand** des Patienten (S. 25–30). Die verschiedenen Aspekte des Alltags stellen Anforderungen, die erfüllt werden müssen, um Gesundheit, Unversehrtheit und Lebensqualität zu sichern.

Die **Aktivitäten des Alltags** umfassen alles, was der Patient oder andere tun und was für den Gesundheitszustand des Patienten von Bedeutung ist. Carnevali beschreibt hier zwei Kategorien, nämlich die, die gewöhnlich zum Alltagsleben gehören und einen bestimmten Lebensstil beschreiben (wie Ernährung, Schlaf, persönliche Hygiene, Arbeit, Spiel, Kommunikation und Kontakt, Bewegung, Einkäufe und Hausarbeit) oder neue und ungewohnte Aktivitäten (wie Stillen, Gehen mit Krücken, neue Eßgewohnheiten usw.). Die Pflegekraft bewertet diese Aktivitäten in bezug auf die Zeit (Vergangenheit, Gegenwart, Zukunft) und in bezug auf ihre Bedeutung für das Individuum und seine Familie.

Ereignisse im Alltag sind weniger häufig als Aktivitäten und haben oft eine besondere Bedeutung für den Patienten oder seine Familie (z.b. Geburtstage, Reisen, eine neue Diagnosestellung usw.). Wie die Aktivitäten so variieren auch die Ereignisse bezüglich Zeit und Bedeutung.

Erwartungen (oder Anforderungen) im Alltag sind „Erwartungen in bezug auf Aktivitäten, Haltungen und Verhalten, die die persönlichen Gefühle und das, was man tut, beeinflussen." (S. 28). Erwartungen und Anforderungen können von innen kommen (z.B. in Verbindung mit der eigenen Körperwahrnehmung oder dem Selbstbild), von außen (von seiten der Familie, der Freunde, von Kollegen, vom Pflegepersonal usw.) oder mit Besitz und Eigentum zusammenhängen (z.B. Instandhaltung).

Der Alltag umfaßt auch das physische, mikrobiologische, sensorische und zwischenmenschliche **Milieu**, entweder zu Hause, am Arbeitsplatz oder auf der Station. Physisches Milieu heißt: Einrichtung, Licht, Gerüche, Distanz und zur Verfügung stehende Hilfsmittel. Das mikrobiologische Milieu umfaßt u.a. Sauberkeit und hygienische Aspekte wie Waschmöglichkeiten, während sich das sensorische Milieu auf die Anzahl und die Qualität von Stimuli bezieht. Das zwischenmenschliche Milieu beschreibt sie nicht näher.

Werte und Glauben sind die letzten Aspekte, die Carnevali in das Alltagsleben integriert. In der Krankenpflege sind diese Aspekte dann von Bedeutung, wenn sie gesundheitsfördernden Maßnahmen zuwiderlaufen oder wenn sie sich sehr stark von den Maßnahmen der Pflegenden unterscheiden (S. 30–31).

In der gegenüberliegenden „Waagschale" finden wir die **Ressourcen** des Patienten (S. 31–38, 130–137), die er einsetzen kann, um den Anforderungen des Alltags zu genügen. Sie sollten sich mit den Anforderungen, die das Alltagsleben stellt, im Gleichgewicht befinden, und sie umfassen die **Funktionsfähigkeit** des Patienten und **äußere Ressourcen**. Die **Funktionsfähigkeit** des Patienten beinhaltet **folgende Aspekte** (S. 40):

– Stärke: Die Fähigkeit, physische, geistige oder emotional Aufgaben zu einem gegebenen Zeitpunkt zu lösen.

– Ausdauer: Die beständige Kraft oder das Durchhaltevermögen, die Arbeit an physischen, geistigen oder emotionalen Aufgaben fortzusetzen.

– Sinneseindrücke: Die Fähigkeit der Sinnesorgane und des Gehirns, einen befriedigenden Sinnesapparat aufrechtzuerhalten.

– Stimmung: Natürlicher Optimismus oder Pessimismus, Ängstlichkeit oder Depression.

– Wissen: Das Lernen und die Anwendung von Wissen zum Thema Gesundheit.

– Wünsche: Der Wille und die Motivation, am Alltagsleben und seinen Aktivitäten teilzunehmen.

– Mut: Die Fähigkeit, sich zu engagieren und dabei ein persönliches Risiko einzugehen.

– Fertigkeiten: Die Kompetenz zu psychomotorischen und zwischen-

menschlichen Aktivitäten und Problemlösungen.
- Kommunikation: Die Fähigkeit, sich anderen verständlich zu machen.

Die Pflegekraft beschäftigt sich dabei nicht nur mit dem Zustand der Funktionsfähigkeit des Pflegebedürftigen, sondern auch mit den Faktoren, die diese in positiver oder negativer Weise beeinflussen können, wie etwa krankhafte Zustände, die medizinische Behandlung oder die vorhandenen Ressourcen (S. 41).

Die **vorhandenen (externen) Ressourcen** beziehen sich auf Faktoren außerhalb des Menschen, die seine Funktionsfähigkeit beeinflussen (S. 41–42) – sie können dabei eine „Stütze" oder eine „Barriere" sein (S. 41). Carnevali beschreibt folgende äußerliche Ressourcen (S. 41):
- Die Gestaltung der Wohnung: Treppen, Bad, Lage des Schlafzimmers usw.
- Kommunikationshilfen: Telefon, Sicherheitsalarm.
- Wirtschaftliche Ressourcen: Zur Verfügung stehende Zahlungsmittel.
- Wohnsituation: Funktionelle und gesundheitsfördernde Wohnbedingungen.
- Schmusetiere: Die persönlichen Schmusetiere des Patienten.
- Dienstleistungen: Notwendige und angemessene persönliche und öffentliche Dienste, die zur Verfügung stehen.
- Technik: Gesundheitstechnologie, die für den Patienten akzeptabel ist.
- Transportmittel: Verschiedene Typen privaten oder öffentlichen Transports.

Diese äußerlichen Ressourcen müssen im Hinblick auf ihre Zugänglichkeit beurteilt werden, ob sie von dem Patienten oder seinen Angehörigen als hilfreich erlebt werden oder nicht und ob sie ohne Probleme zu beschaffen sind (S. 41).

Die äußerlichen Ressourcen können auch Anforderungen an den Patienten stellen und so zur Belastungsseite im Gleichgewichtsmodell gezählt werden (S. 42).

Die Krankenpflege kann eingesetzt werden, um Einfluß auf die äußerlichen Ressourcen zu nehmen, entweder indem sie versucht, die Erwartungen, die an sie gestellt werden, zu reduzieren oder den Zeitpunkt, zu dem die Erwartungen von seiten der Umgebung gestellt werden, zu verschieben (S. 42).

Der **funktionelle Gesundheitszustand** ist ein umfassenderer Begriff als der der Funktionsfähigkeit. Er beeinflußt sowohl die Anforderungen, die der Alltag stellt, als auch die Funktionsfähigkeit eines Menschen und die äußerlichen Ressourcen. Die Perspektive der Pflege bezogen auf den funktionellen Gesundheitszustand umfaßt drei Aspekte:
- Den normalen biologischen Entwicklungsstand auf jeder Altersstufe.
- Den normalen psychosozialen Entwicklungsstand und die Entwicklungsprobleme jeder Altersstufe.
- Den pathologischen Zustand und den Effekt der medizinischen Behandlung.

Der **biologische Entwicklungsstand** bezieht sich auf den Aufbau des Körpers und seine Funktion. Dieser variiert mit dem Alter und stellt besonders bei ganz jungen und bei sehr alten Menschen hohe Anforderungen (S. 31–39).

Carnevalis Definition der **normalen psychosozialen Entwicklungsstufen** baut auf der Psychologie E. Eriksons auf und umfaßt zehn verschiedene Stadien, die der Mensch im Laufe eines Lebens durchläuft (S. 33). Jedes dieser Stadien hält Entwicklungsaufgaben bereit, die entweder negativ oder positiv gelöst werden können. Die psychosoziale Entwicklung kann einerseits zum primären Ziel der Pflege werden, kann aber auch sekundär sein, in der Form, daß sie auf andere pflegerelevante Probleme Einfluß nimmt (S. 33).

Der Begriff **Pathologie** bezieht sich auf physische oder psychische Krankheiten. Er ist Carnevali zufolge von zwei verschiedenen Ebenen aus zu betrachten: Einerseits erlebt die Pflegekraft die Krankheit auf der Grundlage eines biomedizinischen Modells und aus den sich für sie daraus ableitenden Aufgaben. Andererseits bewertet sie, welche Einwirkungen die Krankheit auf das Alltagsleben des Patienten hat (S. 34–38).

Carnevali betont, daß man alle drei erwähnten Aspekte integrieren muß, um zu einer Pflegediagnose zu kommen, die den Bezug zwischen Gesundheitszustand und Alltag herstellt (S. 38, 43).

Unabhängig von ihrem Gleichgewichtsmodell führt Carnevali noch einen weiteren Begriff ein, mit dessen Hilfe sie den Fokus der Pflege beschreibt, nämlich den sog. **Streßfaktor**. Nach Carnevalis Meinung müssen alle Menschen mit einer „normalen Streßmenge" leben und diese meistern (S. 168). Was als „normal" bezeichnet werden kann, hängt allerdings vom Lebensstil und von den Präferenzen eines Menschen ab. Insofern muß die Pflegekraft einen potentiellen Patienten von folgenden möglichen Seiten her betrachten (S. 167–173):
– Es existieren keine nennenswerten Streßfaktoren und deshalb auch keine Probleme, die Situation zu bewältigen.
– Es sind ungewöhnliche Streßfaktoren vorhanden, aber dem Individuum und/oder der Familie stehen Ressourcen und Fähigkeiten zur Verfügung, diese zu meistern.
– Dauer, Menge und Stärke der Streßfaktoren übersteigen längerfristig nicht die Ressourcen und führen deshalb auch nicht zu einer Beeinträchtigung.
– Die Streßfaktoren können augenblicklich oder auch künftig nicht mit Hilfe der zur Verfügung stehenden Ressourcen bewältigt werden, und deshalb ist Krankenpflege erforderlich.

Eine andere Hauptkomponente in der Theorie Carnevalis ist die Planungsmethode. Sie wird als **diagnostische** und **behandlungsbezogene Methode** umschrieben und ist in sechs Phasen aufgeteilt:
1. Einschätzung.
2. Pflegediagnose.
3. Pflegeprognose.
4. Zielsetzung.
5. Behandlungsplan.
6. Evaluation.

Die erste Phase ist die **Einschätzungsphase**. In ihr werden systematisch relevante Daten gesammelt. Carnevali beschreibt hier zwei verschiedene Vorgehensweisen: die **umfassende** und die **problemorientierte Methode** (S. 113). Erstere ist eine breit gefaßte, allgemeine Form der Datensammlung, die oft angewendet wird, wenn die Situation des Patienten oder seiner Familie stabil ist. Die andere bezieht sich auf die Alltagssituation, die Funktionsfähigkeit und die äußerlich vorhandenen Ressourcen (S. 113–115) in Verbindung mit speziellen Gesundheitsproblemen.

Die **Einschätzung** durch die Pflegekraft **umfaßt** sowohl **subjektive** als auch **objektive Informationen** über die Person oder ihr Milieu. Objektive Daten sind Resultate von Beobachtung auf allen sensorischen Ebenen (S. 119). Die Autorin benützt den Begriff Beobachtung sehr weit gefaßt. Er umfaßt auch Daten, die durch Hören, Berühren, Riechen gewonnen werden; (s. dazu auch Kap. 5 bei Carnevali). Subjektive Daten

Zusammenfassung der Hauptkomponenten

sind die eigenen Auffassungen des Patienten über sich und seine Situation (S. 118). Systematisch erfaßt werden Alltagsleben, Gesundheitszustand, Funktionsfähigkeit und Ressourcen. Für jeden dieser Bereiche werden sowohl subjektive als auch objektive Daten gesammelt, die dann mit Hilfe der (theoretischen und durch Erfahrung erworbenen) Fachkompetenz der Pflegekraft kreativ und kritisch bewertet werden (s. Kap. 5 bei Carnevali). Die Pflegekraft zieht daraus den Schluß, inwieweit, in welchem Umfang und welche Pflegeprobleme bestehen.

Die nächste Phase im Planungsprozeß ist die Formulierung der **Pflegediagnose**. Eine Pflegediagnose ist „eine kurzgefaßte, präzise, neutrale Aussage, die fachspezifische Gesundheitsprobleme erkennt und klassifiziert." (S. 178). Die Daten der Informationssammlung werden gedeutet, und es werden daraus Schlüsse gezogen. Die Pflegediagnose hat **zwei** Funktionen. Sie **verknüpft diagnostisches Wissen mit der vorliegenden Situation** und **hilft** der Pflegekraft, **diese zu verstehen** und zukünftige Ergebnisse vorauszusehen. Sie bildet die Grundlage für die Entwicklung eines logischen Behandlungsplans (für die Krankenpflege). Carnevali nimmt in die Pflegediagnose vier Aspekte auf:
1. Problembereich.
2. Einflußfaktoren.
3. Ursachen der Einflußfaktoren.
4. Die Reaktionen des Patienten (die das Ergebnis einer veränderten Funktion bzw. des Problems sind; S. 178).

Sie gibt mehrere Beispiele für Pflegediagnosen, u.a. dieses:

B „Eine zunehmende Schwäche hinsichtlich der Fähigkeit, die Alltagsaufgaben zu erledigen in Verbindung mit Atemnot aufgrund eines Emphysems. Dies führt zunehmend zu Frustration und Verzweiflung." (S. 196). Hier ist die eingeschränkte Fähigkeit zur Selbsthilfe das Problem, die Atemnot ein Einflußfaktor, das Emphysem die Ursache für den Einflußfaktor Atemnot und Frustration und Verzweiflung die Reaktion des Patienten, das Resultat.

Pflegediagnosen sind **individuell** und **spezifisch** und sollen die Kernprobleme des Patienten darstellen. Sie stellen den einzelnen Patienten in den Mittelpunkt und sind ein Mittel für eine differenzierte und individualisierte Pflege (S. 191). Das Verständnis Carnevalis unterscheidet sich insofern radikal von standardisierten Diagnosemodellen wie dem NANDA-System[2].

Die **Pflegeprognose** ist der nächste Schritt im Planungsprozeß. Die Prognose ist eine „im voraus gebildete Einschätzung von möglichen Begebenheiten und von Resultaten, die mit einer bestimmten Situation verknüpft sind." (S. 202). Die Pflegeprognose hat zum Ziel, die **Wahrscheinlichkeit** zu **erhöhen**, daß eine Person/eine Familie/eine Gruppe sich im Alltag so engagiert, **daß Gesundheit gefördert, Krankheit verhindert** und den **Anforderungen des Alltagslebens** auf eine adäquate Weise **begegnet wird**. Sie soll gleichzeitig zu mehr Zufriedenheit mit der eigenen Lebensqualität führen (S. 203). In die Prognose fließen sowohl die allgemeinen Fachkenntnisse der Pflegekraft mit ein, aber auch ihre Einschätzung der speziellen Situation (inklusive der Krankheit des Patienten, anderer Streßfaktoren, Besonderheiten des Patienten, seine Alltagsmuster und die äußerlichen Ressourcen; S. 204). Die Prognose ist sozusagen eine Wahrscheinlichkeitsberechnung von möglichen Resultaten. Sie ist demnach vorläufig (S. 210). Die Phase der Prognosebeschreibung bezeichnet Carnevali als die schwierigste im gesamten Prozeß. Sie ist Ausgangspunkt für die weitere Planung der Pflege, d.h. für die Zielformulierung und die Verordnung von Pflegemaßnahmen (S. 213).

Das **Ziel** wird definiert als „Bericht über ein wünschenswertes, realistisches Resultat, das vor dem Hintergrund der aktuellen Situation und den gegebenen Ressourcen innerhalb eines bestimmten Zeitrahmens erreicht werden kann." (S. 218). Der Ausgangspunkt der Zielformulierung sind die Pflegediagnose, die die „Probleme" der Patientensituation erkennt, und die Prognose, die die Möglichkeiten des Patienten erörtert, die erwünschte Alltagsbewältigung aus dem aktuellen Gesundheitszustand heraus zu bewältigen (S. 218). Die Ziele werden in den meisten Fällen „verknüpft sein mit speziellen Mängeln in der Funktionsfähigkeit und in den vorhandenen Ressourcen und dem Einfluß dieser Defizite auf die Lebenssituation des Menschen." (S. 219). Die **Ziele** können **folgendes beabsichtigen**:
- Eine bessere Nutzung der vorhandenen Ressourcen.
- Den Erwerb neuer Ressourcen, um den veränderten Anforderungen begegnen zu können.
- Eine Veränderung der Anforderungen in der Form einer Anpassung an die vorhandenen Ressourcen (S. 219).

Zweck der Zielformulierung ist es, den Pflegeaktivitäten eine Richtung, eine **Perspektive** und einen Zeitrahmen zu geben, die Idee zu **vermitteln**, in welche Richtung sich ein Zustand entwickeln könnte, und der Pflegekraft eine Evaluierungsgrundlage für ihre Pflegeideen an die Hand zu geben (S. 230). All dies muß mit den Zielen des Patienten übereinstimmen und mit den Zielen anderer Berufsgruppen harmonisieren, die an der Behandlung des Patienten beteiligt sind.

In der **Verordnungsphase** sollen spezielle **Pflegeverordnungen** oder **-maßnahmen beschrieben** werden. Pflegeverordnungen sind Direktiven, die sich auf bestimmte Handlungen der Pflegenden oder anderer oder auf ein bestimmtes Verhalten dieser Personen beziehen. Sie beruhen auf der Erwartung, daß das verordnete Verhalten dem Patienten guttut und das diagnostizierte Problem, die Prognose und das Ziel auf eine vorhersehbare Weise positiv beeinflußt (S. 246–248). Sie **beabsichtigen** eine **Individualisierung der Pflege** des einzelnen Patienten (S. 250) und enthalten keine Standardisierungen. Sie haben folgende Bestandteile: Wann (Zeitelement), durch wen, was (Inhalt) und wie etwas ausgeführt werden soll, Datum und Unterschrift der betreffenden Pflegekraft (S. 255). Das Datum soll deshalb hinzugefügt werden, weil die Verordnungen in einer zeitlichen Perspektive gesehen werden.

Die Situation des Patienten wird regelmäßig neu überprüft und – falls Veränderungen eingetreten sind – der Pflegeplan modifiziert und angepaßt. Die Pflegeverordnungen werden mit aktiven, speziellen Verben umschrieben, die das Verhalten dessen, der sie umsetzen soll, deutlich definieren (S. 257–259). Sie sind klar und individuell zu formulieren. Inhaltlich beschreiben sie, was gemacht werden soll und wo (S. 260). Die Maßnahmen sollen auch – ausgehend von der aktuellen Situation des Patienten – zeitlich eingegrenzt werden (wann, wie oft, wie lange). Die Unterschrift soll die persönliche Verantwortlichkeit der Pflegekraft demonstrieren. Carnevali betont auch, daß es wichtig ist, den Patienten

Zusammenfassung der Hauptkomponenten

an Entscheidungsprozessen zu beteiligen. Die Beschreibung des Planungsprozesses bezieht aber die Perspektive des Patienten nicht mit ein, indem sie z.b. exakt beschreiben würde, in welcher Weise der Patient konkret teilnehmen könnte.

Die letzte Phase im Planungsmodell Carnevalis ist die **Evaluation** im Sinne einer „**Antwort" auf die Behandlung**. Ihre Absicht ist es, den Zusammenhang zwischen einer pflegerischen Maßnahme, die am Patienten vorgenommen wurde, und den Veränderungen seiner Situation oder seines Zustandes zu beschreiben (S. 265). Sie beleuchtet vor allem Abweichungen in bezug auf die Bereiche, die sie fokussiert (z.B. Alltagsbereich, Funktionsfähigkeit des Patienten, innere und vorhandene Ressourcen). Die Evaluation macht deutlich, inwieweit es den Pflegenden gelungen ist, durch ihre Arbeit wieder ein Gleichgewicht zwischen Anforderungen und Ressourcen herzustellen (S. 269). Die Evaluationskriterien können aus Forschung, klinischer Erfahrung und aus dem Wissen über den Patienten abgeleitet werden (S. 284–285). Die Evaluation sollte regelmäßig und systematisch mit Hilfe von geeigneten Dokumentationssystemen durchgeführt werden und eine abschließende Zusammenfassung enthalten.

2 Die Beziehung zwischen den Elementen

Die Beziehung der Elemente zueinander wurde z.T. bereits dargelegt. Carnevali umschreibt den Aufgabenbereich der Pflege mit einem „**Gleichgewichtsmodell**". Dies drückt aus, daß normalerweise ein **Gleichgewicht** zwischen den **Anforderungen an den Patienten** und **seiner Kapazität** und **seinen Ressourcen** besteht. Die beiden Hauptkomponenten beeinflussen sich dabei gegenseitig: Der Alltag wirkt auf die Funktionsfähigkeit und auf die Ressourcen ein und umgekehrt (S. 39).

Carnevali skizziert zwei Formen von Ungleichgewicht zwischen diesen Komponenten. Die eine geht davon aus, daß die Anforderungen steigen, während die Ressourcen stabil bleiben oder geringer werden (S. 40, 219). Die andere Form besteht dann, wenn die zur Verfügung stehenden Ressourcen nicht ausreichend genützt werden (können), um den Anforderungen gerecht zu werden (S. 40). Carnevali hat das Verhältnis der beiden Komponenten in Abbildung 7-1 illustriert.

Abbildung 7-2 skizziert das Verhältnis der beiden Komponenten und setzt den umfassenden Begriff Gesundheitszustand zu beiden in eine Beziehung. Dabei wird deutlich, daß die Pflegeaktivitäten sowohl auf die Alltags-Seite als auch auf die Ressourcen-Seite gerichtet sein können. Die Abbildung zeigt auch, daß Streßfaktoren nicht in das Modell einbezogen sind.

Die Planungsmethode ist als linearer Prozeß beschrieben (S. 63), d.h., daß die Phasen in einer bestimmten Reihenfolge aufeinanderfolgen.

97

7 Doris Carnevalis Version des Pflegeprozesses

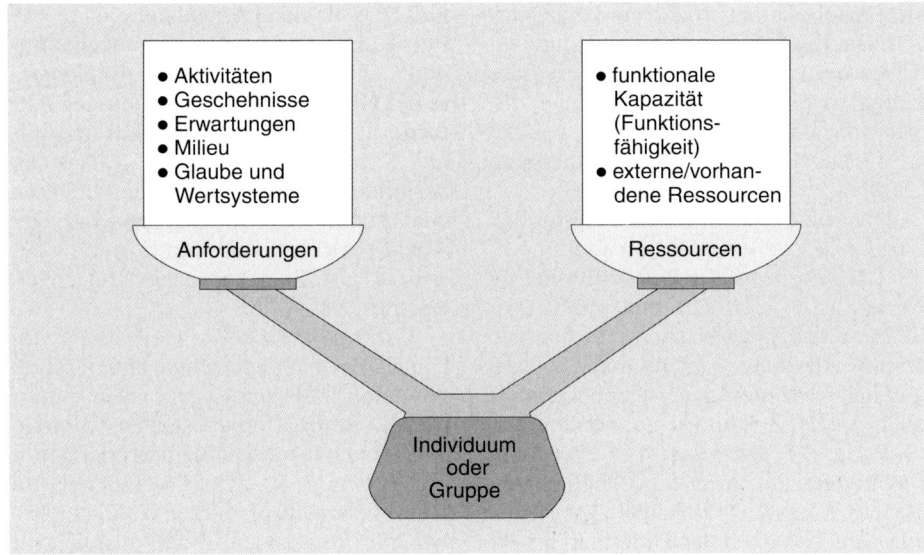

Abb. 7-1 Diagramm von Carnevalis Gleichgewichtsmodell.

Aussagen der Theorie zur Krankenpflege

3 Carnevalis Definition des Gegenstandsbereiches der Pflege

a Der Patient

Nach Carnevali sind Patienten Menschen, die sich in einem Ungleichgewichtszustand befinden, zwischen den Anforderungen des Alltags und ihrer Funktionsfähigkeit und ihren vorhandenen Ressourcen. Sie sagt darüber hinaus, daß Personen, die Streß ausgesetzt sind, der die ihnen momentan oder künftig zur Verfügung stehenden Ressourcen übersteigt, der Pflege bedürfen.

b Problembereich der Pflege

Die Pflege steht im Spannungsfeld zwischen dem Einfluß des Gesundheitszustands auf die Alltagsbewältigung und dem Einfluß des Alltags auf die Gesundheit (S. 22). Die Verantwortung der Pflegekraft liegt darin, ein eventuell bestehendes Ungleichgewicht zu diagnostizieren.

c Relevante Aspekte aus der Umgebung des Patienten

Carnevali betont, daß die Beschäftigung mit dem Milieu eines Patienten für die Pflegeperspektive wichtig ist, d.h. die Beschäftigung mit physischen, mikrobiologischen, sensorischen und zwischenmenschlichen Aspekten.

d Das übergeordnete Ziel der Pflege

Carnevali benennt verschiedene Ziele der Pflege, nämlich:

Aussagen der Theorie zur Krankenpflege

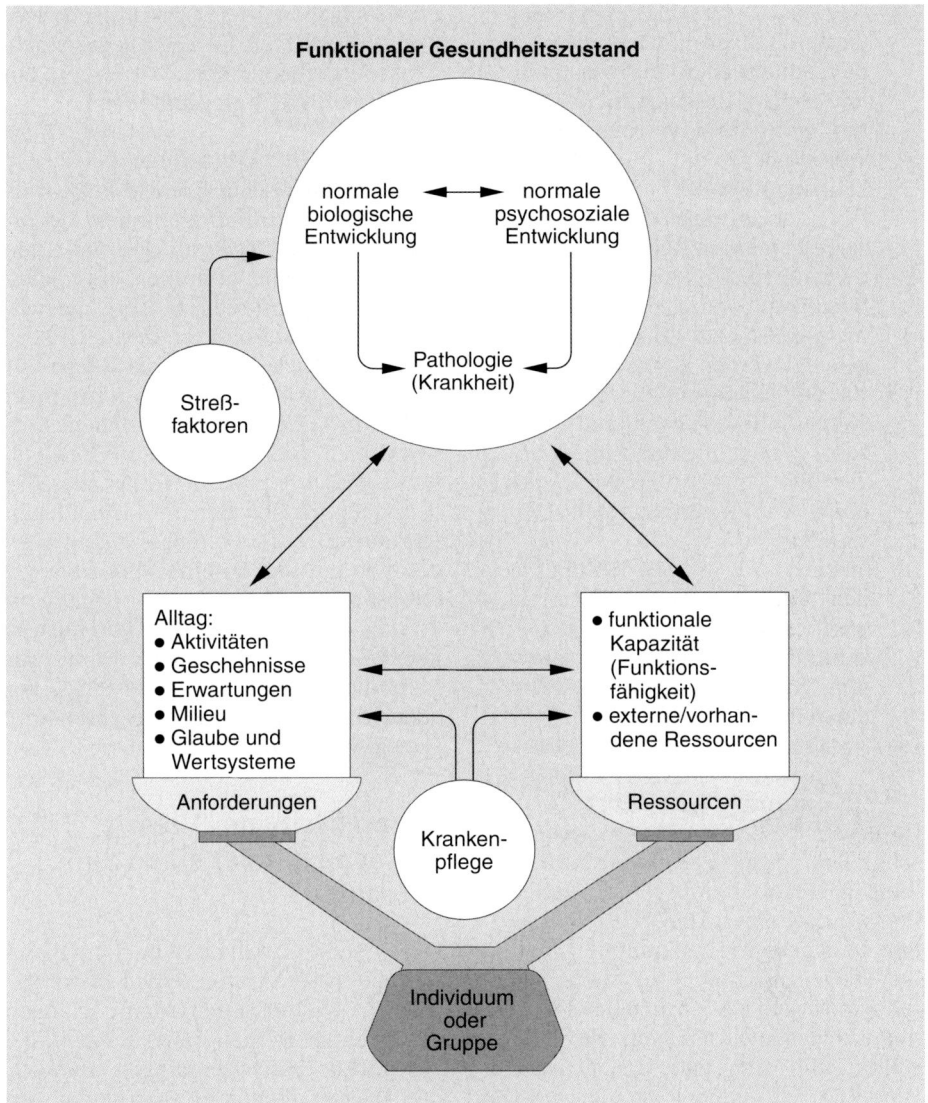

Abb. 7-2 Diagramm von Carnevalis Gleichgewichtsmodell unter Einbezug möglicher Einflußfaktoren und der Rolle der Krankenpflege.

- Gesundheitsprobleme, die aus dem Alltagsleben oder aus unzureichenden Ressourcen resultieren, verhindern, verringern oder verschieben.
- Heilen und Probleme des Alltagslebens lösen und den Patienten, seine Familienmitglieder und andere, die für ihn Sorge tragen, unterstützen, wenn die Probleme nicht gelöst bzw. ihnen nicht vorgebeugt werden kann.
- Ein Gleichgewicht zwischen den Alltagsanforderungen und den Ressourcen aufrechterhalten, unbesehen von der Funktion der Familie und den äußeren Umständen.
- Dazu beitragen, daß Wohlbefinden und Lebensqualität erlebt werden, gleichgültig, wie der Gesundheitszustand oder die äußeren Rahmenbedingungen sich darstellen (Kap. 12).

e Die Methoden der Pflege
Carnevali beschreibt einen systematischen Planungsprozeß, wie er ihrer Meinung nach durchzuführen ist, um den Pflegebedarf eines Menschen zu erkennen und in Übereinstimmung mit ihm die Pflegemaßnahmen zu planen. Diesen legt sie sehr ausführlich dar. Darüber hinaus macht sie Aussagen, wie die Pflegekraft sich dem Patienten gegenüber verhalten soll, indem sie betont, wie wichtig es ist, auf die Wünsche und den Erfahrungshintergrund des Patienten Rücksicht zu nehmen. Sie beschreibt jedoch kaum die praktische Pflege, d.h., welche Art von Pflege angemessen ist, wenn es darum geht, das bestehende Ungleichgewicht auszugleichen. Carnevali betont die beurteilenden und die Planungsaufgaben der Pflegekraft, gibt aber wenig Richtlinien für die pflegebezogenen und „behandelnden" Aufgaben, um ihre Terminologie zu gebrauchen.

f Der Kontext der Pflege
Die Frage nach dem Kontext beantwortet Carnevali nur indirekt, indem sie fordert, daß die Pflegekraft den Patienten systematisch und gründlich einschätzt, um so herauszufinden, ob ein Ungleichgewichtszustand besteht, der der Pflege bedarf. Carnevali zufolge ist Pflege nur dort nötig, wo der Mensch auch nicht mehr mit Hilfe seiner äußerlichen Ressourcen in der Lage ist, ein Gleichgewicht wiederherzustellen oder dies nur dann möglich ist, wenn die vorhandenen Ressourcen dadurch aufgebraucht werden würden und so eine Verletzbarkeit entstehen würde, die sich negativ in künftig schwierigen Situationen auswirken würde (S. 171). Nach Carnevalis Meinung ist der Kontext der Pflege vor allem die Situation des Patienten und seine gegenwärtigen Bedürfnisse (S. 59).

4 Beschreibt die Theorie einen Ist- oder einen Sollzustand?

Das Modell Carnevalis hat normativen Charakter. Sie skizziert einen Planungsprozeß, wie er ihrer Meinung nach durchgeführt werden sollte, um dem Ziel der Pflege näherzukommen, nämlich dort Pflegemaßnahmen einzusetzen, wo der Patient nicht mehr in der Lage ist, seine Bedürfnisse auf angemessene Weise selbständig zu befriedigen. Carnevali ist sich bewußt, daß der Planungsprozeß, den sie beschreibt, nicht routinemäßig angewandt wird, und sie gibt aus diesem Grund detaillierte Instruktionen und Hinweise, wie er zu erlernen ist und welche Voraussetzungen erfüllt sein müssen, damit er in die Praxis umgesetzt werden kann.

5 Die Hauptthese der Theorie

Carnevalis Hauptthese ist, daß ein systematischer, detaillierter, diagnostischer Planungsprozeß mit Ausgangspunkt in der besonderen Perspektive der Pflegekraft Voraussetzung ist, um individuell pflegen zu können und dem Bedürfnis des Patienten nach Veränderung einer schwierigen, mit seinem Gesundheitszustand oder seinem Alter zusammenhängenden Lebenssituation gerecht zu werden.

Das Weltbild der Theorie

6 Carnevalis Auffassung der Wirklichkeit (zugrundeliegende Thesen und Wertesysteme)

Carnevali nähert sich der Wirklichkeit auf eine systematische und rationale Art und Weise. Für die Autorin besteht sie aus einer Menge Daten, die konsequent erfaßt, geordnet und interpretiert werden müssen, ehe sie verstanden und in einen Sinnzusammenhang gebracht werden können (S. 67, 78–82). Sie betont, daß die **Erfahrung der Pflegenden** eine wesentliche Rolle spielt, wenn es darum geht, relevante Daten effektiv zusammenzutragen und in ihnen bestimmte Muster zu erkennen. Sie unterscheidet deutlich zwischen subjektiven und objektiven Daten und meint damit auch, daß Phänomene einerseits und unsere Auffassungen von diesen Phänomenen andererseits notwendigerweise nicht immer übereinstimmen (S. 177). Sie unterscheidet zwischen Merkmalen (Daten) und unseren Schlußfolgerungen (unserer Interpretation). Gültige Beschlüsse können jedoch nur auf einer gründlichen Evaluation der Daten beruhen (Kap. 5 bei Carnevali). Verläßliche Daten halten einer systematischen und objektiven Untersuchung stand. In diesem Zusammenhang verweist die Autorin auch darauf, daß **Intuition** in der Regel an sich keine Gültigkeit hat, aber als Sprungbrett für die Sammlung von Daten genützt werden kann, die bestätigen können, daß der intuitive Ansatz berechtigt war (S. 97).

Carnevalis Menschenbild ist geprägt von einer funktionalen und an homöostatischen Prinzipien orientierten Perspektive. Sie legt Wert darauf, daß ein Gleichgewicht zwischen den Anforderungen besteht, die das Leben an den Patienten stellt, und seinen Fähigkeiten, diese zu bewältigen. Darüber hinaus sieht sie den Menschen als sich entwickelndes Wesen, wobei die Entwicklung sich in festen und vorhersehbaren („normalen") biologischen und psychosozialen Phasen vollzieht. Dennoch betont sie, daß jeder Mensch ein einzigartiges Individuum ist.

Nach Carnevali ist die Krankenpflegewirklichkeit sehr eng mit der medizinischen Wirklichkeit verbunden. Ihre diagnostische Methode, ihre Denkweise und ihre Werte sind vereinbar, ja z.T. sogar identisch mit der normalen medizinischen Praxis. Die Krankenpflege handelt ihrer Meinung nach teilweise nach medizinischen, teilweise auch nach pflegefachlichen Gesichtspunkten (S. 111).

Ihre Auffassung von der Pflegewirklichkeit ist davon geprägt, daß sie die Pflegekraft als „Expertin" in einem Bereich ansieht, in dem es um die Beziehung zwischen Alltag und Gesundheit geht. Davon ausgehend, beurteilt die Pflegekraft selbst, welche Daten ihrer Meinung nach relevant sind (Kap. 4 u. Kap. 6 bei Carnevali). Wichtige Daten sind auch vom Patienten selbst oder seiner Familie zu bekommen, die als „Experten für subjektive Daten" bezeichnet werden können (S. 155). Die diagnostischen und verordnenden Aufgaben werden allerdings von den Pflegenden übernommen. Das wird deutlich in der Art und Weise, wie Carnevali die Begriffe „vorschreiben", „verordnen" und „anordnen" einsetzt, die sie mit einer Kompetenz verknüpft und die ein bestimmtes Machtverhältnis zwischen dem, der sie anordnet und dem, der diesen Verordnungen folgt, voraussetzt.

7 Der Hintergrund der Theorie

Carnevali versucht deutlich zu machen, daß die Pflegekraft eine professionelle Expertin ist, die über ein eigenes Fachgebiet „regiert" (S. 12–15), die eine systematische und wissenschaftlich fundierte Methode benützt (S. 244) und die ein gleichwertiger Teil in einem interdisziplinären Behandlungsteam ist, das sich um den Patienten kümmert (S. 12–13). Die Theorie wurde erstmals 1970 entwickelt, einer Zeit, in der der Professionalisierungstendenz in der Pflege großes Gewicht beigemessen wurde, in der die naturwissenschaftliche Methode in den meisten Fachbereichen immer noch die einzig akzeptierte war und in der Wissenschaftlichkeit als größtes Gut angesehen wurde. In der Zwischenzeit hat Carnevali ihre Theorie etwas revidiert und neuere Forschungserkenntnisse integriert, die sich vor allem auf Diagnosestellung und Wissensgrundlage beziehen (hier u.a. die Theorien Patricia Benners und Christine Tanners).

Die theoretische Haltbarkeit der Theorie

8 Klarheit von Definitionen und Darstellung

Carnevalis Darstellung ist größtenteils klar und nachvollziehbar. Einige Unklarheiten treten vor allem bei der Beschreibung der Inhaltskomponente der Pflege auf. Zu Beginn beschreibt Carnevali als Fokus der Pflege die Erfordernisse des Alltags, aus einer Gesundheitsperspektive heraus betrachtet. Diese Beschreibung wird etwas unterlaufen, wenn sie später den Begriff „Streßfaktor" einführt, ohne nachzuweisen, wie er in das Gleichgewichtsmodell einzubinden ist. In der Präsentation des Prognoseteils spielen Streßfaktoren eine wichtige Rolle, ohne daß klargemacht wird, ob der Begriff identisch mit den Alltagsanforderungen ist oder ob und in welcher Form eine Beziehung zu anderen Begriffen aus dem Gleichgewichtsmodell besteht. Dadurch daß Carnevali innerhalb der Struktur wechselt (Alltag, Funktionsfähigkeit, Ressourcen und auf der anderen Seite Streßfaktoren), wird die Inhaltskomponente der Pflege etwas unklar, und es deutet sich an, daß Carnevali vor allem mit dem Planungsprozeß an sich beschäftigt ist.

Eine weitere Unklarheit liegt darin, daß Carnevali mit „Patient" einerseits ein Individuum, gleichzeitig aber auch eine Gruppe meint. In Abbildung 7-2 nimmt sie auch die Gruppe mit auf, während sie ansonsten in ihren Darstellungen immer vom Individuum spricht. Aus der Graphik läßt sich auch nicht ableiten, wie das Gleichgewichtsmodell Carnevalis auf Gruppen angewendet werden könnte.

9 Ist die Theorie logisch aufgebaut?

Carnevalis Präsentation der Planungsmethode ist detailliert und umfassend. Dieser Teil ist logisch aufgebaut und wird mit Ausnahme der Evaluationsphase ausführlich behandelt, die weniger systematisch beschrieben wird.

Das Problemfeld der Pflege hingegen wird nicht sehr umfassend dargelegt. Die verschiedenen Begriffe sind nur teilweise klar definiert und ihre Beziehung zueinander ist nicht immer klar beschrieben. Darüber hinaus fehlen Aussagen zu den Maßnahmen, die die Pflegekraft bei Problemen ergreifen soll.

10 Theorieart

Carnevalis Theorie entspricht einer übergeordneten theoretischen Struktur, die beschreibt, welche Begriffe in den Bereich der Pflege fallen und wie sich die Pflegenden zu diesen Themen verhalten sollen, um herauszufinden, welche Art von Pflege der Patient benötigt. Der Theorie fehlt die Präzision, die klare Verbindungen zwischen den verschiedenen Komponenten schafft. Sie ist nicht in der Lage, bestimmte Ereignisse und Begebenheiten der Pflegewirklichkeit vorauszusehen und/oder zu erklären, was die Verfasserin als Idealzustand für die Pflegewissenschaft ansieht.

Die praktische Brauchbarkeit der Theorie

11 Reflektiert die Theorie die Wirklichkeit des Lesers?

Carnevali skizziert eine Praxis, die meiner Meinung nach zu sehr **am Individuum orientiert** ist. Auch wenn Carnevali die Bedeutung der Familie bei der Einschätzung des Patienten und der Planung unterstreicht, so bezieht sich die Pflegekraft doch vor allem auf die Bedürfnisse und Ressourcen des Patienten, während die Familie als eine äußerliche Ressource betrachtet wird. Die Theorie beschreibt nicht oder nur am Rande die Abhängigkeit, die zwischen Menschen besteht, die eine enge Beziehung zueinander haben, und die Tatsache, daß der veränderte Gesundheitszustand eines Menschen auch tiefgreifende Auswirkungen für die nächsten Angehörigen des Patienten haben kann. Auch hier zu helfen, ist meiner Meinung nach eine Aufgabe der Pflege.

Carnevalis Theorie nimmt für mein Empfinden auch nicht genügend Rücksicht auf die Aufgaben, die die Pflegenden über ihre praktische Arbeit hinaus zu bewältigen haben. Zwar steht in der Realität in vielen Situationen die Lösung praktischer Probleme, die in Verbindung mit der Krankheit und deren Behandlung auftreten, im Vordergrund, ein ganzheitlicher Ansatz bezieht aber auch qualitative Dimensionen der Pflege mit ein, so z.B. menschliches Leiden zu verstehen und zu akzeptieren, dem Menschen und seiner Familie im Kampf gegen Krankheit und Tod beizustehen und Menschenwürde in Situationen der Demütigung und der Erniedrigung aufrechterhalten zu helfen. Diesem Aspekt wird in dem rationalen Modell Carnevalis wenig Gewicht beigemessen, und es scheint zweifelhaft, ob diese Aufgaben der Krankenpflege in einer Methode, die problemorientiertes Denken und Rationalität in den Vordergrund stellt, überhaupt einen Platz finden können.

Carnevali betont die Wichtigkeit eines offenen Vetrtrauensverhältnisses zwischen Pflegendem und Patient und sieht darin eine Voraussetzung dafür, daß der skizzierte Planungsprozeß in Gang kommen kann. Dieser Aspekt scheint sich aber auf die Phase der Informationssammlung zu begrenzen. In der Phase der Planung, wie Carnevali sie beschreibt, ist die Zusammenarbeit mit dem Patienten und seiner Familie weniger wichtig.

12 Anwendbarkeit

Das Gleichgewichtsmodell und die Planungsmethode Carnevalis kann man als zwei getrennte Themen betrachten und sie aus diesem Grund auch einzeln analysieren. Die Planungsmethode Carnevalis ist so detailliert und konkret beschrieben und so gut illustriert, daß sie sich ohne Schwierigkeiten anwenden lassen läßt. Sie liefert auch reichhaltiges Hintergrundmaterial für die Begründung des diagnostischen Prozesses.

Ihre Definition des Gegenstandsbereiches der Pflege gibt eine Struktur vor, mit deren Hilfe Diagnostik und Planung in der Pflege leichtfallen. Sie ist allerdings zu wenig ausgereift, um auch wirksame und zielgerichtete Pflegemaßnahmen klar zu beschreiben.

Carnevalis Methode ist von allgemeiner Art und insofern nicht an einen klar definierten Inhalt gebunden. Deshalb kann sie unabhängig davon, wie sie Krankenpflege definiert, angewendet werden. Es ist also möglich, die Planungsmethode Carnevalis mit einer anderen Theorie als dem Gleichgewichtsmodell zu kombinieren, sofern die Theorie, die man wählt, sich mit den bei Carnevali zugrundeliegenden Thesen und Voraussetzungen vereinbaren läßt.

13 Reichweite der Theorie

Carnevali präsentiert ihre Theorie als eine allgemeine, die gesamte Krankenpflege umfassende Theorie. Ihre Beispiele scheinen aber dafür zu sprechen, daß sie vor allem den erwachsenen, somatisch kranken Patienten im Sinn hat.

Des weiteren ist die Theorie problem- und defizitorientiert. Es ist schwierig, sich vorzustellen, wie die Theorie in Situationen angewendet werden könnte, in denen zwischenmenschliche Interaktion, Verständnis oder Unterstützung die wesentlichen Aufgaben sind und in denen es nicht darum geht, Probleme zu lösen. Nach Carnevalis Meinung ist ihre Methode immer anwendbar, unbesehen davon, welche Zielsetzung jemand für sich definiert hat. Es scheint jedoch nicht stimmig zu sein, eine Methode völlig unabhängig von ihrem Inhalt einsetzen zu können, da die Methode sehr wohl deren Inhalt beeinflußt und der Inhalt, die Werte und die Absicht wiederum auf die Methodenwahl Auswirkungen haben.

14 Welche Pflegepraxis wird beschrieben und ist diese ethisch verantwortbar?

In Carnevalis Denkansatz werden die fundamentalen Werte der Pflege wie individuelle Fürsorge für den einzelnen Menschen (S. 250), Schutz der Privatsphäre des Menschen und Respekt vor seiner Selbstbestimmung (S. 112, 116) gewahrt. Gleichzeitig jedoch wird erwartet, daß der Patient der gut geplanten und begründeten Pflegebehandlung durch die Pflegekraft folgt, vorausgesetzt, diese hat auf den Patienten, seine Familie und darauf, wie sie die Situation erleben, ausreichend Rücksicht genommen. Es besteht eine gewisse Gefahr, daß diese „Expertenhaltung" in professionelles Machtverhalten ausarten kann, das den Willen des Patienten nicht ausreichend berücksichtigt. Gleichzeitig bezieht sich die Theorie Carnevalis nur in geringem Umfang auf die Verantwortung der Pflegekraft, auch die Hilfsbedürftigkeit der Familie zu unterstützen. Die Familie wird in den meisten Fällen als Ressource gesehen, dabei braucht sie in der Regel selbst Fürsorge.

15 Krankenpflege und andere Fachbereiche

Carnevali ist der Meinung, daß die Pflegenden gleichwertige Mitglieder in einem interdisziplinären Behandlungsteam sind. Das, was die Pflege von den anderen Bereichen unterscheidet, ist nicht die Methode an sich, sondern deren Fokus, der diagnostische Planungsprozeß. Vor allem in bezug auf die Medizin versucht Carnevali die Unterschiede klarzustellen: Während die Medizin am pathologischen Zustand und an dessen Behandlung interessiert ist, befaßt sich die Pflegekraft vor allem mit den Auswirkungen des pathologischen Zustands auf die Bewältigung des Alltagsgeschehens und umgekehrt.

Carnevali macht keinen Versuch, die Krankenpflege von anderen Fachbereichen wie Ergotherapie, Physiotherapie etc. abzugrenzen.

Anmerkungen
[1] Carnevali benützt selbst den Begriff Modell für ihre Arbeit, aber ausgehend von der Definition des Begriffs Theorie, die diesem Buch zugrundegelegt ist, kann Carnevalis Publikation auch als Theorie bezeichnet werden.
[2] Das NANDA-System, ist, wie in Kapitel 2 erwähnt, ein standardisiertes Diagnosesystem, das von der amerikanischen Krankenpflegeorganisation North American Nursing Diagnosis Association (NANDA) entwickelt wurde.

8 Die Fürsorgetheorie Kari Martinsens

Kari Martinsen ist wohl die bekannteste unter den norwegischen Autorinnen, die sich intensiv mit der Krankenpflege auseinandergesetzt haben. Ihre Ideen hatten auf die theoretische Entwicklung der Pflege im skandinavischen Raum starken Einfluß. Auch wenn diese sich deutlich von dem, was traditionell als Pflegetheorie verstanden wird, unterscheiden, so lassen sie sich doch zu diesen zählen[1].

Im Unterschied zu den meisten hier besprochenen Theorien läßt sich die Analyse ihres Werkes nur sehr schwer an einer bestimmten Publikation nachvollziehen. Ihre umfassenden Veröffentlichungen sind von einer sich laufend weiterentwickelnden Idee der **Krankenpflege als** einer **Fürsorgedisziplin** geprägt. Aus diesem Grund war es schwierig zu entscheiden, welche ihrer „Versionen" die Grundlage für eine Analyse bilden sollte. Die Wahl fiel schließlich auf ihre letzte Veröffentlichung, nämlich die Artikelsammlung „Omsorg, sykepleie, medisin" (Fürsorge, Krankenpflege, Medizin) von 1989. Aus diesem Buch sind vor allem die Einleitung und die Kapitel 1 und 2, in denen die Verfasserin ihre Ideen zur Krankenpflege präsentiert, relevant.

Zusammenfassung der Hauptkomponenten der Theorie

Die Arbeiten Martinsens beinhalten ein **alternatives Verständnis vom Fach** Krankenpflege und seiner theoretischen Grundlage[2]. Sie bauen auf einem Weltbild und einem Wissenschaftsverständnis auf, das von einem **positivistischen Denkansatz**[3] **Abstand** nimmt. Grundlage der Theorie ist die Philosophie Heideggers und anderer Denker, die sich einer **phänomenologischen Tradition** verschrieben haben[4]. Martinsen hat aus ihren Ideen Konsequenzen für die Krankenpflege als Fach, für die Ausbildung von Pflegenden und für die Gesundheits- und Sozialpolitik gezogen. Die vorliegende Analyse beschränkt sich auf ersteres. Es sollte aber dabei nicht außer acht gelassen werden, daß dabei ein Teil der Theorie Martinsens unberücksichtigt bleibt.

Das vorgestellte Analysemodell läßt sich auf die Arbeit Martinsens nicht so leicht anwenden wie auf die traditionellen Pflegetheorien. Dennoch soll hier der Versuch gemacht werden, die wesentlichsten Komponenten der Theorie zu beschreiben und in ihrer Bedeutung zu klassifizieren. Der zentrale Begriff Martinsens ist die Fürsorge.

1 Die wichtigsten Elemente der Theorie

Fürsorge bezeichnet für K. Martinsen ein **ontologisches**[5] **Phänomen**, d.h., daß

Fürsorge die Grundlage allen menschlichen Lebens darstellt (S. 69). Diese fundamentale Bedeutung hat ihren Ursprung in der Tatsache, daß die Basis menschlichen Lebens die **gegenseitige Abhängigkeit der Menschen** voneinander ist (S. 47, 69). Menschen können in einer Isolationssituation nicht überleben, sie sind aufeinander angewiesen. Diese Abhängigkeit wird in Situationen, die von Krankheit, eingeschränkter Funktionsfähigkeit oder von Leid geprägt sind, besonders deutlich, aber sie ist nicht auf diese Situationen beschränkt (S. 79). Die fundamentale menschliche Abhängigkeit „fordert"[6] eine **„menschliche Gegenantwort"**. Diese umschreibt Martinsen mit dem Wort **Fürsorge**. Fürsorge ist demnach ein Beziehungsbegriff, der die Antwort des einen Menschen auf die Abhängigkeit des anderen beschreibt. Im Hinblick auf die Abhängigkeit von Patienten, die durch ihre Situation und ihren Zustand verstärkt wird, ist und muß die **Fürsorge** die **Grundlage allen pflegerischen Handelns** sein (S. 75, 79).

Martinsen hebt drei Aspekte der Fürsorge besonders hervor:
1. Fürsorge ist ein Beziehungsbegriff, der eine nahe und offene Verbindung zwischen zwei Menschen beschreibt (S. 14).
2. Fürsorge umfaßt die Ausführung konkreter, situationsbedingter Handlungen, die auf einem „Vorverständnis"[7] für das beruhen, was dem anderen zum Besten gereicht.
3. Fürsorge ist ein moralischer Begriff, der an das Prinzip der Verantwortung für das Schwache geknüpft ist (S. 14–17).

Fürsorge als Beziehungsbegriff heißt nach Martinsen, daß damit eine zwischenmenschliche Beziehung beschrieben wird, die auf Gegenseitigkeit, Gemeinschaft und Solidarität begründet ist (S. 71). Sie wird durch eine bestimmte „Haltung" ausgedrückt. Diese Grundhaltung ist dadurch charakterisiert, daß der Gebende den anderen „aus dessen Situation heraus versteht. Darin liegt eine Gegenseitigkeit, die sich durch gemeinsames Handeln in einer praktischen Arbeitssituation entwickelt." (S. 71).

Verständnis für die Situation des anderen ist eine **Voraussetzung** für fürsorgliches Handeln. Es **erwächst aus gemeinsamen Erfahrungen**. Dies erklärt Martinsen wie folgt: „Um einander verstehen zu können, muß es etwas geben, das uns in einer Art Gemeinschaft zusammenbindet, so z.B. gemeinschaftliche Regeln, Normen, Bedürfnisse oder Aktivitäten. Wir müssen einen Alltag teilen, in dem wir etwas gemeinsam haben." (S. 69). Durch aufeinander bezogenes Handeln in gemeinsam erlebten Situationen (S. 71) oder dadurch, daß wir ähnliche Erfahrungen gemacht haben (S. 76), entwickeln und erleben wir Gemeinschaft und Solidarität (S. 71). Eine Pflegekraft und ein Patient können also zu gegenseitigem Verständnis gelangen, indem der Pflegende für den Patienten in unterschiedlichen Situationen sorgt oder der Pflegende kann durch früher gemachte Erfahrungen z.B. in bezug auf Schmerzen ein Verständnis für den Patienten in einer Schmerzsituation entwickeln.

Fürsorge bedeutet auch, daß derjenige, der sie gibt, von demjenigen, der sie bekommt, keine Gegenleistung erwartet (S. 71). Martinsen gebraucht hier den Begriff **„generalisierte Gegenseitigkeit"**, den sie als Basisbegriff für die Krankenpflege als „Fürsorgeberuf" ansieht (S. 71). Er reflektiert auch den zugrundeliegenden Gedanken, daß alle Menschen potentiell in eine Lage kommen können, in der sie von der Hilfe anderer abhängig sind (S. 81).

Zusammenfassung der Hauptkomponenten

Aber Fürsorge ist mehr als eine Grundhaltung. Für Martinsen ist es wichtig, auch die praktische Seite darzustellen: **Fürsorge ist auch praktisches Handeln.** Praktisches Handeln erwächst aus den konkreten Situationen und Zuständen, in denen sich der Empfänger befindet. Es ist deshalb eng verknüpft mit dem, was für den Patienten konkrete, einfache Alltags„arbeit" heißt, und mit den „Werkzeugen", die er benützt, um seine Alltagsaufgaben zu erledigen. Es baut auf einem **ganzheitlichen** Verständnis der Situation auf. Dies bedeutet eine **möglichst geringe Spezialisierung** und Aufteilung der Arbeitsaufgaben (S. 76–77). Martinsen beschreibt dies wie folgt:

B „Eines der wichtigsten Dinge in einer Fürsorgesituation ist es, seine Fachkenntnisse anzuwenden, um die einfachsten Gerätschaften, die der Patient aus seinem Alltag kennt, wie Waschlappen und Löffel, einzusetzen... Wir sollten eine Pflegesituation so einfach wie möglich gestalten und nicht unnötig fremde Gegenstände oder Worte benutzen. Wir vergessen oft, daß ein Nicht-Spezialistentum durch den Gebrauch und die Anwendung alltäglicher Dinge am ehesten verdeutlicht wird." (S. 76).

Fürsorge als konkretes Handeln braucht eine Grundlage. Sie liegt in der Fähigkeit der Pflegekraft, die Situation fachlich und ethisch bewerten zu können (S. 76). **Fachliche Kompetenz** im Sinne von Anwendung und Ausübung von Fachwissen erwirbt sie sich **durch praktische Erfahrung** und durch **Lernen am Beispiel**.

Indem er bestimmte Prinzipien in konkreten Situationen anwendet und dabei von einem Meister des Faches korrigiert wird, lernt der Lehrling korrekt zu handeln. Er erwirbt Fachverstand, der als eine Art stilles oder nicht artikuliertes Wissen verstanden werden kann (S. 27). Dieses stille Wissen wird später in der Fähigkeit zu einer intuitiven Beurteilung von Situationen deutlich (S. 26). Diese Intuition „vereinigt Lebensführung und Dialog" (S. 55), sie bezieht sich auf physische und psychische Aspekte. Das heißt, daß der Pflegende die Situation dank seiner Fähigkeit, sich einzufühlen, in ihrer Gesamtheit wahrnimmt, und sie nicht von außen als eine Summe von Einzelelementen sieht, sondern als geschlossene Ganzheit, die aus mehr oder weniger wesentlichen Elementen besteht.

Die **moralische Dimension der Fürsorge** ist nach Martinsen an die Tatsache gebunden, daß „die Beziehungen zwischen Menschen von Macht und Abhängigkeit geprägt sind, und daß Moral im Zusammenhang von Macht und Abhängigkeit eine wichtige Rolle spielt" (S. 47). Krankenpflege als Fürsorge muß sich **um moralisch verantwortbaren Machtgebrauch bemühen**. Die Pflegekraft handelt dann moralisch verantwortbar, wenn sie sich an dem **Prinzip der Verantwortung für das Schwache orientiert** (S. 48). Nach Meinung Martinsens ist moralisches Handeln eng verknüpft mit geschichtlichen Bedingungen und den konkreten Faktoren des Alltags (S. 48). Durch Tun und Lassen in konkreten Situationen entstehen Wertesysteme, an denen sich dann vorbildliches Handeln orientiert (S. 50).

Nach Martinsen **heißt moralisch zu handeln „vernünftig" zu handeln**, ihr **Vernunftsbegriff** reflektiert dabei wiederum ihr Welt- und Wissenschaftsverständnis. Vernunft heißt, Rationalität (kognitive Gedankengänge) mit emotionalen und sozialen Überlegungen zu vereinigen. Vernünftig handeln heißt, so-

109

wohl auf die **Situation** und die **beteiligten Menschen** als auch auf **ethische Werte** und **Normen Rücksicht** zu nehmen (S. 49). Fehlt einer dieser Aspekte in den Überlegungen, ist die moralische Vernunft „halbiert" und damit auch nicht mehr vernünftig (S. 54–55). Soll Moral „vernünftig" sein, so braucht sie eine Grundlage. Die Vernunft zeigt sich im gemeinsamen Tun und im Dialog (S. 49). **Dialog** heißt, Argumente auszutauschen, die auf der Kenntnis unter-

2 Die Beziehung zwischen den Elementen

Es ist nicht ganz leicht, die Ideen Martinsens durch ein Diagramm zu verdeutlichen, denn ihre Theorie klärt in erster Linie einen Begriff (Fürsorge), der aus verschiedenen Perspektiven beleuchtet wird. Versucht man es trotzdem, so erscheinen folgende zwei Alternativen als die sinnvollsten, abhängig von der Sichtweise, die man wählt:

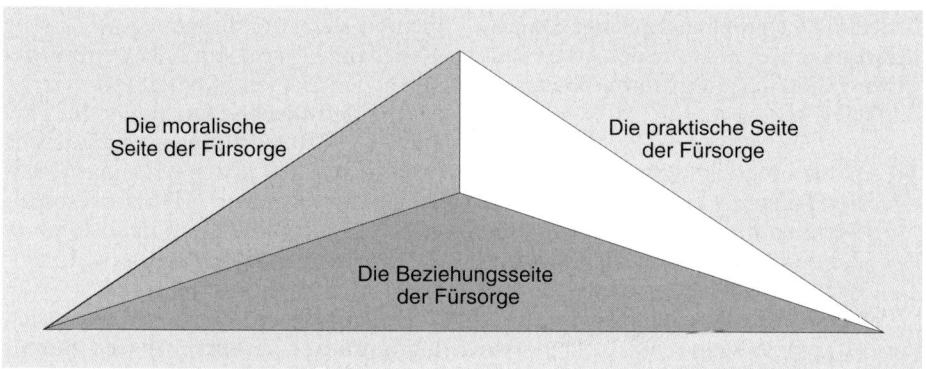

Abb. 8-1 Die Beziehungsseite der Fürsorge.

schiedlicher, vorbildlicher Praxiserfahrungen beruhen. Er mündet in einem „vernünftigen" Beschluß, der für das Alltagsleben verbindlich wird (S. 50). Die Moral hat somit sowohl eine rationale als auch eine emotionale Seite (S. 50).

Moralisches Handeln muß gelernt werden. Dies geschieht durch eigene Erfahrung, durch Diskurs[8] und durch Lernen am Beispiel. Die Fähigkeit, sich einzufühlen, und die Reflexionsfähigkeit bilden die Grundlage für das, was Martinsen mit **moralischem Verstand** bezeichnet, der gelernten Fähigkeit, fürsorglich handeln zu können und das eigene Handeln begründen zu können (S. 50, 51).

Der Fürsorgebegriff enthält hier drei einander gleichgestellte Aspekte, die alle vorhanden sein müssen, um den Begriff vollständig zu beschreiben. Diese Interpretation entspricht am ehesten den in der Einleitung vorgestellten Ideen (S. 14–17).

Nach Darstellung in Abb. 8-2 ist die Beziehung zwischen Patient und Pflegendem die Voraussetzung dafür, daß Fürsorge entstehen kann. Ob jedoch Fürsorge vorhanden ist oder nicht, hängt davon ab, wie die Beziehung inhaltlich gestaltet ist (bezüglich moralischem und praktischem Inhalt).

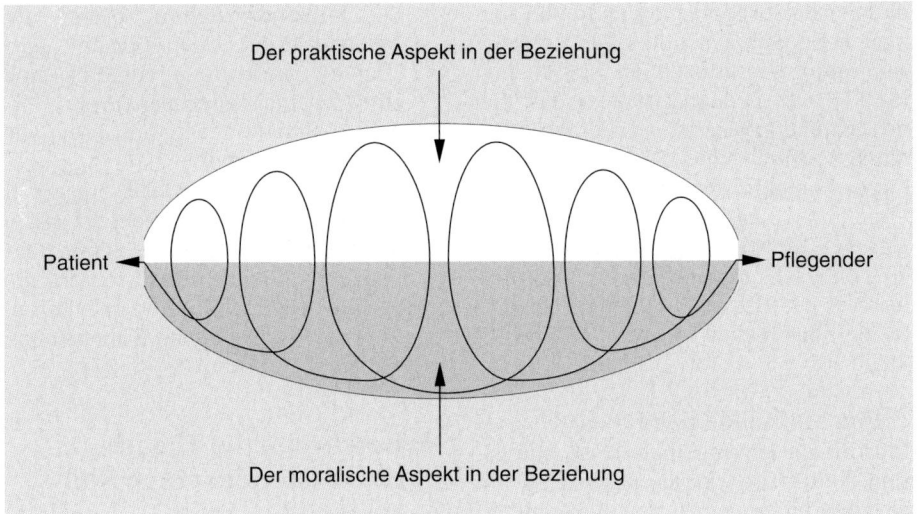

Abb. 8-2 Der praktische Aspekt in der Beziehung.

Aussagen der Theorie zur Krankenpflege

3 Martinsens Definition des Gegenstandsbereiches der Pflege

a Der Patient

Nach Martinsen sind Patienten Personen, die aufgrund von Krankheit, Alter oder anderen Gegebenheiten schwach sind und der Fürsorge bedürfen. Besonders wichtig ist ihr die Verantwortung der Pflegenden für Menschen, die nicht die Möglichkeit haben, ihre Unabhängigkeit wiederzuerlangen.

b Problembereich der Pflege

Martinsens Theorie beschreibt in erster Linie, wie sich die Krankenpflege dem Patienten gegenüber verhalten kann und soll. Sie sagt wenig darüber aus, mit welchen Themen sich die Pflege zu befassen hat[9].

c Relevante Aspekte aus der Umgebung des Patienten

Die Theorie Martinsens geht davon aus, daß die Situation jedes Menschen von der menschlichen und von der geschichtlichen Situation geprägt ist, in die er eingebunden ist. Der Mensch ist untrennbar mit einem größeren Ganzen verbunden. Welche der Aspekte für die Pflege von Bedeutung sind, muß im Einzelfall vor dem Hintergrund eines ganzheitlichen Verständnisses der Situation abgewägt werden.

d Das übergeordnete Ziel der Pflege

Martinsen distanziert sich eindeutig von einer „rationalen, zielgerichteten" Krankenpflege. Mit diesem Begriff umschreibt sie Krankenpflege, die sich an vorher festgelegten Zielen orientiert (S. 19–20, 53–54). Es ist ihr wichtig klarzustellen, daß der Fürsorgegedanke nicht von speziellen Ergebnissen und Zielen geprägt sein kann. Fürsorge ist ein Ziel an sich (S. 31). Das bedeutet, daß es das Ziel der Krankenpflege ist, den Fürsorgegedanken durch konkretes, fachkompetentes Handeln, das sich am Wohl des Patienten orientiert, umzusetzen. Das ist, nach Martinsen, „gute Krankenpflege", unbesehen davon, ob ein bestimmtes Ziel wie Besserung oder verbesserte Selbsthilfefähigkeit erreicht wurde (S. 48).

e Die Methoden der Pflege

Martinsens Fürsorgetheorie ist, wie gesagt, keine Theorie, die beschreibt, mit welchen Phänomenen sich die Krankenpflege zu beschäftigen hat und auf welche Weise sie diese zu lösen hat. Sie beschreibt vielmehr eine allgemeine Möglichkeit der Annäherung an das Thema. Die Grundhaltung, die Pflegende für diese Annäherung an ihr Fachgebiet mitbringen sollten, umschreibt sie mit dem Wort Fürsorge. Fürsorge im moralischen Sinn heißt Einfühlung in eine Situation und eine fachliche Bewertung, die die Ursachen des Leidens kennt und auf dieser Basis Maßnahmen plant, die dem Leiden abhelfen können. Fürsorge beschreibt sowohl Haltung als auch konkretes Handeln der Pflegekraft dem Patienten gegenüber (S. 48–52).

f Der Kontext der Pflege

Hierzu macht Martinsen folgende Aussagen (S. 75):
1. Der Empfänger von Fürsorge befindet sich in einer Situation, die er selbst nicht bewältigen kann.
2. Die Fürsorgebeziehung ist dauerhaft und beinhaltet Verantwortung und Verpflichtung von seiten des Fürsorgenden.
3. Die Fürsorgebeziehung basiert auf „generalisierter Gegenseitigkeit", d.h., „für" den anderen zu „sorgen", ohne eine Gegenleistung zu erwarten.

Hier sind Situationen beschrieben, die Martinsen als Erhaltungsfürsorge bezeichnet und in denen Fürsorgearbeit notwendig ist. Martinsen sieht vor allem Arbeitssituationen, die von Ganzheitlichkeit und Nicht-Spezialistentum geprägt sind, als den Kontext an, der am ehesten die verschiedenen Dimensionen der Fürsorge repräsentiert (S. 77).

4 Beschreibt die Theorie einen Ist- oder einen Sollzustand?

Martinsens Philosophie hat normativen Charakter, die die Meinung der Autorin hinsichtlich der Grundlagen der Pflege als einer moralisch zu verantwortenden Wissenschaft widerspiegeln. Martinsen ist eine der wenigen Theoretikerinnen, die Moral zu einer der Grundlagen ihrer Theorie machen. In den meisten Theorien wird die Moral getrennt von der Definition der Krankenpflege als Fach behandelt; in Martinsens Theorie wird Krankenpflege als moralische Praxis definiert, die ihren Ausdruck im fürsorglichen Handeln findet.

5 Die Hauptthese der Theorie

Martinsens Hauptthese ist, daß das Fundamentale der Pflege Fürsorge sein muß, wobei mit diesem Begriff sowohl eine Grundhaltung als auch konkrete Handlungen, die auf fachlicher und moralischer Kompetenz aufbauen, umschrieben werden.

Das Weltbild der Theorie

6 Martinsens Auffassung der Wirklichkeit (zugrundeliegende Thesen und Wertesysteme)

Martinsen stellt nicht das Individuum in den **Mittelpunkt**, sondern die **Beziehung, die zwischen zwei Individuen** existiert. Ihrer Theorie liegt ein, wie sie es ausdrückt, „kollektives Menschenbild" zugrunde, wo nicht der einzelne, sondern gemeinschaftliche „Lebensformen" im Mittelpunkt stehen (S. 15, 47).

Ein weiterer fundamentaler Wert für Martinsen ist die **Verantwortung für Schwache** (S. 15, 48–52). Sie ist sozusagen die Verlängerung des Prinzips der Abhängigkeit der Menschen voneinander. Es betont, daß es unterschiedliche Machtverhältnisse gibt und daß Macht mit der Fähigkeit, sich nötige Hilfe zu sichern, zu tun hat. Gegenüber denen, die aufgrund von Krankheit, Alter oder anderen Gebrechen nicht in der Lage sind, sich die nötige Hilfe selbst zu beschaffen, hat die Pflegekraft eine besondere Verantwortung. Vor allem die Menschen, die dauerhaft auf Hilfe und Unterstützung angewiesen sind, bedürfen ihrer Fürsorge (S. 79–80).

Nach Meinung Martinsens wurde diese fundamentale Bedeutung der Fürsorge in den positivistischen Ansätzen unterbewertet. Diese Tradition, die ja in den letzten Jahrzehnten unsere westliche Kultur wesentlich beeinflußt hat, stellt ein individualistisches und objektivistisches Menschenbild in den Mittelpunkt. Das **Selbstpflegemodell** spiegelt nach Meinung Martinsens diese **individualistische Sichtweise** wider (S.67).

Ein wesentlicher Teil der Theorie Martinsens sind ihre Gedanken zur Wissensvermittlung. Auch hier nimmt sie Abstand von einem „positivistischen" Denken. Sie legt großen Wert auf **Intuition** und auf **ein durch Erfahrung erworbenes Wissen**. Fürsorge ist ihrer Meinung nach durch praktische Erfahrung in konkreten Situationen zu erlernen, vorzugsweise unter Anleitung eines erfahrenen Meisters (S. 27). Dieses Wissen ist oft nicht artikuliert oder „still" im Gegensatz zu konkretem Wissen, das den Positivismus prägt. Martinsen setzt hier den Begriff Kompetenz ein und drückt damit aus, daß Wissen manuelle Fertigkeiten und moralische, theoretische und soziale Fähigkeiten umschreibt (S. 27, 28).

Martinsen macht auch Aussagen zum Thema Forschung in der Pflegewissenschaft. Hier setzt sie sich für eine „praxisnahe" Forschung ein (S. 31), die beschreibend und interpretierend sein soll, das Besondere und Spezielle bestimmter Phänomene und ihre Unterschiede herausarbeiten soll (S. 31). Die praxisnahe Forschung ist eine Art kritischer Dialog mit der praktischen Wirklichkeit. Sie entsteht in einer engen Zusammenarbeit zwischen Forschern und praktisch Tätigen (S. 32). Diese Art Forschung stellt sich die Aufgabe, die praktischen Erfahrungen in Begriffe umzusetzen mit dem Ziel, sie kritisch zu reflektieren und sie dann dem Praxisfeld wieder als neue Wissensbereiche zur Verfügung zu stellen (S. 33).

7 Der Hintergrund der Theorie

Martinsens Theorie ist aus einer kritischen Auseinandersetzung mit einer nach ihrer Meinung unbefriedigenden Theorieentwicklung entstanden. Sie kritisiert explizit den Einfluß positivistischer Ansätze in der Krankenpflege und versucht, eine Alternative vorzustellen, die dem, was sie als die Natur der Krankenpflege ansieht, eher entspricht. Diese Alternative baut auf einer phänomenologisch-hermeneutischen Tradition auf und bezieht sich auf wichtige Vertreter dieser Denkrichtung, u.a. auf Martin Heidegger, Uffe Juul Jensen, Harald Ofstad und Hans Skjervheim[10].

Die theoretische Haltbarkeit der Theorie

8 Klarheit von Definitionen und Darstellung

Martinsens Theorie ist ursprünglich sehr abstrakt, sprachlich ungewöhnlich und hätte deshalb zunächst als schwer zugänglich erscheinen können. In der Zwischenzeit ist die Theorie allerdings überarbeitet und mit wenigen Ausnahmen klar. Einleitend beschreibt Martinsen die drei verschiedenen Seiten des Begriffes Fürsorge, die interaktive, die praktische und die moralische (S. 14–17). Natürlich nimmt man an, daß diese drei Seiten unterschiedliche, wenn auch miteinander eng verknüpfte Aspekte des einen Begriffs beschreiben. Es ist aufgrund der Verwobenheit der Begriffe miteinander allerdings schwierig, sie zu unterscheiden. Die Dimension Beziehung wird zum Beispiel mit Hilfe des Prinzips der Verantwortung für Schwache definiert (S. 15), das gleiche gilt jedoch für die moralische Dimension (S. 17). Des weiteren bezeichnet die Autorin sowohl den Aspekt Beziehung (S. 73) als auch die praktische Dimension (S. 16) als „generalisierte Gegenseitigkeit".

Unter Punkt 2 wurden zwei verschiedene Interpretationsmöglichkeiten der Theorie Martinsens vorgestellt. Abbildung 8-2 scheint die Ideen Martinsens besser zu verdeutlichen als Abbildung 8-1. Dort wird allerdings der Begriff Fürsorge nicht mehr als dreidimensionaler Begriff beschrieben, sondern als Beziehung zwischen zwei Personen, in der moralische und praktische Aspekte zum Tragen kommen.

9 Ist die Theorie logisch aufgebaut?

Martinsen beabsichtigt nicht, eine logisch aufgebaute Theorie zu präsentieren. Ganz im Gegenteil nimmt sie von einem Wissenschaftsverständnis Abstand, das fordert, daß eine Theorie eine logische Struktur mit Begriffen, Prinzipien und Regeln haben soll (S. 20). Sie versucht „nur" eine interpretierende Analyse des Begriffes Fürsorge, den sie von verschiedenen Seiten beleuchtet. Man muß ihr dabei zugestehen, daß sie dies gründlich und umfassend tut und daß sie verschiedene Perspektiven auf eine logisch überzeugende Weise miteinander verknüpft.

10 Theorieart

Martinsens Theorie läßt sich als philosophische Theorie bezeichnen. Sie ist abstrakt und allgemein und befaßt sich mit grundlegenden Fragen zum Menschen, zur Wirklichkeit im allgemeinen und der Krankenpflegewirklichkeit im besonderen. Die Theorie ist auch kritisch in der Weise, daß sie sich mit philosophischen und wissenschaftstheoretischen Denkansätzen, die auf der Basis eines „positivistischen" Weltbildes entstanden sind, auseinandersetzt.

Die praktische Brauchbarkeit der Theorie

11 Reflektiert die Theorie die Wirklichkeit des Lesers?

In ihrer Theorie distanziert sich Martinsen deutlich von dem, was sie als essentiell in der gegenwärtigen Welt erlebt. Martinsen setzt sich engagiert dafür ein, eine soziale Wirklichkeit wiederherzustellen, die die fundamentale Fähigkeit zur Fürsorge besser entwickelt als es die derzeit aktuelle „Hilf-Dir-Selbst"-Ideologie tut. Ihre Argumente ergeben sich aus einer Analyse des derzeitigen Gesundheitswesens und der geschichtlichen Entwicklung öffentlicher Fürsorgeaktivitäten. Nach ihrer Meinung kümmert sich das öffentliche Gesundheitswesen vor allem um die Bedürfnisse der Starken auf Kosten der Schwachen. Hier sieht sie eine neue Aufgabe für Pflegende entstehen, denen es ein Anliegen sein müßte, an dieser Stelle einzugreifen. Martinsen ist ohne Zweifel auf einem richtigen Weg und benennt die Mängel des derzeitigen Systems, das auch von anderer Seite immer kritischer bewertet wird. Ich bin allerdings unsicher, ob ihre Kritik so deutlich wird, wie Martinsen sich erhofft.

12 Anwendbarkeit

Die Theorie Martinsens läßt sich ohne Probleme als eine übergeordnete Pflegephilosophie anwenden. Sie ist klar formuliert, die Beschreibung der Begriffe Person (Patient) und Krankenpflege ist verständlich. Sie kann auch dazu benutzt werden, die Pflegepraxis in verschiedenen Situationen zu reflektieren, da sie eine klare Vorstellung über die Voraussetzungen entwickelt, die gegeben sein müssen, um Krankenpflege als Fürsorge bzw. als „moralische Praxis" ausüben zu können. Um beurteilen zu können, welche Aufgaben in ihre Domäne fallen und um in konkreten Situationen kompetent handeln zu können, muß die Pflegekraft aber die Theorie Martinsens durch zusätzliches Wissen, vor allem Erfahrungswissen, ergänzen.

13 Reichweite der Theorie

Martinsens Theorie ist sehr allgemein gehalten. Sie scheint für alle Patienten relevant zu sein, die aufgrund von Krankheit oder anderen Defiziten hilfsbedürftig sind. Martinsen scheint Krankenpflege als Fürsorgearbeit für gesunde Menschen bewußt außer acht zu lassen (S. 77). Eine Begründung hierfür liefert sie nicht.

Auch die Patienten, bei denen Besserung oder eine verbesserte Fähigkeit zur Selbsthilfe zu erwarten ist (Krankenpflege wäre hier „Wachstumsfürsorge"), bezieht sie kaum mit ein. Nach ihrer Meinung ist der Begriff Fürsorge, so wie sie ihn verwendet, am ehesten mit „Erhaltungsfürsorge" (Pflege von Patienten, bei denen eine Besserung nicht zu erwarten ist) zu umschreiben, auch wenn sie ersteres nicht ganz ausschließt (S. 79).

Man kann annehmen, daß Martinsen sich vor allem mit den wichtigsten Aufgaben der Pflege in unserer heutigen Zeit auseinandersetzen will und sich weniger damit beschäftigt, was nicht Gegenstand der Pflege sein soll.

14 Welche Pflegepraxis wird beschrieben und ist diese ethisch zu verantworten?

Martinsen macht deutlich, was sie unter moralisch verantwortbarer Pflegepraxis versteht. Priorität haben dabei Patienten, bei denen keine Besserung zu erwarten ist. Das läßt sich aus einer kritischen Auseinandersetzung mit der derzeitigen Situation begründen, die nach Meinung der Autorin schwächere Gruppen im Hinblick auf eine gerechte Verteilung der vorhandenen Fürsorge-Ressourcen vernachlässigt.

Es wird im Text nicht deutlich, daß Martinsen ihre Sichtweise als eine an die derzeitige Situation gebundene Auffassung verstanden wissen will und daß sie ihre Perspektive in einem veränderten historischen Kontext ändern würde. Vielmehr scheint ihre Haltung eher fest verankert, zumal sie sich vor allem auf Patienten bezieht, bei denen keine Besserung zu erwarten ist und die somit dauerhaft von der Fürsorgeaktivität der Pflegenden abhängig sind (S. 75, 79). Es ist denkbar, daß diese Sichtweise zu anderen Zeiten (in einem anderen Kontext) zu einer neuen und veränderten Machtkonstellation führen kann, die andere Patientengruppen als „starke" und somit „nicht von Fürsorge abhängige" Gruppen festlegt. Dies könnte dann zu einer moralisch verwerflichen Praxis führen, in der Patienten nicht die Hilfe bekommen, die sie brauchen, weil sie sich scheinbar selbst helfen können.

15 Krankenpflege und andere Berufsgruppen

Martinsen differenziert zwischen verschiedenen Arten von Fürsorge. Fürsorge kann zwischen erwachsenen, gesunden Menschen in einer persönlichen Beziehung (gegenseitige Fürsorge), als spontane Geste (unverbindlich) und als persönliche Dienstleistung (einseitiger Dienst, der Ausdruck eines Fürsorgegedankens sein kann, aber nicht muß), (S. 74–75) stattfinden. Martinsen bemüht sich nicht, die unterschiedlichen Arten berufsbedingter Fürsorgearbeit zu unterscheiden.

Anmerkungen
[1] Einige Verfasser unterscheiden klar die Begriffe Theorie und Philosophie. Dies ist für das in diesem Buch präsentierte Verständnis unbedeutend, da hier ein sehr weit gefaßter Theoriebegriff vertreten wird. Aus diesem Grund können Theorien sowohl philosophischen als auch empirischen Charakter haben.
[2] Martinsens Theorie ist mehr als eine reine Beschreibung dessen, was Krankenpflege ist. Ihr Werk befaßt sich u.a. mit theoretischen Betrachtungen über Fürsorge im allgemeinen, mit der Krankenpflege als Fürsorgeberuf und mit den gesellschaftspolitischen Konsequenzen der verschiedenen Definitionen von Fürsorge. Im vorliegenden Buch steht Martinsens Definition der Krankenpflege als Fürsorgeberuf im Vordergrund.
[3] Nach dem „positivistischen" Menschenbild ist die Seele des Menschen etwas Rationales, der Körper (und eventuell auch die Psyche) universellen Naturgesetzen unterworfen und jeder Mensch ein klar von seinen Mitmenschen getrenntes Wesen.

Nach der positivistischen Philosophie ist nur objektives, verallgemeinerbares und abstraktes Wissen über die bestehenden Gesetzmäßigkeiten von Bedeutung, und metaphysisches Denken wird als praktisch nutzlos abgelehnt.

[4] Es kann von Nutzen sein, hier auf die Parallelen zwischen der Theorie Martinsens und der von Benner und Wrubel aufmerksam zu machen. Es ist auch interessant, daß die Ideen Martinsens wesentlich älter sind: Während Martinsens Arbeiten bis in das Jahr 1970 zurückgehen, wurde der Artikel Benners und Wrubels, der meiner Analyse zugrunde liegt, 1981 veröffentlicht. In Martinsens Arbeiten ist klar ein roter Faden zu erkennen, der sich durch alle Veröffentlichungen zieht, auch wenn sie ihre Ideen im Laufe der Zeit immer wieder überarbeitet und weiterentwickelt hat.

[5] Ontologie ist die Lehre vom Sein aller Dinge und von ihrem Zusammenhang. Ontologisch heißt in diesem Zusammenhang, daß Fürsorge eine lebensnotwendige Voraussetzung für menschliches Sein ist.

[6] Die Formulierung „fordert eine Antwort" wird von Martinsen verstanden als die Rückmeldung an den Patienten, die man ihm beim Erleben seiner Abhängigkeit und seinem Bedürfnis nach Fürsorge geben möchte.

[7] Mit „Vorverständnis" ist gemeint, daß die Pflegekraft die Bedürfnisse des anderen aufgrund ihrer früheren Erfahrung und ihres Wissens erfassen kann. Nur dadurch ist es der Pflegekraft möglich, die Situation des Patienten zu interpretieren und zu verstehen.

[8] Mit Diskurs ist eine sachliche Auseinandersetzung gemeint, in der verschiedene Seiten einer Situation oder eines Problems beleuchtet werden.

[9] In ihrem Artikel von 1990 gibt Martinsen allerdings keine klaren Vorgaben, wie dieser Teil der Theorie entwickelt werden könnte. Sie beschreibt relativ genau eine Methode, durch die es für die Krankenpflege möglich ist, ihren Fachbereich näher zu umschreiben und abzugrenzen. Dieses Wissen ist allerdings bei erfahrenen Pflegekräften bereits vorhanden, aber bisher wenig dokumentiert worden. Martinsen zieht hier die erfahrenen Pflegenden zur Verantwortung: Sie sollen zusammen mit Pflegeforschern vorbildliche Beispiele niederschreiben, die moralische Pflegepraxis veranschaulichen und verschiedene Möglichkeiten, wie Fürsorge reflektiert und begründet werden kann, darstellen.

[10] In ihren späteren Publikationen bezieht sich Martinsen auch auf den dänischen Philosophen und Theologen Løgstrup.

9 Katie Erikssons Fürsorgetheorie

In diesem Kapitel wird die Fürsorgetheorie Katie Erikssons vorgestellt, wie sie sie in ihrem Buch „Vårdandets idé" 1987 beschrieben hat. Katie Eriksson ist eine sehr produktive Autorin, die eine Reihe von Artikeln und Büchern u.a. zu den Themen Krankenpflege, Fürsorgeforschung und zum Gesundheitsbegriff geschrieben hat. Ihre Veröffentlichungen erstrecken sich über einen langen Zeitraum, nämlich von 1970 bis heute. Bemerkenswert dabei sind die Entwicklung und die Veränderungen, die sie in dieser Zeit geprägt haben und die vor allem durch ein Buch mit dem Titel „Pausen" deutlich wurde, das nach „Vårdandets idé" erschien. Dort beschreibt Eriksson, daß diese beiden Bücher Ausdruck einer neuen „visionären" Fürsorgeforschung sind, die auf einem Paradigmenwechsel aufbaut, einem neuen Wissenschafts- und Weltbild (Pausen, S. 11). Bei einer Gegenüberstellung dieser neueren Bücher mit den früher erschienenen wird diese Umorientierung sehr deutlich. Dies ist wichtig zu berücksichtigen, wenn man sich mit dem Gesamtwerk Erikssons befaßt. Denn spätere Arbeiten lassen sich mit den Denkansätzen der früheren nicht ohne weiteres vereinbaren. Darüber ist sich Eriksson selbst im klaren, wenn sie eine neue „vårdforskning" (Fürsorgeforschung) und eine neue „vårdtechnologie" (Fürsorgetechnologie, im Sinne von praktisch angewandter Krankenpflege) fordert, die auf den neuen Ideen beruht (Pausen, S. 92).

Da in „Vårdandets idé" eine neue Theorie des Fürsorgegedankens präsentiert wird, der sich von dem derzeit gültigen Wissenschaftsverständnis unterscheidet, ist es naheliegend, dieser Analyse das genannte Buch zugrunde zu legen, auch wenn sich die Theorie noch im Entwicklungsstadium befindet.

Zusammenfassung der Hauptkomponenten der Theorie

Auch für Eriksson – wie für Martinsen – ist **Fürsorge** einer der grundlegenden Begriffe in der Krankenpflege. Ähnlich wie bei Martinsen ist auch ihre Theorie durch ihren **philosophischen Charakter** gekennzeichnet. Ihr **Ausgangspunkt** ist eindeutig **nicht fachspezifisch** (S. 9, 12). Ihrer Meinung nach ist ihre Theorie eine Theorie des Wesentlichen, der Essenz, die ursprüngliche Idee dessen, was Fürsorge sein soll[1]. Sie möchte die **wirksamen „Faktoren" jeglicher Art von Fürsorge** darstellen (S. 7). Gleichzeitig aber macht sie deutlich, wie wichtig es ist, daß jede Berufsgruppe, der der Fürsorgegedanke zugrunde liegt (wie Arzt, Pflegekraft, Psychologe, Pfarrer) ein spezifisches Verständnis, das auf einer gemeinsam zu formulierenden Grundlage beruht, entwickeln sollte (S. 62).

9 Katie Erikssons Fürsorgetheorie

1 Die wichtigsten Elemente der Theorie

Die drei essentiellen Begriffe bei Eriksson sind Mensch, Gesundheit und Fürsorge. Ihr Menschenbild bildet die Grundlage aller weiteren Gedanken, und es erscheint deshalb notwendig, sich vor allem mit ihrer Definition des Menschen zu befassen.

Eriksson geht bei der Beschreibung des **Menschen** von dem aus, was sie als dessen existentielles Hauptproblem erkennt, nämlich das **Verhältnis des Menschen zu Gott** und **sein Verhältnis zu anderen Menschen**. Diese Beziehungen begrenzen den Menschen und machen ihn gleichzeitig zu dem, was er ist. Ihr Menschenbild ist so eng mit der **Beziehung** zwischen dem Individuum und „dem anderen" verknüpft.

Mit „der andere" sind sowohl das konkrete Gegenüber, **„der konkrete andere"** (die Angehörigen, Freunde, professionelle Helfer) als auch der **„abstrakte andere"** (eine transzendente Gottheit) gemeint. Diese Beziehung läßt sich nach Eriksson mit Hilfe der drei ontologischen Begriffe **Glaube, Liebe** und **Hoffnung** beschreiben, die fundamentale Aspekte im Verhältnis zum abstrakten anderen (Gott), aber auch zum menschlichen Gegenüber darstellen. Glaube und Hoffnung sind dabei Symbole für die Überzeugung und die Erwartung der Existenz einer Zukunft (S. 48). Beide sind Ausdruck für eine zukunftsorientierte Haltung, die vom Glauben an eine Gemeinschaft mit Gott geprägt ist und die von einem Getrenntsein wegführt hin zu Vollendung und Ganzheit (S. 48). Der Glaube ist auch die menschliche Antriebskraft, Neues zu lernen, zu forschen, sich um andere zu kümmern und ihnen Fürsorge zukommen zu lassen (S. 42–50).

Die Liebe ist „die Brücke zwischen dem Ich und dem Du" (S. 48). Die Quelle der Liebe und allen menschlichen Lebens ist Gott. Liebe ist eine bedingungslose und „sich selbst schenkende" Gabe und der Ursprung von Hoffnung und Glaube (S. 48). Zusammen bilden die drei Werte die Grundlage für jegliche Art von Fürsorge (S. 46, 47, 49).

Eriksson selbst bezieht sich bei der Beschreibung des Inhalts von Glaube und Hoffnung auf den christlichen Glauben, meint aber nicht, daß dies die einzige Möglichkeit ist. Nicht der Inhalt ist wichtig, sondern daß Glaube und Hoffnung als etwas Transzendentes außerhalb des Menschen existieren (S. 42–44).

Eriksson erlebt den **Menschen als eine dynamische Einheit**, die aus einem inneren Kern besteht, dem „Selbst" und einer äußeren „Hülle"[2] (S. 33). Die Struktur dieses Selbst läßt sich erfassen, wenn man versucht, nachzuvollziehen, wie Eriksson die Begriffe **Körper, Seele** und **Geist** verwendet. Sie kombiniert die Begriffe **Seele** und **Geist**, indem sie „Seele" als aus einer geistigen und einer psychologischen Dimension bestehend beschreibt. (Der Begriff Seele bleibt sonst oft der psychologischen Dimension vorbehalten.) Diese beiden Dimensionen erklären die Beziehung zum abstrakten anderen, wobei dies vor allem für den Geist zutrifft, der nur dem Abstrakten verbunden ist. Durch die psychologische Dimension der Seele werden **Körper** und Seele verbunden, d.h., sie stellt sowohl eine Beziehung zum abstrakten anderen, als auch zum konkreten anderen her (S. 64). Der Körper ist unmittelbar mit dem konkreten anderen verbunden. Es ist nicht ganz klar ersichtlich, ob für Eriksson der Begriff Körper identisch mit dem ist, was sie als „Hülle" beschreibt.

Ihr **Menschenbild** illustriert Eriksson, wie es in Abbildung 9-1 dargestellt ist.

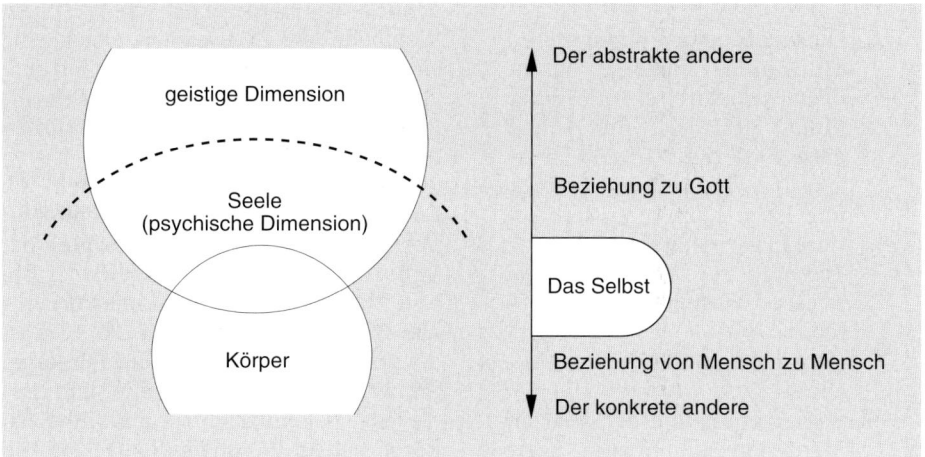

Abb. 9-1 Ein ganzheitliches Menschenbild (aus Eriksson, K., 1987a).

Erikssons Verständnis von **Gesundheit** ist eng mit ihrem Menschenbild verknüpft. Gesundheit ist ein Zustand, der den Menschen charakterisiert. Für sie bedeutet **gesund** zu **sein**, ganz und **heil** zu **sein** (S. 57). Gesundheit ist dabei **keine statische Größe**, sondern geprägt von Veränderung und Bewegung. Der Mensch befindet sich in einer ständigen Entwicklung von einer Form in eine andere und durchläuft dabei verschiedene Zwischenstadien (S. 14). Ob diese Entwicklung einem bestimmten Muster folgt, bleibt in Erikssons Darstellung unklar.

Gesundheit heißt Ganzheit und Integration von Körper, Seele und Geist (S. 10). Körperliche Frische und Unversehrtheit sind „materielle Größen" und beziehen sich auf den körperlichen Zustand. Wohlbefinden dagegen ist eine „Wesens"-Größe, die sich auf ein körperliches, geistig-seelisches und soziales Gleichgewicht bezieht (S. 16; in Punkt 6 sind die Begriffe Materie und Wesen definiert, s.u.). Gesundheit umfaßt beides: einen bestimmten physischen/körperlichen Zustand, aber auch eine Gefühl körperlichen und geistig-seelischen Wohlbefindens.

Diese **Gefühlsqualität** läßt sich **nur erreichen**, wenn der Mensch eine **Beziehung** zu einem konkreten (Familie, Freunde) oder einem abstrakten Gegenüber **herstellen** kann bzw. erlebt. Die Beziehung zum abstrakten anderen scheint dabei eine Voraussetzung zu sein, um die geistige und die seelische Dimension zu erleben, die Beziehung zum konkreten anderen die Voraussetzung für die Erfahrung der seelischen und der körperlichen Dimension.

Um **Fürsorge** näher zu beschreiben, stellt Eriksson folgende Thesen auf (sog. **„Ausgangspunkte"**; S. 11):

1 Fürsorge ist von ihrem Ausgangspunkt her eine natürliche menschliche Verhaltensweise.
2 Jeder Mensch ist in seinem Innersten bereit und fähig, Fürsorge zu geben.

3 Die ursprüngliche Tendenz und Motivation, Fürsorge auszuüben, wird durch ein günstiges[3] Milieu gefördert. Erst durch diese fördernde Umgebung erlebt das Individuum Freiheit und kann seine innersten Absichten verwirklichen.
4 Fürsorge zu geben, heißt zu pflegen[4], zu spielen und zu lehren.
5 Fürsorge zu geben, heißt zu teilen.
6 Fürsorge umfaßt den ganzen Menschen mit Körper, Seele und Geist.
7 Fürsorge hat eine gesundheitsfördernde Absicht.
8 Fürsorge zu geben, heißt zu heilen („heil", ganzzumachen).
9 Fürsorge kann verschiedene Ausdrucksformen finden, die Grundidee bleibt jedoch immer die gleiche.
10. Fürsorgearbeit auszuführen – als Arzt, Pflegekraft oder Seelsorger zu arbeiten –, heißt nicht notwendigerweise, Fürsorge zu geben.

Eine nähere Betrachtung dieser Aufzählung macht deutlich, daß es Eriksson um drei Bereiche geht, nämlich die Voraussetzungen für Fürsorge (Nummern 1, 2, 3), die Fürsorge als Verhaltensweise (Nummern 1, 2, 4, 5, 8, 9, 10) und das Ziel der Fürsorge (Nummern 6 und 7). Die Beziehung zwischen Gesundheit (dem Ziel der Fürsorge) und der Fürsorge als Verhaltensmöglichkeit wird in der Definition von Fürsorge deutlich: „Fürsorge (caring) beinhaltet, mit Hilfe unterschiedlicher Formen von Spiel, Pflege und Lehren einen Zustand des Vertrauens, der Zufriedenheit, des körperlichen und geistigen Wohlbefindens zu erreichen, gleichzeitig ein Gefühl des Sich-Entwickelns mit dem Ziel, den Gesundheitsprozeß zu verändern (aufrechtzuerhalten, anzustoßen oder zu unterstützen; S. 9).

Fürsorge ist mit anderen Worten eine **Form** eines **natürlichen, menschlichen Verhaltens**, das aus **drei Elementen** besteht: Pflege, Spiel und Lernen. Der Begriff **Pflege** meint hier konkrete körperliche Pflege und Hygiene (S. 20). Sie ist die **grundlegendste Form der Fürsorge**. Sie ist durch Wärme, Nähe und Berührung gekennzeichnet und führt zu körperlichem Wohlbefinden (S. 24). Sie umfaßt auch die Berücksichtigung der grundlegenden Bedürfnisse nach Nahrung, Schutz usw. (S. 24). Ihrem Charakter nach ist Pflege eine Art ästhetischen Handelns, das zum Ausdruck bringt, daß man sich um den anderen kümmert (S. 26).

Spiel ist eine **natürliche Verhaltensweise** sowohl bei Kindern als auch bei Erwachsenen und fördert die Entwicklung von Vertrauen und Zufriedenheit in verschiedenen sozialen Situationen (S. 20, 27). Eriksson beschreibt fünf Grundformen des Spielens (S. 27):
1. Spiel als Assimilation (Anpassung an neue Situationen).
2. Lustbetontes Spielen (als Ausdruck für Lebenslust, Erholung und Entspannung).
3. Kreatives Spielen (das Integration fördert).
4. Spiel als Ausdruck für Wünsche (gibt Entspannung und neue Energie).
5. Spielen als Üben und Ausprobieren (wodurch neue Fertigkeiten erlernt werden).

Das Spiel fördert die Entwicklung eines Menschen, indem es durch die Anregung seiner kreativen Fähigkeiten dessen Identität stärkt (S. 29). Es ist abhängig davon, ob der Mensch Vertrauen in seine Umgebung hat, und es ist ein zentrales Element in der Fürsorge (S. 29).

Lernen ist eine der Grundlagen des menschlichen Daseins und ist mit einer Entwicklung hin zur Selbständigkeit, Selbstverwirklichung und Reife (S. 31, 32) verbunden. Lernen eröffnet dem Menschen neue Wege und Möglichkeiten und ist eine Art kreativer Grenzüberschreitung, wo Hindernisse und Begrenzungen durch Verstehen, neue Möglichkeiten und Problemlösungen überwunden werden (S. 30). Lernen und Spielen gehören zusammen. Lernen wurde traditionell immer als Pflegeaufgabe aufgefaßt und muß laut Eriksson stets die Bedürfnisse des Individuums zugrunde legen (S. 31).

Fürsorge ist auch gekennzeichnet durch die **Fähigkeit zu teilen**, d.h., des anderen „**teilhaftig**" zu **werden** und **Nähe herzustellen**. Nahesein kann heißen, Raum und Zeit zu teilen, den anderen kennenzulernen, sich seiner bewußt zu werden oder bestimmte Handlungen gemeinsam durchzuführen. Eriksson verbindet den Begriff auch mit den Worten aufteilen, aufgliedern oder auflösen. Indem man „teilhaftig" wird, kann man auch dazu beitragen, Situationen aufzulösen, die sich als nicht gesundheitsfördernd erweisen (z.B. Angst- oder Schmerzzustände), und so zu einer Befreiung beitragen (S. 39). Zu teilen kann auch zu einer Abzweigung, zu einer Ablösung von Teilen aus einem Ganzen führen. So können Gedanken, Gefühle oder Haltungen reflektiert und differenziert werden und bleiben doch verbunden mit der ursprünglichen Ganzheit. Dies kann zu einem verbesserten Verständnis führen (S. 39–40).

Eriksson unterscheidet **zwei Arten von Fürsorge**, die **natürliche** und die **professionelle**. Die Autorin geht davon aus, daß erstere die Grundlage letzterer ist. Über **natürliche Fürsorge** sagt Eriksson folgendes: „Optimale, natürliche Fürsorge bedeutet, daß das Individuum durch eigene Handlungen, im Zusammenspiel mit Angehörigen und Freunden, sich körperliches Wohlbefinden, Vertrauen und Zufriedenheit verschaffen und dadurch ein höheres Integrationsniveau entwickeln kann." (S. 10). Eriksson unterscheidet auch zwischen natürlicher Fürsorge und „**Selbstfürsorge**". Letztere ist für sie ein „Zwischending zwischen natürlicher und professioneller Fürsorge" (S. 10). Selbstfürsorge heißt, daß der betreffende Mensch zusätzlich zur natürlichen Fürsorge seiner Familie von einer professionellen Pflegekraft unterstützt wird (S. 10).

Professionelle Pflege ist nicht auf die Krankenpflege beschränkt. Nach Meinung Erikssons sind die Medizin, die „Seelsorge" und die Krankenpflege unterschiedliche Formen ursprünglicher Fürsorge und haben deshalb eine gemeinsame Grundlage. Professionelle Fürsorge ist wesensverwandt mit natürlicher Fürsorge, sie hat nur eine andere Form. Damit die Tätigkeit der Pflegenden als Fürsorge aufgefaßt werden kann, ist es erforderlich, daß sie nicht nur technische Abläufe beherrschen, sondern aus einer ganzheitlichen Betrachtungsweise heraus handeln mit dem Ziel, alle Aspekte der Gesundheit zu fördern.

2 Die Beziehung zwischen den Elementen

Die Beziehung zwischen Mensch, Gesundheit und Fürsorge kann auf der Grundlage der Theorie Erikssons wie in Abbildung 9-2 skizziert werden.

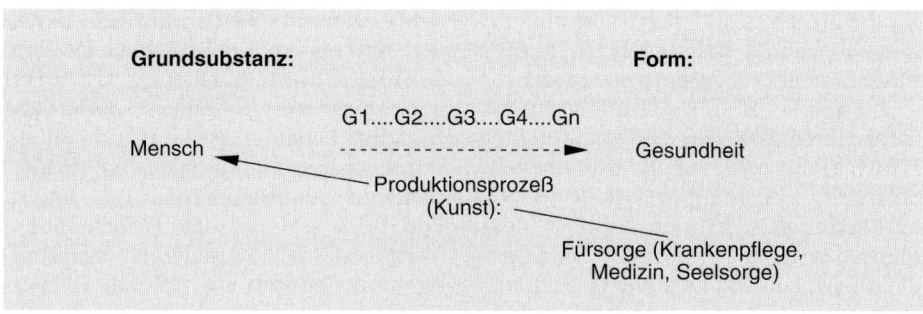

Abb. 9-2 Beziehung zwischen Menschen, Gesundheit und Fürsorge.

Diese Darstellung orientiert sich an der Lehre des Aristoteles und seiner Weltanschauung. Nach Eriksson könnte der konkrete Mensch als „Primärsubstanz" bezeichnet werden (das Rohmaterial), das die Grundlage aller Fürsorgeaktivitäten ist (S. 13). Mit Hilfe der Fürsorge wird diese Primärsubstanz (der Mensch) in verschiedene und sich ständig ändernde Zustände (Gesundheitsformen) verändert („veredelt"), bis das Ziel der vollständigen Gesundheit (einer integrierten Ganzheit aus Körper, Seele und Geist) erreicht ist (S. 15).

Dieser Einfluß der Fürsorge auf den Gesundheitszustand läßt sich so skizzieren:

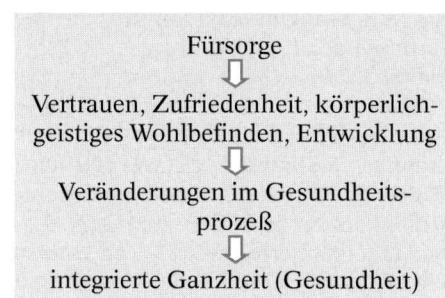

Die Beschreibung von professioneller Fürsorge oder Krankenpflege[5] in der Theorie

3 Erikssons Definition des Gegenstandsbereiches der Pflege

a Der Patient

Nach Erikssons Theorie braucht der Mensch dann professionelle Unterstützung, wenn die natürlichen Ressourcen – Fürsorge von seiten Angehöriger, Freunde – erschöpft sind (S. 34–35). Sie sind dann erschöpft, wenn sie nicht mehr ausreichen, um körperliches Wohlbefinden, Vertrauen und Zufriedenheit zu erreichen oder eine Entwicklung zu einem höheren Integrationsniveau zu bewirken (S. 10). Man kann Eriksson dahingehend interpretieren, daß Krankenpflege besonders dann erforderlich ist, wenn Pflegebedürfnisse sichtbar werden, d.h., wenn die Grundbedürfnisse des Patienten nicht befriedigt sind.

b Problembereich der Pflege

Der Problembereich der Fürsorgeprofessionen ist nach Eriksson die natürliche Fürsorge. Diese soll durch professionelle Fürsorge gestützt und durch sie ersetzt werden, wo sie nicht mehr ausreicht (S. 6, 88). Der konkrete Verantwortungsbereich der Pflege ist nach Meinung Erikssons unklar und müßte definiert werden. Hier stützt sie sich allerdings auf Hendersons Beschreibung der Grundbedürfnisse (S. 73)[6]. Unter Berücksichtigung der bisherigen Ausführungen wäre es schlüssig anzunehmen, daß die Krankenpflege die natürliche Fürsorge dort unterstützt, wo die grundlegenden Bedürfnisse des Patienten nicht gewahrt sind.

c Relevante Aspekte aus der Umgebung des Patienten

Eriksson beschreibt die menschliche Umgebung mit dem Begriff „Lebensraum" (S. 35–37). Der Lebensraum repräsentiert die äußerlichen Verhältnisse und die faktisch vorhandenen Grenzen der Möglichkeiten und der Gesundheit eines Menschen (S. 37). Eriksson unterscheidet **drei Lebensraumbereiche**, den **physischen**, der die Voraussetzungen schafft für die Aufrechterhaltung primärer Lebensfunktionen (1), den **psychosozialen**, in dem die Begegnung mit dem konkreten anderen stattfindet (2) und den **geistigen**, in dem die Begegnung mit dem abstrakten anderen stattfindet (3). Für die Krankenpflege sind vor allem die beiden ersten von Bedeutung, auch wenn der dritte bei einer ganzheitlichen Betrachtungsweise nicht unberücksichtigt bleiben darf.

d Das übergeordnete Ziel der Pflege

Das übergeordnete Ziel der Krankenpflege ist identisch mit dem anderer Fürsorgeberufe. Jeder Fürsorgeberuf hat seine eigenen, spezifischen Ziele, arbeitet jedoch mit den anderen Berufen Hand in Hand in der Absicht, einander zu unterstützen, und mit dem Ziel, das Maß an Synergismus[7] (Zusammenwirken) im Organismus zu fördern und die natürliche Fürsorge auf den Weg zu einem optimalen Gesundheitszustand zu bringen (S. 53, 54, 67). Die konkreten Ziele der Krankenpflege beziehen sich vor allem auf die Grundbedürfnisse des Patienten und wollen den oder die natürlichen anderen darin unterstützen, die Fürsorgeaufgabe zu übernehmen (S. 34, 73)[8].

e Die Methoden der Pflege

Eriksson macht wenig konkrete Aussagen darüber, wie sich die Pflegenden in konkreten Pflegesituationen verhalten sollen. Das ist eine natürliche Folge der Tatsache, daß sie nicht klarstellt, was der besondere Aufgabenbereich der Pflege ist. Sie gibt allerdings einige allgemeine Anweisungen für alle mit Fürsorge beschäftigten Menschen, die auch für die Krankenpflege Gültigkeit haben.

In erster Linie beschreibt Eriksson zwei grundlegende Methoden, die ihrer Meinung nach Voraussetzung für eine mögliche Umsetzung des Fürsorgegedankens sind, nämlich **Reflexion** und **Produktion** (S. 16). Reflexion der Kernpunkte der verschiedenen Phänomene ist notwendig, um diese zu verstehen und zu begreifen. Ohne eine derartige Reflexion kann es nicht zur Produktion kommen (der „Kunst" der Pflege). Übertragen auf die Krankenpflege bedeutet dies, daß die Pflegekraft bestimmte Situationen reflektiert, um vor diesem Hintergrund ihre Krankenpflegekunst auszuüben (d.h., Fürsorgemaßnahmen zu treffen, zu „produzieren" in Form von Pflege, Spiel und Lernen in ganzheitlicher Absicht; S. 16–17).

Fürsorgemethoden umfassen folgende Aspekte:

> 1 In bezug auf Pflege: Für Hygiene und körperliches Wohlbefinden sorgen (S. 25). Durch Berührung und eine individuelle Pflege, die sich von Routine- und Standardmaßnahmen unterscheidet, zeigen, daß man sich wirklich sorgt.
> 2 In bezug auf das Spiel: Kreatives Spielen unterstützen, Forderungen stellen und den Übungs- und Erprobungsprozeß fördern (indem man sich den Wünschen des Individuums unterwirft und ihm die Kontrolle überläßt; S. 29)
> 3 In bezug auf Lernen: Lernen ermöglichen und erleichtern und dabei davon ausgehen, daß die Motivation weiterzulernen aus den eigenen Bedürfnissen des Menschen erwächst und daß Lernen mit Freude verbunden ist (S. 32)[9].

f Der Kontext der Pflege

Es ist schwierig, aus der Theorie, wie sie uns vorliegt, etwas über den Kontext der Pflege abzuleiten.

4 Beschreibt die Theorie einen Ist- oder einen Sollzustand?

Eriksson macht deutlich, daß es nicht ihr Anliegen ist, einen Ist- oder Sollzustand der Pflege zu beschreiben. Vielmehr möchte sie darstellen, was ursprünglich die philosophische und theoretische Grundlage der Pflegeberufe und anderer Fürsorgeberufe war und ihrer Meinung nach wieder werden sollte. Ohne diese Basis gibt es keine gute Pflege. Mit dieser Basis wird es nach Eriksson möglich sein, zu einer Krankenpflege zu finden, die zusammen mit anderen Berufsgruppen, mit denen sie zu tun hat, die Ganzheit, Integrität und Entwicklung der Menschen fördert (S. 54).

5 Die Hauptthese der Theorie

Die Hauptaussage der Theorie ist, daß die ursprüngliche Essenz des Fürsorgegedankens im Laufe der Zeit abhanden gekommen oder verkümmert ist. Für die Entwicklung der Fürsorgeberufe ist es von wesentlicher Bedeutung, diese Idee wiederzuentdecken. Gleichzeitig jedoch ist es Eriksson wichtig, daß jede Berufsgruppe ihren eigenen, besonderen Kompetenzbereich definiert. Dieser ist für die Krankenpflege zur Zeit noch nicht ganz klar, kann aber durch Reflexion und durch eine Fürsorgewissenschaft erarbeitet werden.

Das Weltbild der Theorie

6 Erikssons Auffassung der Wirklichkeit (zugrundeliegende Thesen und Wertesysteme)

Eriksson baut auf der Philosophie von Aristoteles auf, die sich unter anderem mit dem Begriff **Substanz** befaßt. Darunter versteht Eriksson „das, was etwas zu dem, was es ist, macht", d.h. die essentiellen Charakteristika eines Phänomens (S. 13). Auf den Menschen bezogen heißt das, daß er als „Grundsubstanz" verstanden werden kann, die sich durch verschiedene Veränderungen (und Zwischenformen) letztlich zu einer integrierten Ganzheit wandelt.

Eriksson führt auch die Begriffe primäre und sekundäre Substanz ein. Ersterer meint dabei den individuellen Repräsentanten eines Phänomens, z.B. einen konkreten Menschen, während sekundäre Substanz das allgemeine Phänomen beschreibt, d.h. die Gattung Mensch. Die Substanz einer Erscheinung kann materiell sein (physische Materie) oder immateriell (ohne Stofflichkeit oder Materie). Das Materielle zeichnet sich dadurch aus, daß es in Bewegung, Zeit und Raum existiert. „Die Materie existiert nur in Bewegung und durch die Bewegung entsteht ihr Wesen", meint Eriksson (S. 14). Die Idee der sich verändernden Substanz verbindet Eriksson mit allen ihren Begriffen. Wie gesagt, so bezeichnet sie auch den Menschen als eine Grundsubstanz, die sich auf ein bestimmtes Ziel, nämlich die im ganzheitlichen Sinn verstandene Gesundheit, hinbewegt. Sie beschreibt auch den Wandlungsprozeß des Fürsorgegedankens, der beim Durchlaufen verschiedener Zwischenformen seine jetzige Gestalt erhalten hat, die mit der ursprünglichen Form nicht mehr übereinstimmt. Gesundheit und Fürsorge sind so einander vergleichbare Phänomene.

Nach Meinung Erikssons ist ein verändertes Menschenbild Grund für die Tatsache, daß die Welt (und damit auch der Mensch und der Fürsorgegedanke) vom Kurs abgekommen ist. Der Mensch als ganzheitliches Wesen wurde in Einzelteile aufgesplittert (S. 16, 21, 52). Menschliches Handeln, dem diese Sichtweise zugrunde liegt, wird menschenfeindlich und entfernt sich vom Fürsorgeprinzip.

Der Fokus bei Eriksson liegt auf dem Individuum. Der Mensch ist ein einzigartiges Wesen, das sich in seiner Individualität allerdings auch auf andere beziehen kann. Was Gruppen charakterisiert, wird nicht dargestellt.

Ein anderer Aspekt der Weltsicht Erikssons ist **der „ontologische" Charakter von Fürsorge**: Sie ist das **Fundament jeder Menschlichkeit** (S. 10). Eriksson schließt auch einen religiösen Aspekt mit ein. Der Glaube an Gott (das abstrakte Gegenüber) ist eine lebensspendende Quelle (S. 41, 61).

Das Wissenschaftsverständnis Erikssons ist interessant. Um die Grundstruktur essentieller Begriffe verstehen zu können, muß man ihrer Meinung nach ihren Kernpunkt reflektieren. Das betrifft auch die Begriffe Fürsorge und Gesundheit. Es scheint sogar so, als ob diese Reflexion die wichtigste Aufgabe ist, wenn es darum geht, die Wirklichkeit zu erfassen und nicht bei Äußerlichkeiten stehen bleiben zu wollen (S. 91).

7 Der Hintergrund der Theorie

Die Theorie Erikssons ist ihrer Aussage nach durch die Suche nach dem ursprünglich Menschlichen und nach dem Ursprünglichen und Wirkungsvollen in der Fürsorge, d.h. ihrer Substanz (S. 7, 60), entstanden. Dies war notwendig, weil vieles darauf hindeutet, daß die Kunst der Fürsorge und ihre grundlegende Idee in vielen Fürsorgeberufen abhandengekommen ist. Herzliche, zugewandte und gute Fürsorge wurde durch moderne Technologie ersetzt (S. 9). Erikssons Theorie gründet, wie gesagt, auf der Idee des Aristoteles von den Primär- und Sekundärsubstanzen, bezieht sich aber auch auf Martin Heidegger, Søren Kierkegaard und Rollo May.

Die theoretische Haltbarkeit der Theorie

8 Klarheit von Definitionen und Darstellung

Eine wesentliche Unklarheit in der Theorie Erikssons liegt an ihrer mangelhaften Unterscheidung zwischen dem, der Fürsorge gibt und dem, der sie empfängt. Ihre Beschreibung des Fürsorgegedankens beinhaltet gleichzeitig eine Beschreibung des Menschen im allgemeinen (einschließlich der Patienten). Insofern ist Fürsorge ein Verhaltensmuster, das sich nicht nur auf die Beziehung zwischen einer Pflegekraft und einem Patienten bezieht. Eriksson weist darauf hin, daß Fürsorge zu geben, heißt zu pflegen, zu spielen und zu lehren usw. Gleichzeitig aber sagt sie, daß Fürsorge geben heißt, dem Menschen, dem Patienten zu helfen, diese Dinge zu tun. Ist die Aufgabe des Fürsorgenden also, dem Patienten zu helfen, selbst Fürsorgeaufgaben zu übernehmen? Kann man daraus schließen, daß das Verhalten von Pflegendem und Patient identisch ist?

In der Theorie Erikssons fehlt eine Aussage darüber, in welcher Weise die Verhaltensmuster des Fürsorgenden das Verhalten des Empfängers ergänzen. Wäre dies deutlicher herausgearbeitet, so wären die Konsequenzen für die Pflegenden leichter zu erkennen.

Eine weitere Unklarheit bezieht sich auf die Definition der Begriffe natürliche Fürsorge, Selbstfürsorge und professionelle Fürsorge. Eriksson sagt, daß hier Unterschiede bestehen, macht aber nicht konkret deutlich, worin diese bestehen. Besonders der Begriff Selbstfürsorge schafft hier Unsicherheit (S. 10, 34). Warum er überhaupt in die Theorie mitaufgenommen wurde, bleibt unklar.

9 Ist die Theorie logisch aufgebaut?

Es ist nicht ganz einfach, der Logik in Erikssons Theorie aufgrund der Schwierigkeiten, die auch unter Punkt 8 beschrieben wurden, zu folgen. Vor allem aus der Perspektive des Fürsorgenden ist es unklar, woraus seine Aufgabe besteht und wie sich seine Aktivitäten vom Verhalten des Empfängers unterscheiden. Eine weitere Problematik liegt darin, daß Begriffe oft mit Hilfe anderer neuer Begriffe definiert werden. Glaube und Hoffnung werden mit Hilfe des Begriffes Fürsorge erklärt, dieser wiederum mit Hilfe von Glaube und Hoffnung usw. Diese Vermischung von Beschreibungen und Erklärungen macht es schwer, eine Logik zu erkennen.

10 Theorieart

Erikssons Theorie kann als philosophische Theorie bezeichnet werden. Sie versucht durch kontemplative Reflexion eine Annäherung an den Begriff Fürsorge und dadurch dazu beizutragen, zu einem tieferen Verständnis dieses Begriffes und seiner Konsequenzen für die Gesundheit des Menschen zu kommen.

Die praktische Brauchbarkeit der Theorie

11 Reflektiert die Theorie die Wirklichkeit des Lesers?

Erikssons Theorie bezieht sich auf einen wesentlichen Aspekt menschlichen Lebens. Ihre Darstellung der fundamentalen Bedeutung der Fürsorge reflektiert einen durchaus anerkannten und akzeptierten Aspekt unserer Wirklichkeit. Auch ihre These, Fürsorge sei die Grundlage verschiedener Berufe, ist überzeugend und spiegelt die derzeitige Situation wider. Sie hat hier allerdings die Unterschiede der verschiedenen Berufsgruppen und ihre wichtige Bedeutung für deren Selbstverständnis nicht dargestellt. (Dies holt sie in ihrem Buch „Pausen" nach.)

12 Anwendbarkeit

Erikssons Theorie ist sehr allgemein gehalten, und es fehlt darüber hinaus eine klare Beschreibung des Aufgabenbereiches der Pflege. So kann die Theorie als übergeordnete Pflegephilosophie verstanden werden, die eine bestimmte Haltung in bezug auf die Sicht von Mensch, Gesundheit, Fürsorge vermittelt und auch eine Orientierungshilfe gibt, was unter professioneller Fürsorge zu verstehen ist. Es erfordert aber noch einen großen Einsatz, daraus konkrete Handlungsanweisungen für die praktische Arbeit der Pflegenden abzuleiten.

13 Reichweite der Theorie

Eriksson behauptet, mit ihrer Theorie alle Arten von Fürsorge erfaßt zu haben. Grund dafür ist, daß die Fürsorge, die Menschen untereinander ausüben, und die Fürsorge durch professionelle Helfer die gleiche Grundlage haben, auch wenn die Ausdrucksformen dann unterschiedlich sind.

14 Welche Pflegepraxis wird beschrieben und ist diese ethisch verantwortbar?

Eriksson beschreibt zwar nicht klar, welche Konsequenzen ihre Theorie für die Praxis hätte, aber ihre Definition von Fürsorge beinhaltet ein offenes Vertrauensverhältnis zwischen Geber und Empfänger, ein ganzheitliches Verständnis vom Menschen, das sich auf seine geistigen, seelischen und körperlichen Aspekte bezieht, und die Wichtigkeit gesundheitsfördernder Prozesse. Diese Werte stimmen durchaus mit den in der Pflege im allgemeinen akzeptierten Normen überein.

Die ethischen Konsequenzen von Erikssons Ideen würden allerdings erst sichtbar werden, wenn die Werte und Thesen in konkrete Maßgaben für ethisches Handeln umgesetzt werden würden.

15 Krankenpflege und andere Fachgebiete

Eriksson hebt hervor, daß es ihre Absicht ist, herauszufinden, was die Gemeinsamkeiten der verschiedenen Fürsorgeberufe und was die Unterschiede zwischen ihnen sind (S. 11). Es ist ihr wichtig, diese Unterschiede nicht allzu groß werden zu lassen, aber dennoch das Spezielle jeder Berufsgruppe hervorzuheben (S. 62, 67). Es wäre Aufgabe der Pflegeforschung, dies für die Krankenpflege darzustellen.

Anmerkungen

[1] Es ist notwendig, darauf hinzuweisen, daß sich die schwedischen Worte vård und vårdandet nicht ohne weiteres ins Norwegische übertragen lassen. Der Begriff vård wird teilweise synonym dem norwegischen Wort für Fürsorge verwendet, teilweise aber auch wie das norwegische Wort für Krankenpflege.

[2] Eriksson gebraucht das schwedische Wort „hølje", das mit Hülle, Schleier, Kapsel oder Deckel zu übersetzen ist.

[3] Auf schwedisch: gynnsam miljø.

[4] Eriksson gebraucht das schwedische Wort „ansa", das mit warten, pflegen, aufpassen, sauberhalten übersetzt werden kann.

[5] Weil das Ziel Erikssons ist, nicht die Krankenpflege als solche zu beschreiben, sondern allgemein professionelle Fürsorge, ist es notwendig, für die Analyse diese Präzisierung vorzunehmen. Gleichzeitig jedoch ist es wichtig, die Frage zu stellen, welche Konsequenzen die Theorie Erikssons für die Krankenpflege als Fürsorgeprofession hat.

[6] Eriksson vertieft die Aussagen zum Gegenstand der Krankenpflege in ihrem nachfolgenden Buch mit dem Titel „Pausen" (1987).

[7] Eriksson verweist auf folgende Definition des Begriffs Synergismus: das natürliche und spontane Zusammenwirken einzelner Bestandteile eines Organismus in Harmonie mit der Ganzheit (S. 54).

[8] In dieser Publikation bezieht sich Eriksson auf Hendersons Beschreibung der Grundbedürfnisse des Menschen (S. 73). In „Vårdprosessen" (1982) orientiert sie sich an den Aussagen des Psychologen K. B. Madsen. Im Buch „Pausen" (1987) sagt sie, daß die Wünsche des Menschen wichtiger sind als seine Bedürfnisse.

[9] Eriksson hat ihre Ideen in zahlreichen Publikationen vertieft. Vor allem im Buch „Pausen" beschreibt sie, welche Konsequenzen ihre Fürsorgetheorie für die Praxis haben kann.

# 10 Patricia Benners und Judith Wrubels Fürsorgetheorie

Patricia Benner und Judith Wrubel präsentieren ihre Theorie in dem Buch „The Primary of Caring", das 1989 erschien. Es gehört demnach zu den neueren Veröffentlichungen über Krankenpflege. Es empfiehlt sich, die beiden ersten und eventuell auch das dritte Kapitel des Buches zu lesen, um einen gewissen Einblick in die Gedankengänge der Autorinnen zu bekommen.

Zusammenfassung der Hauptkomponenten der Theorie

Die Theorie stellt eine ganz **neue Art von Pflegetheorie** vor, indem sie sich klar von dem bisher bekannten positivistischen Weltbild und Wissenschaftsverständnis distanziert. Die Theorie baut explizit auf Heideggers **phänomenologischem Weltbild** auf. Ihr Hauptanliegen ist es, die **Fürsorge** als das **Fundament allen menschlichen Lebens** und des Dienstes in der Krankenpflege darzustellen. In der Theorie beschreiben die Verfasserinnen, was sie unter Fürsorge verstehen, welche Konsequenzen diese Sichtweise für ihr Menschenbild, für das Verständnis von Patienten und für die Ausübung des Pflegeberufes hat.

1 Die wichtigsten Elemente der Theorie[1]

Benner und Wrubel identifizieren und definieren folgende zentrale Begriffe in ihrer Theorie: Fürsorge (sich kümmern), Person, Situation, Kontext, Streß, Bewältigung, Krankheit, Symptome, Lebenslauf, Gesundheit und Gesundheitsförderung.

Ausgangspunkt ist der Begriff **Fürsorge**, der eine primäre Bedeutung in jedem menschlichen Leben hat (S. 1). Fürsorge wird definiert als eine Möglichkeit, sich in der Welt so zu verhalten, daß Personen, Ereignisse, Projekte (Arbeit, Hobbys) oder Dinge für einen Menschen eine Bedeutung bekommen (S. 1). Durch den Fürsorgegedanken kann es zu einer Differenzierung kommen. **Fürsorge** im Sinne von sich kümmern **heißt** für den Menschen, **Wesentliches vom Unwesentlichen** zu **trennen**. Im Sinne Benners und Wrubels beschreibt Fürsorge nicht nur die Beziehung zwischen zwei Personen, sondern eine **differenzierte, werterfüllte Beziehung** zwischen einer Person und etwas, was für diese Person sinnvoll und wichtig ist, seien es nun andere Menschen oder Dinge, Projekte oder Situationen (S. 1). Benner und Wrubel sind auch der Meinung, daß Fürsorge im Sinne von „sich um etwas kümmern" neue Möglichkeiten für Menschen eröffnet und zum **Ursprung einer sinnvollen Situationsbewältigung** werden kann (S. 1). Sie kann andererseits die Ursache von Problemen, Streß und Kränkungen sein.

B   Streß und Kränkung entstehen dann, wenn der Mensch Gefahr läuft, etwas zu verlieren, was ihm sehr wichtig ist; z.b. wenn ein leidenschaftlicher Sportfischer seinen Sport aufgrund einer zunehmenden Blindheit nicht mehr weiter ausüben kann oder wenn ein junges Mädchen das Gefühl hat, mit ihren Freundinnen nicht mehr in die Diskothek gehen zu können wegen ihres Ausschlages an den Händen und im Gesicht.

Fürsorge ist eine **nach außen gerichtete Aktivität**. Sich um etwas zu kümmern, bedeutet auch, dieses an sich zu „binden", und macht es möglich, es wertzuschätzen und als vis-à-vis zu handeln (S. 2). Man erkennt, was mit und in der Beziehung zu diesem Etwas zu geschehen hat.

Zum dritten verstehen Benner und Wrubel Fürsorge als fundamentales Verhalten in der Weise, daß sie **Möglichkeiten** schafft, **Hilfe entgegenzunehmen und zu geben** (S. 4). Eine von Fürsorge geprägte zwischenmenschliche Beziehung ist die Voraussetzung, daß man sich um den anderen kümmert und zu ihm Vertrauen hat. Dies wiederum macht gegenseitige Hilfe möglich und gibt dem einzelnen das Gefühl der Wertschätzung (S. 4). Benner und Wrubel sind der Meinung, daß Fürsorge so verstanden einen Kontext schafft, der für die Krankenpflege von zentraler Bedeutung ist.

Die Autorinnen definieren den Menschen aus einem **phänomenologischen Blickwinkel** heraus, der auf der Philosophie Martin Heideggers beruht. Sie benützen den Begriff **Person** und stellen heraus, daß das Essentielle an einer Person ist, daß sie **in** einer Welt lebt und sich zu dieser auf eine sinnvolle Art und Weise verhält. Der Mensch ist weder ein vollständig autonomes oder isoliertes Individuum, das sich unabhängig von der Welt, in der es lebt, definieren kann, noch ein Wesen, das nur von äußeren oder inneren Faktoren bestimmt ist. Eine Person ist eine sich selbst interpretierende Schöpfung, die geschaffen ist und sich selbst ständig weiterentwickelt in Beziehung zu dem Kontext, in den sie während ihres gesamten Lebens eingebunden ist (S. 41). **Menschsein** umfaßt nach Benner und Wrubel **vier** verschiedene, charakteristische **Wesensmerkmale**, nämlich **körperliche Intelligenz, Hintergrundwissen, besondere Interessen (concern)** und **das Eingebundensein in eine Situation**. Diese vier Aspekte reflektieren auch den fundamentalen Zusammenhang, der zwischen einer Person und ihrem Kontext besteht.

In ihrer Beschreibung der **körperlichen Intelligenz** distanzieren sich Benner und Wrubel von einem Menschenbild, das den Menschen in Körper und Seele aufteilt. Das Wissen um und das Verständnis für die Welt und die eigene Person beruht nicht auf der Wahrnehmung innerer und äußerer Sinneseindrücke, die dann vom Intellekt gedeutet werden. Der Mensch erfährt Wissen über sich direkt über seinen Körper. Die Fähigkeiten des Körpers zu fühlen und wahrzunehmen sind angeboren, sie sind lebensnotwendig und sie werden ständig weiterentwickelt (S. 42). Dieses körperliche Wissen ist **unmittelbarer** und **fundamentaler als das reflektierte Wissen**, das man erwerben kann, wenn man sich selbst und die Welt aus der Distanz heraus betrachtet. Die körperliche Intelligenz ist anders, aber nicht unbedeutender oder minderwertiger als die reflektierte Intelligenz (S. 70–71). Ganz im Gegenteil ist körperliche Intelligenz eine hoch entwickelte Fertigkeit, die man unter anderem bei Experten eines bestimmten Bereiches vorfinden kann (z.B. bei einer Krankenschwester, die als Expertin schwerkranke Menschen pflegt, oder einem chronisch kranken Menschen, der besondere Fähigkeiten zur Bewältigung seiner Situation entwickelt hat).

Mit **Hintergrundwissen** meinen Benner und Wrubel das Verständnis, das ein Mensch durch sein Eingebundensein in eine bestimmte Kultur entwickelt. Dies ist meist ein sich unterschwellig entwickelndes Wissen und wird nicht direkt gelehrt. Es kommt in der Sprache und in anderen die Kultur vermittelnden Medien zum Ausdruck und wird dem Menschen zusammen mit diesen „vererbt". Dieses Hintergrundwissen entscheidet sehr stark darüber, wie der betreffende Mensch die Welt versteht (S. 46).

Die „**besonderen Interessen**"[2] sind nach Benner und Wrubel andere wesentliche Aspekte des Menschseins. „Besondere Interessen" meint, daß der Mensch an einer Sache beteiligt ist, in sie involviert ist, Interesse für sie hat, sich um sie kümmert und sich mit ihr beschäftigt. Benner und Wrubel gehen davon aus, daß wir dadurch, daß wir uns für Dinge und Menschen interessieren und an ihnen teilhaben, mit der Welt verbunden sind (S. 47). Während körperliche Intelligenz und Hintergrundwissen erklären, **wie** ein Mensch „in der Welt ist" und deren „Sinn begreifen" kann (S. 48), erklärt der Begriff besondere Interessen, **weshalb ein Mensch in diese Welt involviert ist** (S. 48). Der Mensch begreift die Welt im Lichte dessen, was ihn beschäftigt. Das heißt, wenn seine besonderen Interessen bedroht werden, wird auch er selbst bedroht (S. 48). Insofern ist der Mensch „definiert durch seine besonderen Interessen" (S. 48)[3].

Ein weiterer zentraler Begriff ist **Situation**. Der Mensch befindet sich nach Benner und Wrubel immer in einer Situation (S. 49)[4]. Aufgrund seiner körperlichen Intelligenz, seines Hintergrundwissens und seiner besonderen Interessen bringt sich der Mensch selbst unmittelbar in Situationen. Welche Situation er wählt, hängt von ihrer Bedeutung für den Betreffenden ab (S. 49). Das führt dazu, daß der Mensch in dieser Situation dann auf eine sozusagen spontane, ungehemmte[5] Weise agiert. Die Situation ist ein Teil des Menschen und der Mensch ist ein Teil der Situation.

Eng verknüpft mit dem Situationsbegriff ist der Begriff **Kontext**. Während sich ersterer auf eine konkrete Erfahrung im Hier und Jetzt bezieht, umfaßt der Begriff Kontext eine größere Perspektive, nämlich den **kulturellen, historischen** und **sozialen Zusammenhang**, in dem der Mensch lebt (S. 113–114). Kontext bezieht sich aber auch auf die zeitliche Situation, in der sich ein Mensch in bezug auf seine eigene Lebensgeschichte befindet, d.h. auf den Punkt im Leben, an dem der Mensch in seiner Lebensgeschichte angekommen ist.

Nach Brenner und Wrubel verändert sich dieser Kontext dann, wenn der Mensch neuen und ungewohnten Situationen wie Heirat, Krankheit oder Scheidung gegenübersteht. In solchen Situationen reichen oft das frühere Selbstverständnis, das Hintergrundwissen oder die körperliche Intelligenz nicht aus, um spontan zu funktionieren (S. 49). Der Mensch muß innehalten und seine neue Lage reflektieren. Das bezeichnen Benner und Wrubel als „Streß" (S. 49).

Streß wird definiert als „ein Bruch im Leben, in der Sinnerfahrung, im Verständnis einer Situation und in der Fähigkeit, spontan reagieren zu können durch das Erleben von Gefahr, Verlust oder Herausforderung – Erfahrungen, die Trauerarbeit, Klärungsarbeit oder das Erlernen neuer Fertigkeiten erforderlich machen." (S. 59). Krankheit führt nach Benner und Wrubel fast immer zu einem Bruch in einer ungehinderten Funktionsfähigkeit (S. 50). Viele Aspekte im Leben, die früher als selbstverständlich angesehen wurden, sind in Situationen von ernster oder chronischer Erkrankung nicht mehr gültig. Muß der Mensch sich einer Krankheit stellen, muß er darüber hinaus auch eine Veränderung seiner physischen Umgebung in Kauf nehmen, was ein Gefühl der Fremdheit oder Entfremdung hervorrufen kann (S. 50). Streß ist also sowohl mit dem Menschen als auch mit der Situation verbunden. Wie ein Mensch seine adaptiven Fähigkeiten einschätzt und wie er seine Beziehung zu seinem eigenen Kontext erlebt, entscheidet darüber, ob er Streß empfindet (S. 59). Diese Beziehung wird als Transaktion bezeichnet (S. 59). Damit ist ein nicht nur auf die mentale oder psychologische Ebene bezogener Aspekt, sondern eine den ganzen Menschen mit seiner körperlichen Intelligenz umfassende Beziehung gemeint (S. 60).

Bewältigung[6] ist eine weiterer wesentlicher Begriff in der Theorie Benners und Wrubels. Die Autorinnen beschreiben das Verhältnis zwischen den Begriffen Streß und Bewältigung auf folgende Weise: „Streß ist das Erlebnis eines Bruchs in bezug auf Sinnfindung, Verstehen-Können oder ungehinderter Funktion. Bewältigung nennt man das, was man mit diesem Bruch macht." (S. 62). Die Auffassung des Menschen von sich selbst, seinen besonderen Interessen, seinen Fertigkeiten und seinen Erfahrungen entscheidet darüber, was er als Streß erlebt und welche Bewältigungsmöglichkeiten er sieht (S. 63). Bewältigung heißt nicht, aus einer Liste effektiver Bewältigungsstrategien frei wählen zu können. Die Art und Weise, wie eine Person eine Streßsituation erlebt und welche Problemstellungen ihrer Meinung nach darin enthalten sind, nimmt Einfluß auf die Wahl, die sie trifft. Einige der Bewältigungsstrategien werden dabei nie für sie in Frage kommen (S. 63).

B   So wird die Mutter eines kranken Kindes den Streß, den sie im Zusammenhang mit der Erkrankung erlebt, selten lösen, indem sie von ihrem Kind weggeht und es den Ärzten und Pflegekräften überläßt.

Eine wichtige Streßquelle ist wie gesagt die Erfahrung von **Krankheit**. Hier unterscheiden Benner und Wrubel deutlich zwischen den Begriffen „illness" und „disease"[7]. Krankheit im Sinne von „disease" bezieht sich auf die pathologischen Vorgänge im Organismus. Krankheit als „illness" umschreibt das menschliche Erlebnis des Verlustes oder der Behinderung, die mit dem pathologischen Zustand einhergehen (S. XII). Diese beiden Aspekte beeinflussen einander; die menschliche Erfahrung hat Einfluß auf den pathologischen Zustand und umgekehrt (S. XII). Für Pflegende ist nach Benner und Wrubel vor allem der menschliche Aspekt wichtig (S. 89). Da es vor allem von dem Sinn, den ein Mensch in seiner Krankheit erkennen kann, abhängt, wie er sein Kranksein erlebt, ist es nach den beiden Autorinnen nicht gleichgültig, an welcher Krankheit ein Mensch leidet. Die verschiedenen Krankheiten haben in den verschie-

Zusammenfassung der Hauptkomponenten

nen Kulturen und für verschiedene Menschen unterschiedliche Bedeutung. Sie illustrieren dies an den Beispielen Krebs, Herzerkrankungen und Hirnschäden.

In diesem Zusammenhang wird auch der Begriff **Symptom** wichtig. Benner und Wrubel sind der Meinung, daß ein Mensch sich nicht krank fühlt, wenn er seine Symptome nicht mit einem bestimmten Sinn verknüpft (S. 132). Eine pathologische Veränderung macht einen Menschen nicht automatisch „krank", entscheidend ist vielmehr die Bedeutung, die diese Veränderung für ihn hat. Wenn der Mensch die Situation als bedrohlich erlebt, sie auf sein Leben und auf seine Person einen entscheidenden Einfluß hat, indem sie seine Aktivitäten einschränkt oder Ängstlichkeit und Unsicherheit bewirkt, so fühlt sich der Mensch krank (S. 8). So kann Krankheit auch dann erlebt werden, wenn die Symptome nicht durch pathologische Veränderungen erklärt werden können. Eine Heilung zugrundeliegender pathologischer Veränderungen ist auch nicht immer mit Symptomfreiheit gleichzusetzen (S. 8). Die Lebenssituation eines Menschen entscheidet darüber, welcher Sinn und welche Bedeutung in der Erkrankung gesehen wird. Kinder erleben Kranksein anders als Erwachsene, Ältere anders als Jüngere. Auch der Zeitfaktor spielt eine Rolle; die Phase vor der Diagnosestellung unterscheidet sich stark von der danach, und diese wiederum stellt sich anders dar als die Heilungsphase, die Zeit, in der ein Mensch mit einer chronischen Erkrankung leben lernen muß, oder die Zeit der Begegnung mit dem Tod (S. 131–138).

Benner und Wrubel verstehen das menschliche Leben aus der Perspektive einer ständig fortschreitenden Entwicklung, des **Lebenslaufes**. Durch das Leben zu gehen heißt, mit immer neuen Situationen konfrontiert zu werden. Auch wenn diese von den Menschen individuell erlebt werden, so gibt es doch Gemeinsamkeiten und ähnliche Erfahrungen (S. 125–131). Benner und Wrubel illustrieren dies durch die Beschreibung der unterschiedlichen Phasen, die mit der Familie (Paarbeziehung, Heirat, Geburt der Kinder, Kindererziehung, Auszug der Kinder usw.) und mit dem Arbeitsleben durchlaufen werden (Berufsausbildung, Karriere, Karrierehöhepunkt, Vorruhestand und Ruhestand).

Kindheit, Jugend, Erwachsensein und Alter, all diese Phasen haben charakteristische Merkmale, die der Mensch zu lösen aufgefordert ist. Nach Meinung der Verfasserinnen kann es für die Bewältigung dieser Aufgaben hilfreich sein, wenn man sich bewußt ist, daß diese Situationen auftreten werden, und man sich entsprechend vorbereitet. Auch die Bereitschaft, neue Verhaltensweisen zu erlernen, kann die Situation erleichtern (S. 119–122), während die Erfahrung, ein Außenseiter zu sein, weil der eigene Lebensablauf sich nicht mit den allgemeinen sozialen und kulturellen Erwartungen deckt, die Ursache von Streß sein kann. Auch wenn nach Benner und Wrubel die Menschen im Laufe ihres Lebens vor gleiche Aufgaben gestellt werden, so ist es dennoch nicht vorherzusehen oder mit Hilfe psychologischer oder biologischer Erkenntnisse zu berechnen, wie der einzelne die Situation erleben oder meistern wird.

Der phänomenologische Ansatz der Verfasserinnen mißt dem **Zeitbegriff** aus der Lebenslaufperspektive eine wesentliche Bedeutung bei. Nach ihrer Meinung ist der Mensch ein historisches Wesen, das die Zeit nicht als eine Ansammlung einzelner, miteinander nicht in Beziehung stehender Augenblicke sieht, sondern als sinngefüllte, inhaltlich aufeinanderbezogene Phasen. Diese Haltung findet ihren Ausdruck in folgender Aussage: „Der Zeitaspekt heißt nicht, daß die Zeit einfach vergeht oder daß Geschehnisse serienmäßig ablaufen. Der Zeitaspekt drückt aus, daß man in die Gegenwart auf eine sinnvolle Weise eingebunden ist und sie mit Hilfe früherer Erfahrungen und der eigenen Erwartungen an die Zukunft bewältigt." (S. 112). Die verschiedenen Situationen, die jemand erlebt, werden mit anderen, früher erlebten oder auf die Zukunft bezogenen Erfahrungen und Erwartungen verknüpft und bekommen so einen Sinn. Diese Tatsache spielt für die Bewältigungsstrategien eines Menschen eine wichtige Rolle. Zum einen entscheidet sie darüber, ob und in welcher Weise eine Situation als Streß erlebt wird. Zum anderen entscheidet sie darüber, welche Bewältigungsstrategien für den einzelnen vor dem Hintergrund seiner persönlichen Lebensgeschichte, aber auch seines allgemeinen kulturellen Kontextes möglich und sinnvoll sind. Die eigene Kultur eröffnet Möglichkeiten und setzt gleichzeitig Grenzen bezüglich der Auswahl von Bewältigungsmöglichkeiten (S. 120). Die persönliche Geschichte bestimmt mit, was man für sich selbst als sinnvoll und richtig erlebt (S. 125). Daraus leiten Benner und Wrubel ihre These ab, daß Krankheit einen sehr unterschiedlichen Einfluß auf die Menschen und ihre Angehörigen in den unterschiedlichen Lebensphasen hat (S. 125–131) und daß demnach auch die Frage, ob sie dadurch Streß erleben und welche Bewältigungsstrategien sie einsetzen können, unterschiedlich beantwortet werden muß.

Benner und Wrubel beschäftigen sich auch mit dem Begriff **Gesundheit**. Sie setzen sich kritisch mit den vorhandenen Definitionen auseinander und präsentieren eine alternative Definition. Für sie ist Gesundheit „ein Gefühl der Zugehörigkeit zu einer soziokulturellen Gruppe, die als sinnvoll erlebt wird und wo die speziellen Interessen des einzelnen in diesem Zusammenhang zum Ausdruck gebracht und gelebt werden können." (S. 159). In der gleichen Weise, wie sie zwischen Krankheit (illness) und pathologischem Zustand (disease) unterscheiden, so **differenzieren** sie hier zwischen einem **objektiven Verständnis von Gesundheit** (dem objektiven Gesundheitszustand) und **Wohlbefinden** (well-being). Benner und Wrubel **ziehen den Begriff Wohlbefinden vor**, weil er das persönliche Erleben des Menschen besser reflektiert, so wie auch das Wort Krankheit (illness) die persönliche Erfahrung eines Menschen mit seinem pathologischen Zustand beschreibt (S. 160). „Wohlbefinden ist definiert als Kongruenz zwischen den Möglichkeiten eines Menschen und ihrer Umsetzung und einer Sinnerfahrung und beruht auf Fürsorge und dem Gefühl, umsorgt zu sein." (S. 160). Der Zustand einer Person und ihr Gefühl von Wohlbefinden läßt sich nicht unabhängig von dem Zusammenhang sehen, in dem diese Person lebt, und von den für sie in dieser Situation wesentlichen Dingen. Wohlbefinden bezieht sich dabei sowohl auf körperliche als auch auf seelische und geistige Aspekte, also auf eine Ganzheit.

Vor diesem Hintergrund beurteilen die Verfasserinnen auch die sog. **gesundheitsfördernden Maßnahmen**. Es überrascht nicht, daß sie viele der herrschenden Doktrinen in bezug auf dieses Thema kritisieren, von denen sie behaupten, aus einer rein instrumentalistischen[8] Perspektive heraus entwickelt worden zu sein (S. 154). Nach Meinung Benners und Wrubels werden Maßnahmen zur Gesundheitsförderung wie sportliche

Aktivitäten, Ernährung, Freizeitbeschäftigungen und ein Gleichgewicht zwischen Arbeit und Entspannung dann, wenn sie aus dieser Sichtweise beurteilt werden, rein als Mittel zum Zweck angesehen und ihres Wertes an sich beraubt. Diese zweckgerichtete Denkweise führt dazu, daß der Mensch sich ständig aufgefordert fühlt, seine Gesundheit, die als anzustrebender, allerdings nie ganz zu erreichender Idealzustand angesehen wird, zu verbessern. So bekommt er die volle Verantwortung für seine Gesundheit oder auch für auftretende Mängel übertragen. Nach Meinung der beiden Autorinnen vermittelt diese Haltung den Eindruck, als sei es allein Sache des Menschen, ob er gesund bleibt oder nicht, er muß nur die richtigen Methoden anwenden.

Benner und Wrubel distanzieren sich klar von diesem objektiven Gesundheitsverständnis und fordern statt dessen, daß sich **gesundheitsfördernde Maßnahmen an der subjektiven Erlebnisweise des Menschen**, an den für ihn wichtigen Aspekten und an den ihm zur Verfügung stehenden Bewältigungsmöglichkeiten zu **orientieren** haben. Nur so kann der Pflegende dem betreffenden Menschen zu einem Leben verhelfen, das sowohl aus einer soziokulturellen als auch aus seiner persönlichen Perspektive heraus als gesund bezeichnet werden kann. Die Maßnahmen zur Gesundheitsförderung müssen auf den Ressourcen des Patienten aufbauen, gleichzeitig jedoch hilft der Pflegende dem Patienten, für sich neue Möglichkeiten zu entdecken, indem er Situationen verändert, die speziellen Interessen des Menschen neu definiert oder indem er ihm neue Bewältigungsmöglichkeiten lernt, die seine bisherigen Strategien ergänzen oder erweitern (S. 187). Legt man diese Sichtweise zugrunde, so ist es nicht möglich, Gesundheit oder sie fördernde Maßnahmen mit Hilfe objektiver, festgelegter Kriterien zu messen. Man kann sie nur identifizieren, wenn man von der konkreten Situation des Individuums und deren Bedeutung ausgeht und die allgemeinen Lebensregeln für gesunden Lebensstil auf sie überträgt.

Darüber hinaus ist es Benner und Wrubel aber auch wichtig zu betonen, daß Gesundheit nicht ausschließlich aus der Perspektive des einzelnen Menschen bewertet werden kann. Denn auch die ihm zur Verfügung stehenden Bewältigungsstrategien sind von der Umgebung – seiner Arbeitsgruppe, seinen Freunden, seiner Familie – und den in diesen Gruppen herrschenden Vorstellungen von dem, was Bewältigung heißt, geprägt und beeinflußt. Der Gesundheitszustand und die Frage nach einem gesundheitsfördernden Lebensstil sind entscheidend vom sozialen und kulturellen Kontext mitgeprägt.

2 Die Beziehung zwischen den Elementen

Die Theorie Benners und Wrubels ist mit Hilfe eines Analysemodells, das voraussetzt, daß die Theorie aus klaren Begriffen besteht, schwierig zu bewerten. Sie stellt die einzelnen Faktoren nicht isoliert dar, um dann die ursächlichen Verbindungen zwischen den einzelnen Phänomenen herauszuarbeiten. Es läßt sich jedoch ein klarer Zusammenhang zwischen den beschriebenen Aspekten Streß, Bewältigung, Krankheit, Gesundheit und Wohlbefinden erkennen. Die Zusammenhänge sind vielseitig und komplex und können nicht unabhängig von der Person, die sie betreffen, und ihrer Situation gesehen werden. Von der Person und ihrem Verständnis von der

Situation hängt es auch ab, inwieweit die verschiedenen Aspekte in einen Zusammenhang zu bringen sind und einander verursachen. Dieses Verständnis wiederum ist geprägt von dem soziokulturellen Zusammenhang, in dem die Person lebt. Nach Meinung Benners und Wrubels hat diese Beziehung, die zwischen dem Menschen und seiner Situation besteht, den Charakter einer Transaktion (S. XII). Das heißt, daß beide kontinuierlich aufeinander einwirken und sich gegenseitig beeinflussen und nicht unabhängig voneinander betrachtet werden können. Das gleiche gilt für die Beziehung zwischen Körper und Seele, die die Verfasserinnen als synergistisch und gegenseitig bezeichnen (S. 21).

Aussagen der Theorie zur Krankenpflege

3 Benners und Wrubels Definition des Gegenstandsbereiches der Pflege

a Der Patient
Für Benner und Wrubel ist es nicht besonders wichtig, eine Person zu beschreiben, die der Krankenpflege bedarf. Aus ihren Gedankengängen läßt sich aber ableiten, daß es sich hierbei vor allem um Personen handelt, die die eine oder andere Form von Gesundheitsbeeinträchtigung, Krankheit oder Verlust **erleben**.

b Der Problembereich der Pflege
Der Problembereich der Krankenpflege ist das Erleben von Streß in einer Situation, die von Gesundheitsbeeinträchtigung, Krankheit oder von einem Verlusterlebnis geprägt ist. Streß heißt, wie oben erklärt, einen Bruch in bezug auf eine sinnvolle und unbeeinträchtigte Funktion zu erleben und dadurch in eine ungewohnte Situation zu geraten, in der die früher erworbenen Kenntnisse und das Wissen einer Person nicht mehr für deren Bewältigung ausreichen.

c Relevante Aspekte aus der Umgebung des Patienten
Benner und Wrubel haben den Begriff Umgebung beträchtlich erweitert und gebrauchen dafür den Begriff „Kontext". Sie beschreiben damit die Dimensionen in der Umgebung des Patienten, die für ihn selbst bedeutungsvoll und wichtig erscheinen, seien es nun physische Objekte, Ideen oder andere Menschen.

d Das übergeordnete Ziel der Pflege
Nach der Theorie Benners und Wrubels ist das ultimative Ziel der Pflege, einem anderen zu helfen und ihn so zu unterstützen, daß er das werden kann, was er zu werden wünscht (S. 49), d.h., einer Person zu helfen, ihre besonderen Interessen auch in einer von Krankheit, Verlust oder Leiden geprägten Situation leben zu können (S. 48). Die Autorinnen fassen dies wie folgt zusammen: „Aufgrund ihrer Fähigkeit, Symptome zu erfassen oder zu verstehen, in welcher Weise sie störend eingreifen, weiß die Pflegekraft auch, daß die Bedeutung, die der Patient diesen Symptomen beimißt, essentiell ist für ihre Arbeit oder für eine angemessene medizinische Versorgung... Die Symptome sind mit einem Sinn beladen. Für die Genesung und

Aussagen der Theorie zur Krankenpflege

Heilung ist es unabdingbar, diesen Sinn und den mit den Symptomen verbundenen Kontext zu begreifen." (S. XII).

e Die Methoden der Pflege

Benner und Wrubel geben keine klaren Anhaltspunkte, wie sich die Pflegekraft dem Patienten gegenüber auf systematische und konkrete Weise zu verhalten hat. Sie nennen allerdings Beispiele, wie Pflegende in bestimmten Situationen gehandelt haben, und erläutern die Gründe für diese Pflegemaßnahmen. Aus diesen eher anekdotischen Berichten ließen sich Schlußfolgerungen ziehen, was die Verfasserinnen als Pflegemethode bezeichnen.

Benner und Wrubel sind der Meinung, daß die Pflegekraft sich in die Situation des Patienten und in seine besonderen Interessen **einleben** muß, wenn sie ihm helfen will, eine von Krankheit geprägte Streßsituation zu meistern. Die Pflegekraft fungiert dabei nicht wie eine Expertin, die am besten weiß, wie die Situation zu bewältigen ist, denn es gibt keine allgemein gültige, „richtige" Bewältigungsstrategie (S. XIV). Was am besten ist, muß in jeder Situation neu und zusammen mit dem Patienten bestimmt werden. Dies erfordert eine aktive Teilnahme an der Situation von seiten der Pflegekraft und ein tiefes Einfühlen in die subjektive Erlebensweise des Patienten (S. 88). Dieses Verständnis muß sich nicht nur auf die Person beziehen, sondern auch auf den kulturellen Kontext, in dem sich Pflegekraft und Patient befinden. Des weiteren sehen Benner und Wrubel es als Aufgabe der Pflegekraft an, den Patienten darin zu unterstützen, einen Sinn in seiner Situation zu erkennen.

Das läßt sich dadurch erreichen, daß die Pflegekraft dem Patienten hilft, wesentliche Aspekte für sich zu deuten, z.B. was unbekannte und ihm unverständliche Symptome bedeuten, welche Untersuchungen und Behandlungen zu erwarten sind und was für einen Sinn sie haben, welcher Verlauf in bezug auf die Krankheit zu erwarten ist usw. (S. 62).

Die Pflegekraft hilft dem Patienten auch, mit Hilfe seiner sozialen, emotionalen und geistigen Ressourcen Hoffnung zu schöpfen (S. 62).

f Der Kontext der Pflege

Benner und Wrubel machen keine Aussagen, was sie als den Kontext der Pflege betrachten. Man kann aus ihren Ausführungen jedoch ableiten, daß Krankenpflege überall dort, wo es Patienten gibt, die Hilfe bei der Bewältigung von Gesundheitsbeeinträchtigungen, Krankheit oder Leid brauchen, ausgeführt wird.

4 Beschreibt die Theorie einen Ist- oder einen Sollzustand?

Benner und Wrubel sind der Meinung, daß es „einer Theorie bedarf, die nicht eine ideale Phantasiewelt beschreibt, interpretiert und erklärt, sondern die bestehende kompetente Pflege, wie sie im Alltag bereits praktiziert wird." (S. 5). Sie präsentieren ihre Theorie also als eine Alternative zu den Theorien, die ein gedachtes Ideal vorstellen. Bei näherem Hinsehen wird einem jedoch klar, daß sie nicht die Pflegewirklichkeit, wie sie besteht, beschreiben. Ganz im Gegenteil beziehen sie sich nur auf **einen** Teil der

Wirklichkeit, nämlich den, den sie als gut empfinden (die kompetente Pflege). Insofern versuchen sie, den Istzustand mit dem Sollzustand zu verknüpfen; sie greifen den Teil der Pflege, den sie Expertenpflege nennen, heraus und machen ihn zum Ideal für jegliche Pflegepraxis.

5 Die Hauptthese der Theorie

Nach Benner und Wrubel ist die Fürsorge im Sinne von „sich um etwas kümmern" die Grundlage des menschlichen Daseins. Sie ist eine Voraussetzung für jegliche menschliche Aktivität und hat mit der Begegnung des Menschen von Krankheit, Leiden, Sinnhaftigkeit und Freude zu tun. Krankenpflege ist auch eine Art menschlicher Aktivität, die auf Fürsorge im Sinne von sich um etwas kümmern beruht. In diesem Bereich stehen Personen im Fokus der Fürsorge, die Hilfe bei der Bewältigung von Krankheit, Verlust oder Leiden brauchen. Benner und Wrubel fassen dies wie folgt zusammen: „In ihrer konkreten Arbeit hat die Pflegekraft mit Gesundheit und Krankheit, mit Wachsen und mit Verlust zu tun, so wie diese Dinge erlebt und erfahren werden. Von dieser scheinbar einfachen Aussage handelt dieses Buch (diese Theorie)." (S. 7).

Das Weltbild der Theorie

6 Benners und Wrubels Auffassung der Wirklichkeit (zugrundeliegende Thesen und Wertesysteme)

Benner und Wrubel legen ihrem Buch ihre eigene Wirklichkeitsauffassung zugrunde, die sich ihrer Meinung nach wesentlich von dem unterscheidet, was man als die „traditionelle Sichtweise" bezeichnen könnte (S. 99). Ausgehend von Heideggers Phänomenologie betonen Benner und Wrubel, daß der Mensch nicht zweigeteilt ist in Körper und Seele, wobei der Körper ein Teil der Umgebung ist und die Seele die rationale Bewußtheit darstellt, die sich Wissen über die Wirklichkeit beschafft durch die Informationen, die sie mit Hilfe von Sinneswahrnehmungen bekommen kann (S. 33–35). Nach dem **Menschenbild** Benners und Wrubels sind **Körper** und **Seele eng miteinander verbunden** und integriert, und **alle menschlichen Erfahrungen**, Erlebnisse und sein Wissen **betreffen sowohl den Körper als auch die Seele**. Dieses Menschenbild verwirft die Idee, daß der menschliche Intellekt vom Körper zu trennen und über ihn erhaben sei.

Des weiteren sind die beiden Verfasserinnen der Meinung, daß der **Mensch nicht getrennt von seinem Kontext gesehen werden kann**. Der Mensch wird zu dem, was er ist, durch sein Eingebundensein in einen bestimmten historischen und sozialen (hier kulturellen) Zusammenhang, und die Erlebnisse des Menschen prägen diesen Kontext ebenso wie er durch ihn geprägt wird.

Dieser fundamentale Zusammenhang zwischen Mensch und Kontext ergibt sich aus der Annahme, daß das **In-der-Welt-sein** (zu leben) **wichtiger** ist als das **Wissen um die Welt**. Der Mensch kann die Welt nicht verstehen, wenn er nicht in ihr lebt. Die Praxis (in einer ganz allgemeinen Bedeutung) kommt vor der Reflexion über und einer Bewußtheit um sie. Der Mensch weiß viel über die Welt, das nicht in Worte gefaßt ist. Dieses Wissen ist wichtiger als reflektierendes Wissen und für die Praxis mindestens genauso wichtig.

Die Theorie Benners und Wrubels – und dies ist den Verfasserinnen sehr wichtig, deutlich zu machen – baut auf einer Wissenschaftssicht auf, nach der der Mensch sein **Wissen** (seine Kompetenz) **durch Erfahrung** und **Reflexion** gewinnt und nach der dieses Wissen auch einen anderen Charakter hat als das, das in einem logistisch-positivistischen Denkansatz Gültigkeit hat. Dieser Standpunkt zeigt sich in der Bedeutung, die Benner und Wrubel der konkreten Erfahrung der Pflegekraft als Expertin beimessen, z.B. gegenüber Patienten mit chronischen Erkrankungen oder gegenüber Eltern mit chronisch kranken Kindern. Bereits 1984 hat Benner die Begriffe klinische oder praktische Kenntnisse verwendet. Dieser Denkansatz liegt auch dieser Theorie zugrunde, was in dem häufigen Einsatz von – im wahren Sinne des Wortes – „vorbildlichen" Geschichten („paradime cases") erkennbar wird.

Benner und Wrubel bauen darüber hinaus auf Thesen und Werte, die sie aus einem feministischen Weltbild ableiten. Sie zeigen deutlich, daß das traditionelle Wissenschaftsverständnis und die traditionellen Weltbilder systematisch auf der männlichen Erfahrungswelt aufbauen und daß das Wissen und der Erfahrungshintergrund von Frauen unterbewertet und gar nicht sichtbar wurden. Dies hat auch dazu geführt, daß die Fürsorgearbeit, die ja traditionell Frauenarbeit ist, in unserer westlichen Wissenschaftstradition nicht ausreichend geschätzt und geachtet wurde (S. 368).

Abschließend sollte noch hinzugefügt werden, daß die Theorie Benners und Wrubels kein rein intellektuelles Bild des Pflegeberufs entwickelt, da ihrer Meinung nach Körper und Seele nicht zu trennen sind. Sinnvolles läßt sich nicht allein durch Gedanken hervorbringen, sondern auch durch körperliche Intelligenz. Sinn wird auch durch konkretes Handeln in konkreten Situationen geschaffen.

7 Der Hintergrund der Theorie

Die Theorie ist in erster Linie eine Auseinandersetzung und Abrechnung mit den Weltanschauungen, die die westliche Kultur geprägt haben, und deren Auswirkungen auf alle Fürsorge- und Gesundheitsberufe, einschließlich der Krankenpflege. Die Autorinnen bezeichnen diese Weltanschauung als kartesianische Tradition[9], die einen problematischen Dualismus enthält, eine Trennung von Körper und Seele, des Subjektiven und des Objektiven, des Kognitiven und des Emotionalen, des Menschen und der Umgebung. Es ist ausdrückliche Absicht der Theorie, eine alternative Annäherungsweise zu versuchen. Dies geschieht durch eine umfassende Kritik des dualistischen Welt- und Menschenbildes und des daraus resultierenden Wissenschaftsverständnisses und Gesundheitsbegriffs.

Zum anderen versuchen Benner und Wrubel, viel von dem bestehenden Wissen neu zu interpretieren und es in den Rahmen eines ihrer Meinung nach akzeptableren Menschen- und Weltbildes einzubinden. Dies soll auch zu einer neuen Denkweise in der Krankenpflege führen (S. 28). Ihr Ziel fassen die Autorinnen so zusammen:
– Sich um etwas kümmern (caring) kann sowohl Streß, aber auch Bewäl-

tigung bei der Erfahrung von Krankheit und Gesundheit bedeuten.
- Die fundamentale Bedeutung von Fürsorge (sich um etwas kümmern) ist die Antriebskraft der Krankenpflege (und aller anderer Tätigkeiten).
- Pflegepraxis, die auf diesem Gedanken aufbaut, kann den Verlauf einer Krankheit beeinflussen (S. 7).

Die Verfasserinnen sagen deutlich, daß das Buch in einer Zeit geschrieben wurde, in der die Krankenpflege innerhalb ihres sozialen, kulturellen und historischen Kontextes keinen hohen Stellenwert hatte, und daß die Ursache dieser Tatsache eben dieses objektivierende, instrumentalistische (technische) und rationalistische Weltbild und das dazugehörige Menschenbild ist.

Die theoretische Haltbarkeit der Theorie

8 Klarheit von Definitionen und Darstellung

Benner und Wrubels Arbeit ist zum Teil sehr kompliziert aufgebaut. Sie enthält nicht nur eine Präsentation ihrer Theorie und deren aktuelle Konsequenzen für die Pflegepraxis, sondern auch eine umfassende Kritik an einem Welt- und Menschenbild, das sie verwerfen, und eine Neuinterpretation eines großen und weitreichenden Wissensgebietes. Diese drei in sich schon komplizierten Aufgaben versuchen Benner und Wrubel in einem integrativen Ansatz zu lösen. Alle Teile des Buches enthalten diese drei Elemente und verweben sie ineinander. Dieser Versuch der Integration einer Philosophie- und Theoriekritik, einer Neudefinition von Forschungsergebnissen und die Präsentation einer Alternative führen dazu, daß die Übergänge von einem Bereich zum anderen etwas unklar sind. Dies bringt außerdem mit sich, daß die Kritik an früheren Arbeiten einen im Vergleich zur Präsentation der aktuellen Theorie sehr großen Raum einnimmt. Die beiden Autorinnen stellen ihre eigene Theorie, besonders den Teil, der sich auf konkrete Pflegehandlungen bezieht, vorzugsweise mit Hilfe anekdotischer Beispiele vor und fassen sie so nicht auf eine systematische Weise zusammen. So ist der Leser aufgefordert, eine ganze Reihe von Schlüssen auf der Grundlage der alternativen Philosophie, die vorgestellt wird, selbst zu ziehen.

Die Begriffsdefinitionen sind größtenteils klar und verständlich. Es wird allerdings nicht ganz deutlich, worin der Unterschied zwischen Fürsorge/sich um etwas kümmern („caring") und besonderen Interessen („concern") besteht. Beide Begriffe werden ähnlich definiert, nämlich als eine mögliche Art, sich in der Welt zu verhalten und die für einen Menschen wesentlichen und sinnvollen Dinge von den unwesentlichen zu unterscheiden. Aus dem Zusammenhang heraus, in dem Benner und Wrubel sie verwenden, ließen sich beide am ehesten mit „sich um etwas kümmern" übersetzen.

Eine weitere Unklarheit ist mit dem Gebrauch der Worte „Situation" und „Kontext" verbunden. In den meisten Fällen scheint sich „Kontext" auf einen weit gefaßten, historischen und soziokulturellen Rahmen zu beziehen, während sich „Situation" eher auf konkrete Situationen bezieht. Dies wird allerdings nicht konsequent so gehalten, und zeitweise werden die Begriffe synonym verwendet (so z.B. auf S. 49: „...because of concern, people are involved in a context" und S. 59: „...appraisal of his or her adaptive abilities to the context").

Gleichermaßen unklar ist die Unterscheidung der Begriffe Kontext, Zeitdimension (temporality), Hintergrundverständnis und besondere Interessen. Die Definitionen dieser Begriffe sind auf gewisse Art und Weise ineinander verwoben: Der eine Begriff wird mit Hilfe des anderen beschrieben, dieser wiederum mit Hilfe des ersten. Aus diesem Grund ist es nicht ganz leicht, die Begriffe klar zu verstehen und nachvollziehen zu können, warum sie nebeneinandergestellt werden und nicht in einer hierarchischen Struktur mit über- und untergeordneten Begriffen geordnet werden. (Diese Unklarheit wird besonders auf den Seiten 111–115 deutlich.)

9 Ist die Theorie logisch aufgebaut?

Die Theorie Benners und Wrubels, die Aussagen zum Streß und zur Streßbewältigung in an Krankheit und Gesundheit gebundene Situationen macht, ist logisch aufgebaut. Grundlage ist eine übergeordnete Philosophie, die sie klar beschreiben und die sie dann mit den Begriffen Streß, Bewältigung, Gesundheit, Krankheit und Lebenslauf verbinden. Die Theorie der Pflegepraxis ist allerdings keine logisch aufgebaute Theorie, sie wird im Grunde auch kaum erwähnt. Es wurde z.B. auch nicht der Versuch gemacht, Verbindungen zu den von Benner früher beschriebenen verschiedenen Praxisbereichen der Krankenpflege zu ziehen (die sie 1984 in ihrem Buch „From Novice to Expert" vorgestellt hat).

10 Theorieart

Benner und Wrubel machen klar deutlich, daß sie eine interpretierende Theorie präsentieren (S. 7), die beabsichtigt, dem Leser verstehen zu helfen, daß der Mensch in einem Kontext lebt, der ihn prägt und daß der Mensch umgekehrt mit seinen Erfahrungen und Interpretationen wiederum diesen verändert und neu schafft. Nach Meinung der Verfasserinnen muß man versuchen, zu verstehen, wie der Mensch seine besondere Situation erlebt, und sich in ihn einzufühlen, wenn man ihm durch Krankenpflege helfen will. Die Theorie versucht zu einer solchen Einsicht beizutragen und beschreibt eine Annäherungsweise, die der Pflegekraft helfen kann, ihr Verständnis zu erweitern.

Die praktische Brauchbarkeit der Theorie

11 Reflektiert die Theorie die Wirklichkeit des Lesers?

Die Theorie Benners und Wrubels baut auf einer Wirklichkeit auf, die die Frage, wie der Mensch sich in seiner soziale und physische Welt erlebt, in den Mittelpunkt stellt. Sie kann nicht individuell beantwortet werden, da der Mensch unlösbar mit seiner historischen und soziokulturellen Tradition verbunden ist. Durch Traditionen werden gemeinsame Erfahrungen überliefert und das Menschsein in der Welt gedeutet.

Aber nichtsdestotrotz legen Benner und Wrubel großen Wert auf die Erfahrungen und das Verständnis des Individuums. Die Beispiele, die vorgestellt werden, beziehen sich auf die Erfahrungen des einzelnen und nicht auf die Menschheit als solche. Benners und Wrubels Ausführungen geben nur wenig Anhaltspunkte, wie sich Menschen in konkreten Situationen verhalten und wie und wodurch es ihnen gelingt, dem konkreten sozialen Kontext, in dem sie sich befinden, einen Sinn zu geben. Sie geben auch wenig Hilfestellung, um besser verstehen zu können, wie die Pflegekraft sich verhalten kann, wenn unterschiedliche Personen aus dem Umfeld des Patienten dessen Situation völlig unterschiedlich erleben, und welche Aufgaben ihr in diesem Zusammenhang zufallen. Das sind jedoch wesentliche Fragestellungen, wenn man das Weltbild Benners und Wrubels zugrunde legt, nach dem ein Mensch nicht völlig frei ist, sondern unlösbar mit seinem Kontext verbunden ist. In dieser Beziehung ist die Theorie meines Erachtens zu individualistisch.

12 Anwendbarkeit

Theorien können auf unterschiedliche Weise angewendet werden (Kim, 1989). Die Theorie Benners und Wrubels stellt einen allgemeinen Denkansatz vor. Aus diesem Blickwinkel betrachtet, ist die Theorie durchaus anwendbar, da sie einen gründlichen und umfassenden Einblick in die alternative Philosophie, auf der sie aufbaut, gewährt und auch die Konsequenzen, die sie für unser Verständnis von Krankheit und Gesundheit und die menschlichen Reaktionen – vor allem im Erwachsenenbereich – darauf hat, gut darstellt.

Es fehlt allerdings an konkreten und klaren Richtlinien, wie eine Pflegepraxis, die auf diesen Ideen aufbaut, aussehen könnte.

13 Reichweite der Theorie

Man bekommt den Eindruck, daß Benner und Wrubel eine Theorie präsentieren, die für die Krankenpflege insgesamt Gültigkeit hat. Es bleibt jedoch die Frage offen, inwieweit sie bei kleinen Kindern, Bewußtlosen oder bei anderen anwendbar ist, die sich nicht ohne weiteres mit Hilfe der Sprache oder ihrer körperlichen Intelligenz ausdrücken können. Leider wird nicht diskutiert, welche Konsequenzen es für das Selbstbild eines Menschen hat, wenn er in einem Mißverhältnis zu seiner Umgebung lebt, und welche Folgen dies wiederum für die Krankenpflege hat.

14 Welche Pflegepraxis wird beschrieben und ist diese ethisch verantwortbar?

Benner und Wrubel skizzieren eine Pflegepraxis, die sich auf die Erfahrungen eines einzelnen Menschen und deren Interpretation durch ihn bezieht. Dies wird als einer der wichtigsten Aspekte der Krankenpflege angesehen, da er zentrale moralische Werte, wie den Respekt vor der Integrität und Eigenart des Menschen, reflektiert und so die Einbindung in den ethischen Berufskodex erlaubt. Insofern kann die skizzierte Pflegepraxis auch als ethisch verantwortbar bezeichnet werden. Allerdings müssen die Aussagen der Theorie bezüglich der Verantwortung, die eine Pflegekraft für andere Personen aus der Umgebung des Patienten hat, hinterfragt werden. Nach Benner und Wrubel lebt der Mensch immer in einem sozialen Zusammenhang und kann deshalb nicht als völlig frei bezeichnet werden. Eine Konsequenz dieser Sichtweise wäre, daß die Pflegekraft in ihrer Arbeit nicht nur auf die Erlebensweise des Patienten Bezug nimmt, sondern auch die Personen aus der Umgebung des Patienten miteinbezieht.

Die Frage, ob Benner und Wrubel dies tun, läßt sich an einem Beispiel darlegen: In ihrem Buch schildern sie eine „Vorbild"-Geschichte, in der eine Krankenpflegeexpertin einem Patienten in seiner Sterbephase beisteht, aber scheinbar den Ehepartner aus der Situation ausschließt (S. 90). Die Autorinnen wollen anhand dieses Fallbeispiels darstellen, wie eine Pflegekraft einem Patienten helfen kann, seinen Tod anzunehmen, ohne dessen Beziehung zu seinem Ehepartner miteinzubeziehen. Es bleibt die Frage offen, ob der Pflegende nicht auch für den Ehepartner in dieser Situation Verantwortung übernehmen sollte. Diese klärt weder das Beispiel an sich noch die Diskussion, die die Verfasserinnen anschließen.

15 Krankenpflege und andere Fachgebiete

Krankenpflege gibt nach Benner und Wrubel dort Hilfeleistung, wo es darum geht, Situationen, die aufgrund von Krankheit oder anderen Problemen schwierig geworden sind, zu interpretieren und zu bewältigen. Sie bauen ihre Theorie zum großen Teil auf den Erkenntnissen der Psychologen Lazarus und Folkman auf. Dabei machen sie keine klaren Aussagen, wie die Krankenpflege sich z.B. von der Psychologie unterscheidet. Aber aus den geschilderten Beispielen läßt sich ableiten, daß die Pflege sowohl eine praktisch-technische, als auch eine interpretierende Dimension hat. Die Theorie Benners und Wrubels bezieht sich vor allem auf letztere, weniger auf den praktischen Aspekt. Insofern kann man sagen, daß die Theorie keine klare Antwort auf die Frage gibt, inwieweit und wie sich die Krankenpflege von angrenzenden Fachgebieten unterscheidet.

Anmerkungen

[1] Bei der Analyse dieser Theorie ist es wichtig, sich darüber im klaren zu sein, daß der Ansatzpunkt der beiden Autorinnen sich deutlich vom Theoriestandpunkt der bisher besprochenen Theorien abhebt. Insofern läßt sich die Theorie Benners und Wrubels nur schwer einem Theoriemodell, das aus Begriffen und deren Beziehung zueinander besteht, zuordnen.

[2] Der Begriff „concern" ist hier mit dem Wort „besondere Interessen" übersetzt. Es ist schwierig, in der Übersetzung ein Wort zu finden, das die Bedeutung dieses Begriffes voll erfaßt.

[3] Besondere Interessen ist mehr als das, was man gewöhnlich als Interessen bezeichnen würde, da es auf eine fundamentale Weise den Menschen definiert. Es sind die speziellen Interessen eines Menschen, die ihn definieren, ihn zu dem machen, was er ist, wie er die Welt erlebt und seine Beziehung zur Welt.

[4] Der Gebrauch der Worte Situation und Kontext ist oft unklar und wenig differenziert. Hierzu sei auch auf Punkt 8 verwiesen.

[5] Ungehemmte Funktion bedeutet, daß eine Person ihre Aufgaben erfüllt, ohne innehalten zu müssen und die Situation, in der sie sich befindet, zu interpretieren und die nächsten Schritte zu planen.

[6] Es ist wichtig anzumerken, daß Bewältigung hier nicht heißt, eine Situation auf eine objektiv betrachtet „erfolgreiche" Weise zu überwinden oder zu meistern. Bewältigung kann nicht mit objektiven Kriterien gemessen und gut oder schlecht bewertet werden. Maßstab muß hier die subjektive Bewertung der Situation durch den Menschen selbst sein.

[7] Auch hier ist es schwierig, für diese Begriffe in der Übersetzung ein passendes Wort zu finden. Im Norwegischen wird für beide Begriffe das Wort Krankheit verwendet.

[8] Eine instrumentalistische Perspektive bezieht sich auf eine die rationale Problemlösung hervorhebende Perspektive. Im Norwegischen wird das Wort synonym zu dem Wort logischer Positivismus verwendet.

[9] Diese Tradition ist in Benners und Wrubels Buch auf S. 33–35 klar beschrieben.

145

11 Pflegetheorie – Wohin geht die Entwicklung?

Woher kommen wir? – Eine kurze Zusammenfassung

Dieses Buch versucht, eine Einführung und eine Übersicht über das Thema „theoretische Arbeiten in der Krankenpflege" zu geben. Ziel war, die Komplexität und die Entwicklung, die innerhalb dieses Gebietes seit 1950 bis heute stattgefunden hat, darzustellen. Es war mir wichtig, darauf hinzuweisen, daß die Auffassungen und das Verständnis, die heute herrschen, ohne die Arbeit der Pioniere in unserem Fach nicht möglich gewesen wären, und dazu gehören meines Erachtens auch die Krankenschwestern und -pfleger, die gewillt waren, ihre Ideen zum Thema Krankenpflege öffentlich darzulegen. Eine konstruktive fachliche Debatte zum Thema Krankenpflegetheorie im allgemeinen und die Kritik an konkreten Pflegetheorien haben das Selbstverständnis unseres Berufes wesentlich beeinflußt.

Die in diesem Buch präsentierten Pflegetheorien sind nur eine Auswahl aus allen bisher entwickelten Ansätzen. Sie repräsentieren jedoch die Hauptrichtungen, die sich mit dem Thema beschäftigen.

Hendersons und Orems Theorie stellen den Inhalt der Krankenpflege in den Vordergrund. Beide Verfasserinnen beschreiben, was sie als das Hauptaufgabengebiet der Krankenpflege ansehen, d.h., sie definieren den Problem- und Verantwortungsbereich der Pflege. Ihre Grundthese ist, daß Krankenpflege nur dann systematisch und auf einer guten Basis ausgeführt werden kann, wenn man ihre Aufgaben und ihren Verantwortungsbereich definiert hat.

Die Theorien Travelbees und Carnevalis legen andere Überlegungen zugrunde. Es geht ihnen weniger darum, zu beschreiben, welche Aufgaben eine Pflegekraft zu lösen hat, sondern methodische Aspekte hervorzuheben. Nach ihrer Meinung hängt die Pflegequalität sehr davon ab, daß die Pflegekraft die Bedeutung ihrer Beziehung zum Patienten kennt und sich bewußt ist, wie sie sich zum Patienten und seinen Bedürfnissen oder Problemen verhalten kann. Die beiden Verfasserinnen sind unterschiedlicher Meinung, welche Methode(n) die wichtigste(n) sein soll(en), betonen aber übereinstimmend, daß das Wesentliche in der Pflege deren Methode oder Prozeß ist. Beide Ansätze sind relativ konkret und praxisorientiert.

Die letzte Gruppe der vorgestellten Theorien, repräsentiert durch Martinsen, Eriksson, Benner und Wrubel, sind von gänzlich anderem Charakter. Sie wurden in einer Zeit entwickelt, in der die Grundlagenwerte und die Wissenschaftssicht der Krankenpflege deutlicher in den Vordergrund gestellt wurden. Die Verfasserinnen dieser Gruppe betonen, daß die Beschreibung des praktischen Fokus der Krankenpflege verbunden und abhängig ist von den Werten, den Zielen, dem Wirklichkeitsbild und der Wissenschaftssicht, die man vertritt, und daß Wissen und Fertigkeiten nicht unabhängig von dem historischen, kulturellen und fachlichen Kontext gesehen werden können, innerhalb dessen sie entwickelt wurden. So kann die Beschreibung und die Entwicklung des Faches Krankenpflege, einschließlich ihrer Theorien, nur vor dem Hintergrund einer bewußten Wahl eines philosophischen Standpunktes geschehen. Alle drei Theorien haben einen philosophischen Ansatz und beabsichtigen, das ideelle und philosophische Fundament der Krankenpflege darzustellen. Sie gehen davon aus, daß dieses Fundament die Grundlage bildet für eine Klarstellung, Weiterentwicklung und Verdeutlichung der praktischen Domäne des Krankenpflegefaches und für die Kenntnisse, derer man bedarf, um gute Krankenpflege ausüben zu können.

Während die beiden ersten Theoriegruppen die Aufgaben, Methoden und den Verantwortungsbereich der Krankenpflege in den Vordergrund stellen, betont die letzte Gruppe vor allem das der Pflege zugrundeliegende Wertesystem. Nach ihrer Meinung ist das Wertefundament der Pflege der Fürsorgegedanke. Die Methoden und der Verantwortungsbereich der Krankenpflege müssen sich an diesem Fundament orientieren. Der Fürsorgegedanke entscheidet darüber, was als verantwortliche und akzeptable Krankenpflege bezeichnet werden kann, unabhängig davon, wie Fürsorge definiert wird. Eine klare Definition, was dieser Begriff beinhalten soll, ist aber Voraussetzung, um konkrete Aufgaben und Methoden festlegen zu können. Ausgangspunkt und Voraussetzung ist immer der Fürsorgegedanke. Die drei Theorien in dieser Gruppe beschreiben ihn auf unterschiedliche Weise und leiten davon auch unterschiedliche Konsequenzen für die Pflege ab.

Ein Vergleich der vorgestellten Theorien zeigt auch weitere interessante Ähnlichkeiten und Unterschiede. So enthält die Theorie Travelbees viele der grundlegenden Werte und philosophischen Gesichtspunkte, die wir in Martinsens oder Benners und Wrubels Theorie wiederfinden. Dies betrifft vor allem die Idee, daß das subjektive Erleben des Patienten der Ausgangspunkt für die Krankenpflege sein muß. Andererseits aber ist die Theorie Travelbees an der individuellen Situation orientiert, während Martinsen, Benner und Wrubel hervorheben, daß der Mensch eher ein kulturabhängiges und kollektives als ein selbständiges und unabhängiges Wesen ist. Man könnte insofern Joice Travelbee als eine frühe Repräsentantin der Schulrichtung, die nun von Martinsen, Benner und Wrubel vertreten wird, ansehen.

Eine weitere interessante Parallele sind die Ähnlichkeiten zwischen den Theorien Hendersons, Orems und Erikssons. Orems Theorie scheint eine klare Weiterentwicklung der ursprünglichen Ideen Hendersons zu sein, die Aussagen zum Krankenpflegebedürfnis eines Menschen und zum Ziel der Pflege machen. Die Forderung Hendersons, daß Krankenpflege den essentiellen Bedürfnissen des Patienten nachzukommen habe, wiederholt sich in Erikssons andeutungsweiser Definition des Verantwortungsbereiches der Pflege. Orems Idee der Selbstpflege läßt sich wiederum in Erikssons Beschreibung des Ziels der Pflege ausmachen: Das Ziel der Pflege ist es, daß der natürliche andere des Patienten die Fürsorge für ihn übernimmt.

Auch Carnevali ist mit mehreren Theorien verbunden. Sie ist einer der wichtigen Repräsentanten des Prozeßgedankens, der auch in den Arbeiten Orems und Travelbees tiefe Spuren hinterlassen hat. Tatsächlich gibt es unter den Theorien nur sehr wenige, die keine Aussagen zum Pflegeprozeß machen.

Was wird in den kommenden Jahren in der Theorieentwicklung geschehen? – Einige Spekulationen

Legt man derzeitige Diskussionen und Publikationen in der Krankenpflegeliteratur zugrunde, so lassen sich **einige wahrscheinliche Entwicklungsrichtungen** für die Zukunft ablesen:

1. Die bereits bestehenden Pflegetheorien werden sich in folgenden Richtungen weiterentwickeln:
- Die philosophische und Wertegrundlage der älteren Theorien wird deutlicher hervorgehoben werden. Sollte sie mit den derzeit gültigen Werten nicht vereinbar sein, so wird sicher versucht werden, ihr Fundament zu justieren. Sollte dies nicht möglich sein, so wird die Theorie sicher an Einfluß verlieren.
- Die meisten der Theorien sind weitgefaßt und vermitteln den Eindruck, die Krankenpflege ganz allgemein beschreiben zu wollen. Diese Theorien wurden gerade aus diesem Grund massiv kritisiert. Ein Argument war vor allem, daß sie dadurch zu vage und zu unpräzise werden, um klare Richtlinien für die Krankenpflege geben zu können. Bei Durchsicht der Krankenpflegeliteratur zeigt sich, daß diese Kritik durchaus ernst genommen wird. Es werden laufend neue Theorien präsentiert, die verschiedene Aspekte der bestehenden Theorien aufgreifen und zu konkretisieren versuchen, um zu zeigen, in welcher Weise sie für unterschiedliche Patientengruppen oder Problembereiche relevant sind und angewendet werden könnten.

Die **bestehenden, allgemeinen Theorien** werden also **weiterentwickelt** werden und zwar sowohl in philosophischer als auch in praktischer Hinsicht.

2. Die vorhandenen Theorien sind oft unvollständig. Sie fokussieren in der Regel die Aufgaben und den Verantwortungsbereich der Pflege, deren Methoden oder ihren Kontext, während anderen Aspekten weniger Aufmerksamkeit gewidmet ist. Es scheint aber große Einigkeit darüber zu bestehen, daß auch diese Aspekte klargestellt werden müssen, wenn die Theorie in der konkreten Pflegepraxis von Nutzen sein soll. In den kommenden Jahren werden sicher Versuche gemacht werden, **Unklarheiten** in den vielversprechenden und populären Theorien **auszuräumen**. Ein Beispiel hierfür ist der Pflegeprozeß, den man derzeit versucht, mit verschiedenen anderen Aspekten, wie Pflegediagnosen, Bedürfnishierarchien usw., zu kombinieren.

3. Dieses Buch hat sich auf die Diskussion weitgefaßter Pflegetheorien beschränkt. Es existiert jedoch bereits eine Reihe von Theorien, die eine begrenztere Reichweite haben. Sie beziehen sich z.B. auf bestimmte Patientenkategorien, konkrete Pflegeaufgaben, Arbeitsplätze oder ähnliches. Es gibt auch sog. schmalspurige

Theorien, die sich nur mit einem oder ganz wenigen Phänomenen befassen. Vieles scheint darauf hinzuweisen, daß diese **abgegrenzten Theorien in Zukunft an Aufmerksamkeit gewinnen** und **an Bedeutung zunehmen**. Dies kann als Antwort auf die Kritik an den allgemeinen Theorien verstanden werden. Die „kleineren" Theorien greifen Probleme und Themen auf, die unmittelbare Fragen aus der Pflegepraxis beantworten, wodurch es leichter wird, ihre Bedeutung zu erkennen. Es ist auch zu erwarten, daß es Versuche geben wird, konkrete und allgemeine Theorien, die auf der gleichen philosophischen Grundlage beruhen, zu integrieren.

4. Sehr wahrscheinlich werden auch die **Arbeiten zunehmen**, die **induktiv entwickelt wurden**, d.h., auf der Basis von systematischen Beobachtungen der Krankenpflege in „natürlichen" Situationen. Das Interesse für die Krankenpflege in ihrer Ist-Situation wächst. Zunehmend mehr wird akzeptiert, daß Kompetenz, praktische Fähigkeiten und Expertentum sich vor allem durch klinische Erfahrung entwickeln. Die auf diese Weise entstandenen Theorien werden sicherlich eher abgegrenzte Bereiche beschreiben, es ist jedoch nicht ausgeschlossen, daß es Versuche geben wird, allgemeinere Theorien zu entwickeln, die eine Synthese aus miteinander vereinbarten, „kleineren" Theorien bilden.

5. Die **Pflegeforschung wird an Einfluß** auf die Entwicklung von Theorien **gewinnen**. Früher legten Pflegetheoretikerinnen ihren Arbeiten ihre eigenen Standpunkte, die sie durch Erfahrung und Reflexion gewonnen hatten, zugrunde, oder sie nutzten modifizierte Theorien aus anderen Fachbereichen. Es ist absehbar, daß die Theorieentwicklung künftig immer mehr auf systematischen Studien aufgebaut sein wird. Die Forschungsmethoden werden in diesem Zusammenhang sich immer weiterentwickeln und variiert werden, von traditionellen empirischen Methoden bis hin zu interpretierenden und qualitativen Methoden werden alle Formen eingesetzt werden. Auch solche, die traditionell am ehesten im künstlerischen Bereich akzeptiert waren, wie Intuition und Introspektion, werden zum Tragen kommen, um die eher „unaussprechlichen" Aspekte der Pflege zu beschreiben. Es sollte hier nicht nötig sein festzustellen, daß diese Art der Theoriebildung sich sicher sehr deutlich von dem unterscheiden wird, was wir bisher mit Pflegetheorie verbunden haben.

6. Die verschiedenen Arten von Theorien werden künftig immer **mehr an ihrer Brauchbarkeit für die Praxis gemessen werden**. Die Bedrohung, die für viele Pflegende von Theorien und deren ungewohntem Vokabular ausging, wird zunehmend geringer. Ganz im Gegenteil, immer mehr Pflegende zeigen Interesse an den Theorien, zum einen, um dadurch ihre Pflegepraxis zu verbessern, zum anderen aber auch, um eine Sprache zu entwickeln für ihre Anliegen und ihr Ziel. Pflegende möchten nicht mehr länger stumm sein, nur deshalb, weil es ihnen an Worten fehlt, mit deren Hilfe sie ihre Anliegen und Wünsche formulieren können.

7. Auch außerhalb der Krankenpflege wächst das Interesse am „Kulturgut" der Krankenpflege und an deren traditionellen Grundlagenwerten. Dies könnte dazu führen, daß auch **ältere Pflegetheorien wieder aufgegriffen**

und neu bewertet werden. Viele interessante Pflegetheorien haben in den letzten Jahrzehnten nur geringe Aufmerksamkeit erhalten, weil sie die bis vor kurzem maßgeblichen Kriterien einer „akzeptierten Theorie" nicht erfüllten. Diese orthodoxe Theorieauffassung verändert sich derzeit und könnte zu einer Renaissance dieser Theorien führen.

8. **Vergleich, Differenzierung** und **Integration der verschiedenen Theorien unter eine übergeordnete Struktur** werden sich auch fortsetzen. Dies erwächst aus dem Wunsch, den gesamten Wissensbereich der Krankenpflege zu beschreiben und deutlich zu machen, in welchen Bereichen vor allem die theoretische Entwicklung intensiviert und fortgesetzt werden sollte. Die bereits existierenden, miteinander konkurrierenden Metaparadigmen-Strukturen (Fawcett, 1989; Kim, 1987; Meleis, 1991) werden sich nebeneinander weiterentwickeln, und andere Strukturen werden möglicherweise entstehen.

Es gibt mit anderen Worten viele Möglichkeiten und Richtungen der Weiterentwicklung von Pflegetheorien. Dennoch ist es möglich, eine Art Schluß zu ziehen: Auch weiterhin werden Pflegende ihr Fachgebiet studieren, darüber nachdenken, was Krankenpflege ist und sein sollte, ihre Gedanken reflektieren und ihnen Gehör verschaffen.

Checkliste zur Analyse und Evaluation von Krankenpflegetheorien

Titel der Publikation, die analysiert werden soll

Aussagen der Theorie zur Krankenpflege

3 **Wie definiert die Theorie den Gegenstandsbereich der Krankenpflege?**
   a Wer ist der Patient? (Welche Personen bedürfen der Krankenpflege?)

Analyse

Aufzählung der Hauptideen der Theorie (mit eigenen Worten)

   b Welche Problembereiche hat die Pflegekraft verantwortlich zu lösen?

Zusammenfassung der Hauptkomponenten der Theorie

1 Die wichtigsten Elemente der Theorie (Ideen, Thesen, Behauptungen)

   c Welche Aspekte aus der Umgebung des Patienten sind für die Pflege relevant?

2 Die Beziehung zwischen den Elementen

   d Was ist das übergeordnete Ziel der Pflege?

e Was ist die Methode der Pflege? (Wie hat sich die Pflegekraft zu den beschriebenen Phänomenen zu verhalten?)

7 Was ist der Hintergrund der Theorie? (Welche Fragestellungen liegen ihr zugrunde, und in welchem soziokulturellen Kontext wurde sie entwickelt?)

f Was ist der Kontext der Pflege? (Inwiefern sind die Phänomene für die Pflege relevant?)

Evaluation

Die theoretische Haltbarkeit der Theorie

8 Sind die Definitionen und Darstellung klar und verständlich?

4 Beschreibt die Theorie einen Ist- oder einen Sollzustand?

9 Ist die Theorie logisch aufgebaut?

5 Wie lautet die Hauptthese der Theorie?

10 Ist die gewählte Theorieart (deskriptiv, interpretierend usw.) vereinbar mit den Phänomenen, die sie zu erklären versucht?

Das Weltbild der Theorie

6 Welche Vorstellungen hat der Autor von der Wirklichkeit? (Welche Thesen und Wertesysteme liegen der Theorie zugrunde?)

Die praktische Brauchbarkeit der Theorie

11 Reflektiert die Theorie die Wirklichkeit des Lesers?

12 Ist die Theorie in der Pflege praktisch anwendbar?

13 Ist die Theorie umfassend genug?

14 Welche Pflegepraxis wird beschrieben und ist diese ethisch zu verantworten?

15 Eignet sich die Theorie, um die Krankenpflege von anderen Fachbereichen abzugrenzen, oder erklärt sie die Beziehung der Pflege zu anderen Fachbereichen?

Literaturverzeichnis

Abdellah, F.G., Beland, I.L., Martin, A., Matheney, R.V. (1961). Patient-centered approaches to nursing. New York: MacMillan.

Allen, D.G. (1985). Nursing Research and Social Control: Alternative Models of Science that Emphasize Understanding and Emancipation. Image, 17(2): 59–64.

Allen, D.G., Whatley, M. (1986). Nursing and men's health: some critical considerations. Nursing Clinics of North America, 21(1): 3–13.

Allen, D.G., Benner, P., Diekelmann, N.L. (1986). „Three Paradigms in Nursing". I P.L. Chinn (red.): Nursing Research Methodology, Issues and Implementation. Rockville, Md: Aspen.

Alvsvåg, H. (1977). LOEB Centers sykepleiefilosofi – en „fullkommen" sykepleiefilosofi? Sykepleien, 74(5): 258–259.

Alvsvåg, H. (1978). Debatt – mening og makt. Sykepleien, 65(1): 25–27.

Alvsvåg, H. (1978). Staten, profesjonen – folket. Sykepleien, 65(5): 264–266.

Alvsvåg, H. (1981). Har sykepleien en fremtid? Oslo: Universitetsforlaget.

Alvsvåg, H. (1985). Tør vi leve med døden? Oslo: Universitetsforlaget.

Alvsvåg, H. (1989). Grenser vi ikke vil se. Hovedoppgave, Sosiologisk institutt, Universitetet i Bergen.

American Nursing Association. (1965). Educational preparation for nurse practitioners and assistants of nurses. American Journal of Nursing, 65(12): 106–111.

Andersen, A., Strømskag, E., Lund, I.J, Sørensen, I. Egenomsorg – kan den erstattes? Sykepleien, 65(5): 267–268.

Axelsson, K., Nordberg, A., Asplund, K. (1986). Omvårdnadsdiagnostik tillämpad på ätproblem hos pasienter med cerebrebrovaskulär sjukdom. Vård i Norden, 6(1–2): 306–310.

Barnum, B.S. (1990). Nursing Theory Analysis, Application, Evaluation. 3. utg. Glenview, Illinois: Scott, Foresman/Little, Brown Higher Education.

Benner, P. (1984). From novice to expert. Menlo Park, CA: Addison-Wesley.

Benner, P. (1985). Quality of Life: A phenenomenological perspective on explanation, prediction, and understanding in nursing. Advances in Nursing Science, 8(1): 1–14.

Benner, P., Tanner, C. (1987). How expert nurses use intuition. American Journal of Nursing, 87: 23–31.

Benner, P., Wrubel, J. (1989). The Primacy of Caring Stress and Coping in Health and Illness. Menlo Park, CA: Addison-Wesley.

Beckstand, J. (1978a). The notion of practice theory and the relationship of scientific and ethical knowledge to practice. Research in Nursing and Health, 1(3): 131–136.

Beckstand, J. (1978b). The Need of a practice theory as indicated by the knowledge used in conduct of practice. Research in Nursing and Health, 1(4): 175–179.

Beckstand, J. (1980). A critique of several conceptions of practice theory in nursing. Research in Nursing and Health, 3(2): 69–80.

Bowar-Ferres, S. (1979). LOEB Center og dets filosofi. Sykepleien, 64(1): 8–12.

Breimoen, M. (1983). Primærsykepleie i praksis. Sykepleien, 70(16): 6–10, 15.

Literaturverzeichnis

Brown, E.L. (1948). Nursing for the Future. New York: Russel Sage Foundation.

Carlsen, L.B. (1982). Primærsykepleie – en ny omsorgsmodell? Oslo: Gyldendal Norsk Forlag.

Carnevali, D.L. (1992). Sykepleieplanlegging. Oslo: Gyldendal Norsk Forlag.

Carper, B.A. (1978). Fundamental Patterns of Knowing. Advances in Nursing Science, 1(1): 13–23.

Chinn, P.L., Jacobs, M.K. (1983). Theory and nursing: A Systematic Approach. St. Louis: C.V. Mosby.

Chopoorian, T.J. (1986). Reconceptualizing the Environment. I.P. Moccia (red.): New Approaches to Theory Development. New York: National League for Nursing.

Christensen, D. (1984). Liv efter lammelse? Vård i Norden, 4(1): 177–188.

Clifford, J. (1981). Primærsykepleiens muligheter. Sykepleien, 68(3): 4–7, 30.

Cohen, M.Z. (1987). A historical overview of the phenomenologic movements. Image, 19(1): 31–4.

Dagsland, H. (1970). Fra amerikansk sykepleieforskning – utdrag fra Dorothea E. Orem: Foundations of Nursing and its Practice. Sykepleien, 57(8): 244–51.

Daeffler, R.J. (1970). Om kritikk – og forskning. Sykepleien, 57(14/15): 492.

Dickoff, J., James, P., Wiedenbach, E. (1968a). Theory in a practice discipline: Part 1. Practice oriented theory. Nursing Research, 17(5): 415–435.

Dickoff, J., James, P., Wiedenbach, E. (1968b). Theory in a practice discipline: Part 2. Practice oriented research. Nursing Research, 17(6): 545–554.

Diers, D. (1970). This I believe about nursing research. Nursing Outlook, 18(11): 50-54.

Diers, D. (1984). Commentary on three research articles using conceptual models of nursing as frameworks. Western Journal of Nursing Research, 6: 191–192.

Donaldson, S.K., Crowley, D.M. (1978). The discipline of Nursing. Nursing Outlook, 26(2): 113–120.

Duffey, M., Muhlenkamp, A.F. (1974). A framework for theory analysis. Nursing Outlook, 22(9): 570–574.

Ellis, R. (1968). Characteristics of significant theories. Nursing Research, 17(3): 217–222.

Ellis, R. (1969). The Practitioner as Theorist. American Journal of Nursing, 69: 1434–1438.

Elstad, I. (1981). Ein kritikk av teorien om eigenomsorg. Sykepleien, 68(20): 16–19.

Elstad, I. (1981). Når pasienten ikkje passer inn i skjemaet. Sykepleien, 68(21): 15–18, 40.

Engström, B., Norberg, A. (1987). Omvårdnadsdiagnostik som ett medel för bedömming av kvalitet i vården. Vård i Norden, 7(3–4): 428–429.

Eriksen, T.R. (1989). Kvindeverden – en offentlig sektor. Social Kritik, 3: 6–16.

Eriksson, K. (1979). Vårdprocessen. Stockholm: Almquist & Wiksell.

Eriksson, K. (1984). Halsans idé. Stockholm: Almquist & Wiksell.

Eriksson, K. (1987a). Vårdandets idé. Stockholm: Almquist & Wiksell.

Eriksson, K. (1987b). Pausen En beskrivning av vårdvetenskapens kunskapsobjekt. Stockholm: Almquist & Wiksell.

Eriksson, K., et. al. (1986). Vårdteknologi. Stockholm: Almquist & Wiksell.

Fawcett, J. (1978). The relationship between theory and research: A double helix. Advances in Nursing Sciences, 1(1): 49-62

Fawcett, J. (1980). A framework for analysis and evaluation of conceptual models of nursing. Nurse Educators, 5(6): 10-14.

Fawcett, J. (1989). Analysis and evaluation of conceptual models of nursing. Philadelphia: F.A. Davis.

Fawcett, J. (1991). Analysis and evaluation of conceptual models of nursing. 2. utg. Philadelphia: F.A. Davis.

Fitzpatrick, J., Whall, A. (1983). Conceptual Models of Nursing: Analysis and Application. Norwalk, Connecticut: Appleton & Lange.

Fitzpatrick, J., Whall, A. (1989). Conceptual Models of Nursing: Analysis and Application. 2. utg. Norwalk, Connecticut: Appleton & Lange.

Fjelland, R., Gjengedal, E. (1990). Sykepleie som vitenskap, vitenskapsteori og etikk for sykepleiere. Oslo: Gyldendal Norsk Forlag.

Flaskerud, J.H., Halloran, E. (1980). Areas of agreement in nursing theory development. Advances in Nursing Science 3(1): 1-7.

Furnes, O. (1977). Debatten som det ikkje er blitt noko av - enno. Sykepleien, 64(21): 1210-1215.

Goldmark, J. (1923). Nursing and Nursing Education in the United States. Report of the Committee for the study of Nursing education and report of a survey by Josephine Goldmark. New York: MacMillan.

Gortner, S. (1990). Nursing values and science: Towards a science philosophy. Image, 22(2): 101-105.

Hagell (1989). Nursing knowledge: Women's knowledge. A sociological perspective. Journal of Advanced Nursing, 14(3): 226-233.

Hall, L. (1974). LOEB CENTER The LOEB center for nursing and rehabilitation. Sykepleien, 61(11): 545-55. (Oversatt av Aud Sissel Digernes).

Hamran, T. (1985). Sykepleiens grunnlag - kunnskaper eller egenskaper? Sykepleien, 72(19): 10-14, 28.

Hamran, T. (1987). Den tause kunnskapen. Oslo: Universitetsforlaget.

Hardy, M.E. (1974). Perspectives on nursing theory. Advances in Nursing Science, 1(1): 37-48.

Hardy, M.E. (1982). Nursing models and research: A Restrictive view? Journal of Advanced Nursing, 7: 447-451.

Harmer, B., Henderson, V. (1955). Testbook of the Principles and Practice of Nursing. New York: MacMillan.

Hedin, B.A. (1987). Nursing Education and Social Constraints: An indepth Analysis. International Journal of Nursing Studies, 24: 261-270.

Henderson, V. (1960). Sykepleiens grunnprinsipper. Oslo: Norsk Sykepleierforbund.

Hjelm-Karlsson, K. (1987). Omvårdnadsdiagnostik. En litteraturstudie. Vård i Norden, 7(3-4): 417-427.

Holde, L., Kristensen, V., Guilbert, I., Langemark, L. (1981). Sykepleieprosessen. Abstrakt begrep eller arbeidsredskap? Sykepleien, 68(6): 4-7.

Holter, I.M. (1987). Critical theory: An Introduction and an Exploration of its Usefulness as a Philosophical Foundation for Developing Nursing Practice and Nursing Administration. Publikasjonsserie 10/1987, Institutt for sykepleievitenskap, Universitetet i Oslo.

Holter, I.M. (1988). Critical theory: A foundation for the development of nursing theories. Scholarly Inquiry for Nursing Practice, 2(3): 223-232.

Horntvedt, R. (1974). Sykepleiejournaler og -planer. Arbeidsmåte for sykepleierelever i geriatrisk avsnitt. Sykepleien, 61(4): 124–127.

Horntvedt, R. (1974). Sykepleiejournaler og -planer i undervisningen av sykepleierelever. Sykepleien, 61(5): 167–189.

Jacox, A. (1974). Theory construction in nursing: An overview. Nursing Research, 23(1): 4–13.

Jensen, U.J. (1988). En teori i hånden er bedre end ti i hovedet. Klinisk sykepleie, 4(2): 46–48.

Johnson, D.E. (1968). Theory in nursing: Borrowed and unique. Nursing Research, 17(3): 206–209.

Johnson, M. (1983). Some aspects of the relation between theory and research in nursing. Journal of Advanced Nursing: 8, 21–28.

Kalisch, P.A., Kalisch, B.J. (1978). The Advance of American Nursing. Boston: Little Brown.

Kalkas, H. (1981). Den vuxna insulindiabetikern i hälovårdens vårdprocess. Vård i Norden, 1(1): 7–16.

Kalkas, H. (1982). Teoribildning inom vårdvetenskap – nursing science. Vård i Norden, 2(2): 78–82.

Kim, S.H. (1983). The Nature of Theoretical Thinking in Nursing. Norwalk, CT: Appleton-Century-Croft.

Kim, S.H. (1987). Structuring the Nursing Knowledge System: A Typology of Four Domains. Scholarly Inquiry for Nursing Practice, 1(2): 99–110.

Kim, S.H. (1989). Theoretical thinking in nursing: Problems and Prospects. Recent Advances in Nursing Science, 24: 106–122.

King, I. (1971). Toward a theory for nursing: General concepts of human behavior. New York: John Wiley & sons.

Kirkevold, M. (1989). På tide å oppvurdere den praktiske kunnskapen? Sykepleien, 77(2): 4–7, 18.

Kirkevold, M. (1990). Practical Knowledge embedded in the nursing care provided to stroke patients. Publikasjonsserie 3/90, Institutt for Sykepleievitenskap, Universitetet; Oslo.

Kuhn, T. (1970). The structure of Scientific Revolutions. 2. utg. Chicago: University of Chicago Press.

Laudan, L. (1977). Progress and its problems. Berkley, C.A.: University of California Press.

Lauri, S. (1983). Tillämping av vård arbetets processmetod i barnavårds- og uppfostringsrådgivning med hjelp av verksamhetsforskning. Vård i Norden, 3(2): 149–154.

Leine, B.J. (1977). Sykepleieprosessen – problemorientert pleieplan anvendt i operasjonsavdeling. Sykepleien, 64(1): 22–24, 28.

Leininger, M.M. (1969). Introduction: Nature of science in nursing. Nursing Research, 18(5): 388–389.

Lorensen, M. (1986). Ældre og egenomsorg. København: Munksgaard.

Lundt, U., Söder, M., Wærness, K. (1988). Nursing Theories: A Critical View. Image, 20(1): 36–40.

Lysnes, M. (1985). Sykepleie – yrke eller fag? Sykepleien, 65(12): 19–25.

MacPherson, K.I. (1983). Feminist methods: A new paradigm for nursing research. Advances in Nursing Science, 5: 17–26.

MacPherson, K.I. (1988). The missing piece: Women as partners in feminist research. Advances in Nursing Science, 5(2): 208–230.

McKay, R. (1969). Theories, models, and systems for nursing. Nursing Research, 18(5): 393–400.

McBride, A.B., McBride, W.L. (1981). Theoretical underpinnings for

woman's health. Women and Health, 6: 37–55.
McCarthy, R.T. (1972). A practice theory of nursing care. Nursing Research, 21(5): 406–410.
Martinsen, K. (1970). Om kritikk Refleksjoner etter et forskningskurs. Sykepleien, 57(12): 418–419.
Martinsen, K. (1970). Om kritikk II. Sykepleien, 57(18): 622–623.
Martinsen, K. (1975). Sykepleie og filosofi. Stensil serie No. 34. Bergen: Universitetet i Bergen.
Martinsen, K. (1978). Teori og praksis i sykepleien – og debatten som har vært tildekket. Sykepleien, 65(1): 23–25.
Martinsen, K. (1981). Omsorgens filosofi. Sykepleien, 68(9): 4–10, 25.
Martinsen, K. (1984). Freidige og uforsagte diakonisser. Oslo: Aschehoug/Tano-Norli.
Martinson, K. (1988a). Omsorgsbegrepet I: Ansvar og solidaritet. Sykepleien, 76(12): 17–21.
Martinsen, K. (1988b). Omsorgsbegrepet II: Etikk og omsorgsmoral. Sykepleien, 76(13): 16–20.
Martinsen, K. (1989). Omsorg, Sykepleie, Medisin. Oslo: Tano.
Martinsen, K. (1990). Moralsk praksis og dokumentasjon i praktisk sykepleie. I Jensen, T., Jensen, L.U., Kim, W.C. (red.): Grundlagsproblemer i sygeplejen – Etik, videnskabsteori, ledelse & samfund. Århus: Philosophia.
Martinsen, K., Wærness, K. (1976). Sykepleierrollen – en undertrykt kvinnerolle i helsesektoren. Sykepleien, 63(4): 220–224.
Martinsen, K., Wærness, K. (1976). Sykepleierrollen – en undertrykt kvinnerolle i helsesektoren (del 2). Sykepleien, 63(5): 274–282.

Maslow, A. (1987). Motivation and Personality. 3. utg. New York: Harper Row.
Meleis, A.I. (1985). Theoretical Nursing: Development & Progress. Philadelphia, Pennsylvania: J.B. Lippincott.
Meleis, A.I. (1987). Revisions in Knowledge Development: A passion for Substance. Scholarly Inquiry for Nursing Practice, 1(1): 5–20.
Meleis, A.I. (1991). Theoretical Nursing: Development & Progress. 2. utg. Philadelphia, Pennsylvania: J.B. Lippincott.
Mitchell, G.J., Pilkington, B. (1990). Theoretical approaches in Nursing practice: A comparison of Roy and Passe. Nursing Science Quarterley, 3: 81–87.
Moccia, P. (1986). The Dialectic as method. I P.L. Chinn (red.): Nursing Research Methodolgy (p. 147–156). Rockville, Maryland: Aspen.
Moccia, P. (1986). The dialectic as method. I P.L. Chinn (red.): Nursing Research Methodology, Issues and Implementation. Rockville, Md: Aspen.
Moccia, P. (1988). A critique of compromise: Beyond the methods debate. Advances in Nursing Science, 10(4): 1–9.
Moch, S.D. (1990). Personal knowing: evolving research and practice. Scholarly Inquiry for Nursing Practice, 4(2): 155–65.
Moore, M. (1968). Nursing: A Scientific discipline? Nursing Forum, 7(4): 340–348.
Møller, K.N. (1975). Administrative pleieplaner. Sykepleien, 62(5): 200–207.
National League for Nursing (NLN) (1972). Criteria for the Appraisal of Baccalaureate and Higher Degree Programs in Nursing. New York:

NLN Council of Baccalaureate and Higher Degree Programs.
Newman, M. (1977). Theory development in nursing. Philadelphia: F.A. Davis.
Nightingale, F. (1969). Notes on Nursing. Ontario, Toronto: Dover Publ.
Nightingale, F. (1984). Håndbok i sykepleie. Hva det er og hva det ikke er. Oslo: Gyldendal Norsk Forlag.
Norbeck, J. (1987). In defence of empiricism. Image, 19(1): 28–30.
Nyhlin, K.T. (1988). Några reflexioner på omvårdnadsdiagnostik. Vård i Norden, 8(3–4): 477–485.
Orem, D.E. (1959). Guidelines for developing curriculae for the education of practical nurses. Washington, D.C.: U.S. Department of Health, Education & Welfare.
Orem, D.E. (1971). Nursing: Concepts of Practice. New York: McGraw-Hill.
Orem, D.E. (1991). Nursing Concepts of Practice. 3. utg. New York: McGraw-Hill.
Orlando, I.J. (1961). The Dynamic nurse-patient relationship. New York: G.P. Putnam's sons.
Peplau, H. (1952). Interpersonal relations in Nursing. New York: G.P. Putnam's sons.
Ploug Hansen, H., Ramhøj, P. (1990). Sygepleje og kultur. Vård i Norden, 10(4): 4–5.
Ramhøj, P. (1991). Et kulturteoretisk perspektiv på den kliniske sygepleje og den kliniske sygeplejeforskning. Perspektiv. Tillæg til Tidsskrift for Sygeplejersker 36: 16–31.
Reilly, D.E. (1976). Hvorfor et begrepsmessig rammeverk? Sykepleien, 63(3): 136–139. (Oversatt av Signe Valset).
Riehl, J.P., Roy, C. (1980). Conceptual models for nursing practice. 2. utg. New York: Appleton-Century-Croft.

Rogers, M.E. (1970). An introduction to the theoretical basis of nursing. Philadelphia: F.A. Davis.
Roy, C. (1970). Adaptation: A conceptual framework for nursing. Nursing Outlook, 18(3): 42–45.
Sarvimäki, A. (1988). Knowledge in Interactive disciplines. (Research bulletin No. 68). Helsinki, Finnland: University of Helsinki, Department of Education.
Scheel, M. (1985). Vidensgrundlag – etik og sygepleje. København: Munksgaard.
Scheel, M. (1990). Nel Noddings omsorgsetik. Et alternativ til pligtetik og nyttemoral. I Jensen, T., Jensen, L.U., Kim, W.C. (red.): Grundlagsproblemer i sygeplejen – Etik, videnskabsteori, ledelse & samfund. Århus: Philosophia.
Schlotfeldt, R. (1971). The significance of empirical research. Nursing Research, 20(2): 140–142.
Smith, M.C. (1990). Pattern in nursing practice. Nursing Science Quarterly, 3: 57–59.
Sommerseth, E., Holter, I.M., Øren, J.P., Schwitsch, M.S. (1978). Debatten må komme nål. Sykepleien, 65(4): 198–200.
Stevens, B. (1979). Nursing Theory Analysis, Application, Evaluation. Boston, CT: Little Brown.
Støvring, T. (1982). Hvorfor sykepleieteori? Sykepleien, 69(16): 16–17, 19.
Sæther, M. (1983). Sykepleieteori – en umulig vei å gå. Sykepleien, 70(5): 22.
Taylor, S.G. (1989). An interpretation of family within Orem's general theory of nursing. Nursing Science Quarterly, 2(3): 131–137.
Thompson, J.L. (1985). Practical discourse in nursing: Going beyond empiricism and historicism. Advances in Nursing Science, 7(4): 59–71.

Torres, G., Yura, H. (1974). Today's conceptual framework: Its relationship to the curriculum development process. New York: National League for Nursing.

Travelbee, J. (1966). Interpersonal Aspects of Nursing. Philadelphia, Pennsylvania: F.A. Davis.

Travelbee, J. (1971). Interpersonal Aspects of Nursing. 2. utg. Philadelphia, Pennsylvania: F.A. Davis.

Tunset, A.B., Øverbø, R. (1984). Brukes sykepleieprosessen i praksis? Sykepleien, 71(4): 6–10, 32.

Tunset, A.B., Øverbø, R. (1985). Teori og praksis i sykepleien. Er fokus det samme? Sykepleien, 72(4): 11–15, 25.

Utne, I. (1985). Bør gruppesykepleie forkastes til fordel for primærsykepleie. Sykepleien, 72(12): 16–18, 29.

Vaillot, M.C. (1969). Eksistensialismen. En forpliktende filosofi. Sykepleien, 56(6): 115–117, 129. (oversatt av Agnes Vesterhus).

Visintainer, M. (1986). The nature of knowledge and theory in nursing. Image, 18(2): 33.

Wald, F.S., Leonard, R.C. (1964). Towards development of nursing practice theory. Nursing Research, 13(4): 309–313.

Walker, L.O. (1971). Toward a clearer understanding of the concept of nursing theory. Nursing Research, 20(5): 428–435.

Walker, L., Avant, K.A. (1989). Strategies for theory construction in nursing. 2. utg. Norwalk, CT: Appleton & Lange.

Watson, J. (1981). Nursing's scientific quest. Nursing Outlook, 29: 413–416.

Wetlesen J. (1989). Praktisk kunnskap i sykepleievitenskapen. I Wetlesen Kirkevold, M.: Praktisk kunnskap i Sykepleievitenskap. Publis. serie 31 1989, Institutt for Sykepleievitenskap Universitetet i Oslo.

Wiedenbach, E. (1964). Clinical Nursing: A Helping Art. New York: Springer-Verlag.

Winstead-Fry, P. (1990). Visions of Rogers' science-based nursing. Reflections on death as a process: a response to a study of the experience of dying. NLN publications, nr. 15: 229–36.

Woods, N.F. (1987). Response: Early morning musings on the passion for substance. Scholarly Inquiry for Nursing Practice, 1(1): 25–28.

Register

A

Abhängigkeit, gegenseitige 108
Abstraktionsgrad, Theorien 24
Aktivitäten des Alltags, Doris Carnevalis
    Version des Pflegeprozesses 91
Alltagsleben, Anforderungen 95
Altenpflege, institutionalisierte 50
Analyse
- Pflegetheorien 37–50, 153
- – Checkliste 153–155
Anforderungen
- s.a. Patientenanforderungen
- Alltagsleben 95
Annäherungsweise, intellektuelle, Pflegekraft 83
Ausbildung, universitärer Bereich 3
Ausdauer 92

B

Bedürfnisse, bestimmte, Pflegekraft 80
Begriff 25
Begründungstheorien 27
- s.a. Theorien
Behandlungsplan 94
Behauptungen, Theorien 41
Benners und Wrubels Definition
- s.a. Patricia Benners und Judith
    Wrubels Fürsorgetheorie
- Patient 138
- Patientenumgebung 138
- Pflege, Gegenstandsbereich 138
- – Kontext 139
- – Methode 139
- – Problembereich 138
- – Ziele, übergeordnete 138
Beziehung
- Aufbau 80
- differenzierte 131
- Empathie 81
- Fürsorge 108, 110
- Gefühlsqualität 121
- Individuen 113

- Interaktion 82
- Kommunikation 82
- Kontakt 82
- von Mensch zu Mensch 80
- Sympathie 81
- Verstehen 81
- wechselseitige 80
- werterfüllte 131
biologischer Entwicklungsstand 93
Brauchbarkeit, praktische
- Doris Carnevalis Version des
    Pflegeprozesses 103–105
- Joice Travelbees Theorie 88
- Kari Martinsens Fürsorgetheorie
    115–117
- Katie Erikssons Fürsorgetheorie 129
- Orems Theorie 72–75
- Patricia Benners und Judith Wrubels
    Fürsorgetheorie 143–145
- Theorien 48–50
- Virginia Hendersons Theorie 57–59

C

Carnevalis Definition
- s.a. Doris Carnevalis Version des
    Pflegeprozesses
- Patient 98
- Patientenumgebung 98
- Pflege, Gegenstandsbereich 98
- – Kontext 100
- – Methoden 100
- – Problembereich 98
- – Ziele 98

D

deduktive Methoden, Theorieentwicklung 30
Doris Carnevalis Version des Pflegeprozesses 91–107
- s.a. Carnevalis Definition

165

- Aktivitäten des Alltags 91
- Alltagsleben, Anforderungen 95
- Anforderungen 92
- Anwendbarkeit 104
- Brauchbarkeit, praktische 103–105
- Darstellung und Definitionen, Klarheit 102
- Einschätzungsphase 94
- Elemente, Beziehungen 97
- – wichtigste 91–97
- Entwicklungsstand, biologischer 93
- Entwicklungsstufen, psychosoziale 93
- Ereignisse 92
- Erwartungen 92
- Evaluation 97
- Fachbereiche, andere 105
- Funktionsfähigkeit 92
- Gesundheitszustand, funktioneller 93
- Glauben 92
- Gleichgewichtsmodell 91, 97, 99
- Hauptthese 101
- Hintergrund, Theorie 102
- Informationen, objektive 94
- – subjektive 94
- Ist- oder Sollzustand 100–101
- Krankenpflege 105
- – Aussagen 98–101
- Methoden, behandlungsbezogene 94
- – diagnostische 94
- – problemorientierte 94
- – umfassende 94
- Milieu 92
- Pathologie 94
- Patientenanforderungen 97
- Perspektive 96
- Pflege, Individualisierung 96
- Pflegediagnose 95
- Pflegepraxis, Beschreibung 105
- Pflegeprognose 95
- Reichweite der Theorie 104
- Ressourcen 92, 97
- – äußere 92
- – vorhandene (externe) 93
- Streßfaktor 94
- theoretische Haltbarkeit 102

- Theorie, Aufbau, logischer 103
- Theorieart 103
- Thesen, zugrundeliegende 101
- Verantwortbarkeit, ethische 105
- Verordnungsphase 96
- Weltbild 101–102
- Werte(systeme) 92, 101
- Wirklichkeit 101
- – des Lesers 103
- Ziele 96

Dorothea Orems Theorie 61–75
- s.a. Orems Definition
- s.a. Theorien
- Anwendbarkeit 73–74
- Aufbau, logischer 72
- Auffassung, Wirklichkeit 70
- Brauchbarkeit, praktische 72–75
- Darstellung und Definitionen, Klarheit 71
- Diagramm 64
- Elemente 61–67
- – Beziehungen 67–68
- Fachgebiete, andere 74–75
- Hauptkomponenten 61–67
- Hauptthese 69
- Hintergrund 70
- Ist- oder Sollzustand 69
- Krankenpflege 68–69, 74–75
- Krankenpflegesysteme 65
- Pflegepraxis, Beschreibung 74
- Reichweite 74
- Selbstpflege 62
- theoretische Haltbarkeit 71
- Theorieart 72
- Thesen, zugrundeliegende 70
- Verantwortbarkeit, theoretische 74
- Weltbild 70
- Wertesysteme, zugrundeliegende 70
- Wirklichkeit des Lesers 72–73

E

Einschätzungsphase 94
Einsichtsfähigkeit, Pflegekraft 83
Empathie 81

Enthumanisierung, Joice Travelbees Theorie 86
Ereignisse, Doris Carnevalis Version des Pflegeprozesses 92
Erfahrungen, gemeinsame, Fürsorge 108
Erikssons Definition
– s.a. Katie Erikssons Fürsorgetheorie
– Lebensraum 125
– Patient 124
– Patientenumgebung 125
– Pflege, Gegenstandsbereich 124
– – Kontext 126
– – Methoden 125
– – Problembereich 125
– – Ziele, übergeordnete 125
– Produktion 125
– Reflexion 125
Erstgespräch 80
Erwartungen 92
ethische Konsequenzen 49–50
ethische Verantwortbarkeit
– Doris Carnevalis Version des Pflegeprozesses 105
– Kari Martinsens Fürsorgetheorie 110, 116
– Katie Erikssons Fürsorgetheorie 129
– Patricia Benners und Judith Wrubels Fürsorgetheorie 144–145
– Pflegearten 49–50
– Virginia Hendersons Theorie 58
Evaluation
– Pflegetheorien 37–40, 46–48, 97, 154
– – Checkliste 153–155
existentialistische Philosophie, Joice Travelbees Theorie 77

F

Fachgebiete, andere
– Joice Travelbees Theorie 89
– Katie Erikssons Fürsorgetheorie 130
– Orems Theorie 74–75
– Patricia Benners und Judith Wrubels Fürsorgetheorie 145
– Virginia Hendersons Theorie 58
Fachkenntnisse, Pflegekraft 83

fachliche Kompetenz, Kari Martinsens Fürsorgetheorie 109
Fachsprache, berufsspezifische 10–11
Fakultät für Krankenpflege an der Universität Tromsø 9
feministische Theorie 29
Fertigkeiten 92
Fragen
– ontologische 11
– wissenschaftsphilosophische 11
Fürsorge 64
– für Abhängige 131
– Aktivität, nach außen gerichtete 132
– Arten 123
– Ausdrucksformen 122
– Beziehung 110
– Beziehungsbegriff 108
– Charakter, ontologischer 127
– Differenzierung 131
– Dimension, moralische 109
– Erfahrungen, gemeinsame 108
– Fähigkeit zu teilen 123
– Gegenseitigkeit, generalisierte 108
– Handeln, pflegerisches 108
– – praktisches 109
– Hygiene 122
– Katie Erikssons Fürsorgetheorie 119, 121
– Machtgebrauch, moralisch verantwortbarer 109
– Menschlichkeit, Fundament 127
– Methoden 126
– natürliche 123
– Pflege, körperliche 122
– Produktion 125
– professionelle 123
– – Katie Erikssons Fürsorgetheorie 124–126
– Reflexion 125
– Unwesentliches 131
– Verständnis für die Situation des anderen 108
– Wesentliches 131
Fürsorgearbeit 122
Fürsorgetheorie
– s. Kari Martinsens Fürsorgetheorie
– s. Katie Erikssons Fürsorgetheorie

167

Register

– s. Patricia Benners und Judith Wrubels Fürsorgetheorie
Funktionsfähigkeit 92

G

Gedankengänge, kognitive 109
Gefühlsqualität, Beziehung 121
gegenseitige Abhängigkeit, Kari Martinsens Fürsorgetheorie 108
Gegenseitigkeit, generalisierte, Fürsorge 108
gemeinsame Erfahrungen, Fürsorge 108
Gesundheit 121, 136
– Maßnahmen, gesundheitsfördernde 136–137
– Pflege 43
– Verständnis, objektives 136
Gesundheitszustand, funktioneller 93
Glauben 92
Gleichgewichtsmodell 91, 97, 99
grand theories 24

H

Hauptthese
– Doris Carnevalis Version des Pflegeprozesses 101
– Joice Travelbees Theorie 85
– Kari Martinsens Fürsorgetheorie 112
– Katie Erikssons Fürsorgetheorie 126
– Orems Theorie 69
– Patricia Benners und Judith Wrubels Fürsorgetheorie 140
– Theorien 44
– Virginia Hendersons Theorie 55
Hermeneutik 28
Hintergrund, Theorien 44–45
Hintergrundwissen 133

I

Ideen, Theorien 41
Identitäten, Joice Travelbees Theorie 80
In-der-Welt-Sein 140
Individualisierung, Pflege 96
induktive Methoden, Theorieentwicklung 30
Institut für Pflegewissenschaft an der Universität Bergen 9
Interaktion, Beziehung 82
Interaktionstheorien 33
Interessen, besondere 133
Ist- oder Sollzustand
– Doris Carnevalis Version des Pflegeprozesses 100–101
– Joice Travelbees Theorie 85
– Kari Martinsens Fürsorgetheorie 112
– Katie Erikssons Fürsorgetheorie 126
– Krankenpflege 35
– Orems Theorie 69
– Patricia Benners und Judith Wrubels Fürsorgetheorie 139–140
– Theorien 44
– Virginia Hendersons Theorie 55

J

Joice Travelbees Theorie 77–89
– s.a. Theorien
– s.a. Travelbees Definition
– Anwendbarkeit 88–89
– Aspekte, zwischenmenschliche 77
– Aufbau, logischer 87–88
– Aussagen, Krankenpflege 84–85
– Beziehung von Mensch zu Mensch 80
– Brauchbarkeit, praktische 88
– Darstellung und Definitionen, Klarheit 87
– Elemente, Beziehungen 83
– – wichtigste 77–83
– Empathie 81
– Enthumanisierung 86
– Erste-Hilfe-Situationen, zwischenmenschliche 79

– Erstgespräch 80
– Fachgebiete, andere 89
– Gedanken und Gefühle des anderen 81
– Hauptthese 85
– Hintergrund, Theorie 86
– Identitäten 80
– Interaktion 82
– Ist- oder Sollzustand 85
– Kategorisierung 78
– Kommunikation 82
– Kontakt 82
– Krankenpflege 89
– Lebenserfahrungen, unterschiedliche 79–80
– Leiden 78
– Persönlichkeit 80
– Pflege, Kontext 85
– Pflegepraxis, Beschreibung 89
– Philosophie, existentialistische 77
– Reichweite 89
– Sympathie 81
– theoretische Haltbarkeit 87–88
– Theorieart 88
– Thesen, zugrundeliegende 85
– Verantwortbarkeit, ethische 89
– Weltbild 85–86
– Wertesysteme, zugrundeliegende 85
– Wirklichkeit 85
– – des Lesers 88

K

Kari Martinsens Fürsorgetheorie 107–117
– s.a. Martinsens Definition
– s.a. Theorien
– Abhängigkeit, gegenseitige 108
– Anwendbarkeit 115
– Aufbau, logischer 114
– Berufsgruppen, andere 116
– Brauchbarkeit, praktische 115–117
– Darstellung und Definitionen, Klarheit 114
– Dialog 110
– Dimension, moralische 109

– Elemente, Beziehungen 110
– – wichtigste 107–110
– Erfahrungen, gemeinsame 108
– – praktische 109
– fachliche Kompetenz 109
– Fürsorge 107–108
– Gegenantwort, menschliche 108
– Gegenseitigkeit, generalisierte 108
– Handeln, praktisches 109
– Hauptkomponenten 107
– Hauptthese 112
– Hintergrund 114
– Intuition 113
– Ist- oder Sollzustand 112
– Krankenpflege 116
– – Aussagen 111–112
– Lernen am Beispiel 109
– Normen 110
– Pflegepraxis, Beschreibung 116
– Phänomen, ontologisches 107
– Reichweite 115
– Selbstpflegemodell 113
– Sichtweise, individualistische 113
– Spezialisierung, möglichst geringe 109
– theoretische Haltbarkeit 114–115
– Theorieart 114
– Thesen, zugrundeliegende 113
– Verantwortbarkeit, ethische 116
– Verantwortung für Schwache 113
– Vernunft 109
– Verständnis für die Situation des anderen 108
– Verstand, moralischer 110
– Weltbild 113–114
– Werte(systeme) 113
– – ethische 110
– Wirklichkeit 113
– – des Lesers 115
– Wissen, erworbenes 113
Katie Erikssons Fürsorgetheorie 119–130
– s.a. Erikssons Definition
– Anwendbarkeit 129
– Aufbau, logischer 128
– Beziehung 121
– Brauchbarkeit, praktische 129

- Charakter, philosophischer 119
- Darstellung und Definitionen, Klarheit 128
- Elemente, Beziehungen 123–124
- – wichtigste 120–123
- Fachgebiete, andere 130
- Fürsorge 119, 121–122
- – Fähigkeit zu teilen 123
- – natürliche 123
- – professionelle 123–126
- Gefühlsqualität 121
- Geist 120
- Gesundheit 121
- Glaube 120
- Hauptkomponenten 119
- Hauptthese 126
- Hintergrund 128
- Hoffnung 120
- Ist- oder Sollzustand 126
- Körper 120
- Krankenpflege 124–126, 130
- Lernen 123
- Liebe 120
- Menschen 120
- – Einheit, dynamische 120
- – Verhältnis zu anderen 120
- – – zu Gott 120
- Menschenbild 120
- Pflegepraxis, Beschreibung 129
- Reichweite 129
- Seele 120
- Spielen 122
- theoretische Haltbarkeit 128–129
- Theorieart 129
- Thesen, zugrundeliegende 127
- Verantwortbarkeit, ethische 129
- Verhalten, menschliches, natürliches 122
- Weltbild 127–128
- Wertesysteme 127
- Wirklichkeit 127
- – des Lesers 129

Kommunikation
- Beziehung 82
- Einsatz, effektiver 83
- Hilfen 93
- Theorien 21, 33

Kontakt, Beziehung 82
Kontext 133
- Krankenpflege 34–35
- Mensch 140
- Tiefe eines Problems 34
Krankenpflege 17
- s.a. Pflege
- Anbindung an eine Institution 34
- Aufgabe, befreiende 34
- Aussagen 98–101
- Doris Carnevalis Version des Pflegeprozesses 105
- Grundprinzipien 51–59
- Ist- oder Sollzustand 35
- Kari Martinsens Fürsorgetheorie 98–99, 101
- Katie Erikssons Fürsorgetheorie 124–126, 130
- Kongruenz, soziale 39
- Kontext 34–35
- Kriterien 39
- Methoden 33
- Orems Theorie 65, 68–69, 74–75
- Patricia Benners und Judith Wrubels Fürsorgetheorie 138–140, 145
- Perspektive, sozialwirtschaftliche 34
- Pflegetheorie 17
- Profession, eigenständige 5
- Themengebiete, Bedeutung 39
- Theoretikerinnen 13
- Theorie, Aussagen 42–44
- Verantwortungsbereich, Definitionen 31–32
- Verwertbarkeit, praktische 39
- Virginia Hendersons Theorie 51–59
- wissenschaftliche 6
- Zusammenhang, ideologischer 35
Krankenpflegesysteme 65
Krankenpflegewirklichkeit 101
Krankheit, Streß 134

L

Lebenslauf 135
Lebensraumbereiche 125
Leiden

170

– Abstufungen 78
– Joice Travelbees Theorie 78
Leidenschaftlichkeit 81
Leitbilder, alternative, Akzeptanz 11–13
Lernen, Katie Erikssons Fürsorgetheorie 123

M

Martinsens Definition
– s.a. Kari Martinsens Fürsorgetheorie
– Patient 111
– Patientenumgebung 111
– Pflege, Gegenstandsbereich 111
– – Kontext 112
– – Methode 112
– – Problembereich 111
– – Ziele, übergeordnete 111
Mensch(en) 120
– Einheit, dynamische 120
– Kontext 140
– Verhältnis zu anderen Menschen 120
– – zu Gott 120
Menschenbild 28–29, 140
– Katie Erikssons Fürsorgetheorie 120
– kollektives 113
menschliche Erfahrungen 140
Metaparadigmen 8, 19–21, 24
Methoden
– helfende 66
– kommunikative 33
– Krankenpflege 33
– Pflege 43
– technische 33
middle-range theories 24
Milieu 92
Modell 18
– begriffliches 19
– Wissensvermittlung 11–13
moralischer Verstand 110
Mut 92

N

narrow-scope theories 24
Naturauffassung 70
Nightingale, Florence 1, 3
Normen, Kari Martinsens Fürsorgetheorie 110
Norwegischer Berufsverband für Krankenpflege (Norsk Sykepleierskeforbund) 3

O

Orems Definition
– s.a. Dorothea Orems Theorie
– Patient 68
– Patientenumgebung 68
– Pflege, Gegenstandsbereich 68
– – Kontext 69
– – Methoden 69
– – Problembereich 68
– – Ziele, übergeordnete 68

P

Paradigma, akzeptiertes 29
Pathologie, Doris Carnevalis Version des Pflegeprozesses 94
Patient
– Benners und Wrubels Definition 138
– Carnevalis Definition 98
– Erikssons Definition 124
– Martinsens Definition 111
– Orems Definition 68
– Travelbees Definition 84
Patientenanforderungen 97
– s.a. Anforderungen
Patientenbedürfnisse, Pflegekraft 83
Patientenumgebung
– Benners und Wrubels Definition 138
– Carnevalis Definition 98
– Erikssons Definition 125

Register

- Martinsens Definition 111
- Orems Definition 68
- Patient-Pflegende-Beziehung 5
- Patient-Pflegende-Interaktion 33
- Patricia Benners und Judith Wrubels Fürsorgetheorie 131–145
- s.a. Benners und Wrubels Definition
- Anwendbarkeit 144
- Aufbau, logischer 143
- Beziehung 131
- Blickwinkel, phänomenologischer 132
- Brauchbarkeit, praktische 143–145
- Darstellung und Definitionen, Klarheit 142
- Elemente, Beziehungen 137–138
- – wichtigste 131–137
- Erlebnisweise, subjektive 137
- Fachgebiete, andere 145
- Fürsorge 131
- – Aktivität, nach außen gerichtete 132
- Gesundheit 136
- gesundheitsfördernde Maßnahmen 136–137
- Hauptkomponenten 131
- Hauptthese 140
- Hintergrund 141–142
- Hintergrundwissen 133
- Intelligenz, körperliche 132
- Interessen, besondere 133
- Ist- oder Sollzustand 139–140
- Kontext 133
- Krankenpflege 138–140, 145
- Lebenslauf 135
- Menschsein 132
- Pflegepraxis 144–145
- Reichweite 144
- Situationsbewältigung, sinnvolle 132
- Streß 134
- Symptome 135
- theoretische Haltbarkeit 142–143
- Theorieart 145
- Thesen, zugrundeliegende 140
- Verantwortbarkeit, ethische 144–145
- Weltbild 140–142
- Wertesysteme 140
- Wirklichkeit 140
- – des Lesers 145
- Wissen, fundamentales 132
- Wohlbefinden 136
- Persönlichkeit, Joice Travelbees Theorie 80
- Pflege
- s.a. Krankenpflege
- Annäherungsweise, wissenschaftliche 70
- Aufgabengebiete 42
- Entwicklung als eigenständiges Wissensgebiet 10–11
- Gegenstandsbereich, Benners und Wrubels Definition 138
- – Carnevalis Definition 98
- – Erikssons Definition 124
- – Martinsens Definition 111
- – Virginia Hendersons Theorie 54
- Gesundheit 43
- Gesundheitszustand, Verbesserung 33
- Individualisierung 96
- Intention 33
- Kontext, Benners und Wrubels Definition 139
- – Carnevalis Definition 100
- – Erikssons Definition 126
- – Joice Travelbees Theorie 85
- – Martinsens Definition 112
- – Orems Definition 69
- Menschen, Charakterisierung 43
- Methoden 43
- – Benners und Wrubels Definition 139
- – Carnevalis Definition 100
- – Erikssons Definition 125
- – Martinsens Definition 112
- – Orems Definition 69
- – Travelbees Definition 84
- – Virginia Hendersons Theorie 54
- Problembereich, Benners und Wrubels Definition 138
- – Carnevalis Definition 98
- – Erikssons Definition 125
- – Martinsens Definition 111
- – Orems Definition 68
- – Travelbees Definition 84
- professionelle 123

Register

- Rolle, (unter)stützende und fördernde 86
- übergeordnete Ziele, Carnevalis Definition 98
- - Erikssons Definition 125
- - Martinsens Definition 111
- - Orems Definition 68
- - Travelbees Definitionen 84
- Umgebung 43
- Verantwortungsbereich 31
- Ziele 33–34, 43

Pflegearten
- Beschreibung 49–50
- Vertretbarkeit, ethische 49–50

Pflegediagnose 94–95
Pflegefähigkeit 65
Pflegeforschung, Einfluß 150
Pflegekraft
- Annäherungsweise, intellektuelle 83
- Bedürfnisse, bestimmte 80
- Einsichtsfähigkeit 83
- Erfahrung 101
- Fachkenntnisse 83
- Patientenbedürfnisse 83
- Sympathie 81

Pflegende-Patient-Interaktion 33
Pflegephilosophie 20
Pflegepraxis
- Joice Travelbees Theorie 89
- Kari Martinsens Fürsorgetheorie 116
- Katie Erikssons Fürsorgetheorie 129
- Orems Theorie 74
- Patricia Benners und Judith Wrubels Fürsorgetheorie 144–145
- Theorien, Anwendung 49
- Virginia Hendersons Theorie 58

Pflegeprognose 94–95
Pflegeprozeß 66
- Doris Carnevalis Version 91–107

Pflegequalität 5
Pflegesysteme 66
- entwicklungsfördernde 67
- kompensatorische/teilweise kompensatorische 66
- unterstützende 67

Pflegetheorie(n)
- s.a. Praxistheorien
- s.a. Theorien
- Abgrenzung, von anderen Fachbereichen 50
- ältere, wieder aufgegriffene 150
- Analyse 37–50
- - Checkliste 153–155
- Analysemodelle 39
- Anwendbarkeit 10
- Arbeiten, induktiv entwickelte 150
- Arten 19–21
- Aufmerksamkeit 150
- Bedeutung 17–36
- bedürfnisorientierte, Entwicklung 4
- Begriffe 17
- Berufsbild der Krankenpflege 4
- Beurteilung, Kriterien, wissenschaftliche 22
- Bewertungskriterium 35
- Bezugsrahmen, theoretischer 7
- Brauchbarkeit für die Praxis 150
- Definitionen 17
- Differenzierung 7, 151
- Einverständnis 17
- Elemente, strukturelle 7
- Entwicklung 4, 147–151
- - historische 1–16
- - in den kommenden Jahren 149–151
- - in den skandinavischen Ländern 14–16
- - in den USA 2, 14–15
- Entwicklungsrichtungen, wahrscheinliche 149
- Erneuerung der bestehenden Theorien 10–11
- Evaluation 37–40, 46–48
- - Checkliste 153–155
- - Modelle 39
- Fakten, Bedeutung 38
- Gegenstandsbereich, Definition 42
- Grundlage 3, 38
- Gültigkeit, Überprüfung 37
- humanistische 5
- Inhalte 3, 31
- Integration 151

Register

- Interaktion zwischen Patient und Pflegendem 33
- Krankenpflege 17
- Kriterien 38
- der Mensch 31–32
- Modelle 4, 39
- naturwissenschaftlich ausgerichtete 6
- Niveaus, verschiedene 19–21
- Perspektive, praktisch-theoretische 35
- Pflegebereich von anderen Berufsgruppen 22
- Phänomene, relevante 17
- Positivismus 9
- praxisorientierte 6
- Regeln 38
- Relevanz 35
- Richtlinien für die Praxis 22
- Strukturen, übergeordnete 151
- Terminologie 18
- Umgebung 32
- Umsetzung des Ziels 6
- Uneinigkeit 18
- Unklarheiten, Ausräumen 149
- Vergleich 151
- Verhältnis zwischen dem Patienten und seiner Umgebung 32
- Weiterentwicklung 7, 149
- Zeit der Reflexion 8–9
- Ziele 22–23

Pflegeverordnungen 96
Phänomen(e) 25
- Theorieart, gewählte 48
- Theorien 41

Phänomenologie 28
philosophische Thesen 28–29
Positivismus 28
- Kritik am Einfluß 11
- Pflegetheorie 9

praktische Brauchbarkeit s. unter Brauchbarkeit, praktische
Praxistheorien 23
- s.a. Pflegetheorien
- s.a. Theorien
- Vorbilder 27

Produktion
- Erikssons Definition 125
- Fürsorge 125

R

Rationalität 109
Realismus, kritischer 29
Reflexion
- Erikssons Definition 125
- Fürsorge 125

Ressourcen
- äußere 92
- Doris Carnevalis Version des Pflegeprozesses 92, 97
- vorhandene (externe) 93
- wirtschaftliche 93

S

Schlagwörter, Theorien 41
Seele 140
Selbstpflege 61–62
- Orems Theorie 62
Selbstpflegeaktivitäten 62
Selbstpflegebedarf 61–62
- therapeutischer 62–63, 71
Selbstpflegebedürfnisse 71
- entwicklungsmäßige 62
- krankheitsbedingte 63
- universelle 62
Selbstpflegebegrenzungen 64
Selbstpflegedefizit 61, 64
- komplettes 65
- teilweises 65
- Theorie 63
Selbstpflegeerfordernisse 61
Selbstpflegemodell
- Akzeptanz, unkritische 50
- von Dorothea Orem 61–75
- Kari Martinsens Fürsorgetheorie 113
self-care requisites s. Selbstpflegebedürfnisse
Sinneseindrücke 92
Spezialisierung, möglichst geringe 109
Spielen, Katie Erikssons Fürsorgetheorie 122
Stärke 92
Stimmung 92

Streß
- Bewältigung 134
- Doris Carnevalis Version des Pflegeprozesses 94
- Krankheit 134
Struktur, Theorien 25–27
Sympathie, Beziehung 81
Systemtheorie 21

T

Terminologie, Pflegetheorie 18
Theoretikerinnen
- Krankenpflege 13
- Wissenschaftsbild 13
theoretische Haltbarkeit
- Doris Carnevalis Version des Pflegeprozesses 102
- Joice Travelbees Theorie 87–88
- Katie Erikssons Fürsorgetheorie 128–129
- Orems Theorie 71
- Theorien 46–48
- Virginia Hendersons Theorie 56
theoretisches Rahmenwerk 18
Theorieart, gewählte, Phänomene 48
Theoriebegriff 18, 21
Theorieentwicklung
- intuitive 31
- kreative 31
- Methoden 30–31
- systematische 31
Theorien
- s.a. Begründungstheorien
- s.a. Joice Travelbees Theorie
- s.a. Kari Martinsens Fürsorgetheorie
- s.a. Katie Erikssons Fürsorgetheorie
- s.a. Orems Theorie
- s.a. Pflegetheorie
- s.a. Praxistheorien
- Abgrenzung, von anderen Fachbereichen 50
- Abstraktionsgrad 24
- Aufbau, logischer 47–48
- Aussagen, Krankenpflege 42–44
- Begriff 25

- Behauptungen 41
- Brauchbarkeit, praktische 48–50
- Darstellung und Definitionen, verständliche 46–48
- deskriptive 23
- eine oder viele 29–30
- Einschätzung 48
- Elemente, Beziehungen 42
- – wichtigste 41
- Entwicklung, philosophische Tradition 28
- Erkenntnishierarchien 21
- erklärende 23
- feministische 29
- Fragestellungen 48
- Gegenstandsbereich, Pflege 42
- Haltbarkeit, theoretische 46–48
- Hauptkomponenten 41–50
- Hauptthese 44
- Hintergrund 44–45
- Ideen 41
- Ist- oder Sollzustand 44
- kontrollierende 23
- Metaparadigmenebene 24
- Pflegepraxis, Anwendung 49
- Phänomene 25, 41
- prädikative 23
- Reichweite 24, 49
- Schlagwörter 41
- Selbstpflegedefizit 63
- Struktur 25–27
- – praktisches Beispiel 27
- theoretische 23
- Thesen 41
- Weltbild 44–46
- – Reflexion 48–49
- Wirklichkeit, Auffassung des Autors 44
- Wirklichkeitsbeschreibung 48
- wissenschaftliche 23
therapeutic self-care demand s. Selbstpflegebedarf, therapeutischer
Thesen, Theorien 41
Travelbees Definition
- s.a. Joice Travelbees Theorie
- Patient 84
- Pflege, Gegenstandsbereich 84
- – Methoden 84
- – Problembereich 84
- – Ziele, übergeordnete 84

Register

U

Umgebung
- Pflege 43
- Pflegetheorien 32
universitärer Bereich, Ausbildung 3

V

Verantwortungsbereich, Pflege 31
Verhaltenstheorie 21
Vernunft, Kari Martinsens Fürsorgetheorie 109
Verständnis für die Situation des anderen, Fürsorge 108
Verstand, moralischer 110
Verstehen, Beziehung 81
Virginia Hendersons Theorie
- Anwendbarkeit 58
- Aufbau, logischer 57
- Aussagen, zur Krankenpflege 54–55
- Brauchbarkeit, praktische 57–59
- Charakter, beschreibender/normativer 57
- Darstellung und Definitionen 56
- Elemente 52–53
- – Beziehungen 53
- Fachgebiete, andere 58
- Grundbedürfnisse 52
- Hauptkomponenten 51–53
- Hauptthese 55
- Hintergrund 56
- Ist- oder Sollzustand 55
- Krankenpflege 58
- – Grundprinzipien 51–59
- Patient 54
- Patientenumgebung 54
- Pflege, Gegenstandsbereich 54
- – Kontext 55
- – Methoden 54
- – Problembereich 54
- – Ziel, übergeordnetes 54
- Pflegepraxis 58
- Reichweite 58
- theoretische Haltbarkeit 56–57
- Theorieart 57
- Verantwortbarkeit, ethische 58
- Verständnis des Patienten 52
- Weltbild 55–56
- Wirklichkeit, Auffassung 55
- – – des Lesers 57
Vorbilder, Praxistheorien 27

W

well-being 136
Weltbild 28–29, 154
- Doris Carnevalis Version des Pflegeprozesses 101–102
- Joice Travelbees Theorie 85
- Kari Martinsens Fürsorgetheorie 113–114
- Katie Erikssons Fürsorgetheorie 127–128
- Orems Theorie 70
- Patricia Benners und Judith Wrubels Fürsorgetheorie 140–142
- Theorien 44
Werte(systeme)
- Doris Carnevalis Version des Pflegeprozesses 92
- Orems Theorie 70
Wissen 92
- diagnostisches 95
- Erfahrung 141
- Reflexion 141
- um die Welt 140
Wissenschaft, Aufgabe 28–29
Wissenschaftsbild, Theoretikerinnen 13
Wissenschaftsphilosophie 20
Wissenschaftsverständnis 28–29
Wissensvermittlung, Modelle 11–13
Wohlbefinden 136
Wohltätigkeit 82
Wünsche 92

Z

Ziele, Pflege 43
Zweckrationalität 70